“十二五”普通高等教育本科国家级规划教材
“十三五”高等医学院校本科规划教材

供基础、临床、护理、预防、中医、口腔、药学、医学技术类等专业用

医学遗传学

Medical Genetics

（第4版）

主　编　傅松滨

副主编　陈　峰　杨保胜　温小军　蒋玮莹

编　委　（按姓名汉语拼音排序）

陈　峰（哈尔滨医科大学）
傅松滨（哈尔滨医科大学）
胡劲松（西安交通大学医学部）
黄雪霜（湖南医药学院）
霍　静（长治医学院）
蒋玮莹（中山大学）
雷宇华（河北医科大学）
李　光（天津医科大学）
刘迎春（福建医科大学）
刘朝晖（承德医学院）
罗　兰（昆明医科大学）
彭翠英（南华大学）
汤必奎（蚌埠医学院）
温小军（贵州医科大学）
肖福英（桂林医学院）
杨保胜（新乡医学院）
杨向竹（北京中医药大学）
叶海虹（首都医科大学）
张金波（佳木斯大学）
周好乐（内蒙古医科大学）

北京大学医学出版社

YIXUE YICHUANXUE

图书在版编目（CIP）数据

医学遗传学 / 傅松滨主编．—4 版．—北京：北京大学医学出版社，2018. 8（2022. 6 重印）
ISBN 978-7-5659-1780-6

Ⅰ．①医…　Ⅱ．①傅…　Ⅲ．①医学遗传学－医学院校－教材　Ⅳ．① R394

中国版本图书馆 CIP 数据核字（2018）第 069952 号

医学遗传学（第 4 版）

主　　编： 傅松滨
出版发行： 北京大学医学出版社
地　　址：（100191）北京市海淀区学院路 38 号　北京大学医学部院内
电　　话： 发行部 010-82802230；图书邮购 010-82802495
网　　址： http：//www.pumpress.com.cn
E-mail： booksale@bjmu.edu.cn
印　　刷： 北京瑞达方舟印务有限公司
经　　销： 新华书店
责任编辑： 韩忠刚　刘云涛　　**责任校对：** 金彤文　　**责任印制：** 李　啸
开　　本： 850 mm × 1168 mm　1/16　　**印张：** 15.75　　**字数：** 470 千字
版　　次： 2018 年 8 月第 4 版　2022 年 6 月第 6 次印刷
书　　号： ISBN 978-7-5659-1780-6
定　　价： 35.00 元

修订说明

国务院办公厅颁布《关于深化医教协同进一步推进医学教育改革与发展的意见》、以“5+3”为主体的临床医学人才培养体系改革、教育部本科临床医学专业认证等一系列重要举措，对新时期高等医学教育人才培养提出了新的要求，也为教材建设指明了方向。

北京大学医学出版社出版的临床医学专业本科教材，从2001年开始，历经3轮修订、17年的锤炼，各轮次教材都高比例入选了教育部“十五”“十一五”“十二五”国家级规划教材。为了顺应医教协同和医学教育改革与发展的要求，北京大学医学出版社在教育部、国家卫生健康委员会和中国高等教育学会医学教育专业委员会指导下，经过前期的广泛调研、综合论证，启动了第4轮教材的修订再版。

本轮教材基于学科制课程体系，在院校申报和作者遴选、编写指导思想、临床能力培养、教材体系架构、知识内容更新、数字资源建设等方面做了优化和创新。共启动46种教材，其中包含新增的《基础医学概论》《临床医学概论》《诊断学》《医患沟通艺术》4种。《基础医学概论》和《临床医学概论》虽然主要用于非临床医学类专业学生的学习，但须依托于临床医学的优秀师资才能高质量完成，故一并纳入本轮教材中。《诊断学》与《物理诊断学》《实验诊断学》教材并存，以满足不同院校课程设置差异。第4轮教材修订的主要特点如下：

1．为更好地服务于全国高等院校的医学教育改革，对参与院校和作者的遴选精益求精。教材建设的骨干院校结合了研究型与教学型院校，并注重不同地区的院校代表性；由各学科的委员会主任委员或理事长和知名专家等担纲主编，由教学经验丰富的专家教授担任编委，为教材内容的权威性、院校普适性奠定了坚实基础。

2．以“符合人才培养需求、体现教育改革成果、教材形式新颖创新”为指导思想，以深化岗位胜任力培养为导向，坚持“三基、五性、三特定”原则，密切结合国家执业医师资格考试、全国硕士研究生入学考试大纲。

3．部分教材加入了联系临床的基础科学案例、临床实践应用案例，使教材更贴近基于案例的学习、以问题为导向的学习等启发式和研讨式教学模式，着力提升医学生的临床思维能力和解决临床实际问题的能力；适当加入知识拓展，引导学生自学。

4．为体现教育信息化对医学教育的促进作用，将纸质教材与二维码技术、网络教学平台相结合，教材与微课、案例、习题、知识拓展、图片、临床影像资料等融为一体，实现了以纸质教材为核心、配套数字教学资源的融媒体教材建设。

在本轮教材修订编写时，各院校对教材建设提出了很好的修订建议，为第4轮教材建设的顶层设计和编写理念提供了详实可信的数据储备。第3轮教材的部分主编由于年事已高，此次不再担任主编，但他们对改版工作提出了很多宝贵的意见。前3轮教材的作者为本轮教材的日臻完善打下了坚实的基础。对他们的贡献，我们一并表示衷心的感谢。

尽管本轮教材的编委都是多年工作在教学一线的教师，但囿于现有水平，书中难免有不当之处。欢迎广大师生多提宝贵意见，反馈使用信息，以臻完善教材的内容，提高教材的质量。

“十三五”高等医学院校
本科规划教材评审委员会

序

国务院办公厅《关于深化医教协同进一步推进医学教育改革与发展的意见》（以下简称《意见》）指出，医教协同推进医学教育改革与发展，加强医学人才培养，是提高医疗卫生服务水平的基础工程，是深化医药卫生体制改革的重要任务，是推进健康中国建设的重要保障。《意见》明确要求加快构建标准化、规范化医学人才培养体系，全面提升人才培养质量。要求夯实5年制临床医学教育的基础地位，推动基础与临床融合、临床与预防融合，提升医学生解决临床实际问题的能力，推进信息技术与医学教育融合。从国家高度就推动医学教育改革发展作出了部署、明确了方向。

高质量的医学教材是满足医学教育改革、培养优秀医学人才的核心要素，与医学教育改革相辅相成。北京大学医学出版社出版的临床医学专业本科教材，立足于岗位胜任力的培养，促进自主学习能力建设，成为临床医学专业本科教学的精品教材，为全国高等医学院校教育教学与人才培养工作发挥了重要作用。

在医教协同的大背景下，北京大学医学出版社启动了第4轮教材的修订再版工作。全国医学院校一大批活跃在教学一线的专家教授，以无私奉献的敬业精神和严谨治学的科学态度，积极参与到本轮教材的修订和建设工作当中。相信在全国高等医学院校的大力支持下，有广大专家教授的热情奉献，新一轮教材的出版将为我国高等医学院校人才培养质量的提高和医学教育改革的发展发挥积极的推动作用。

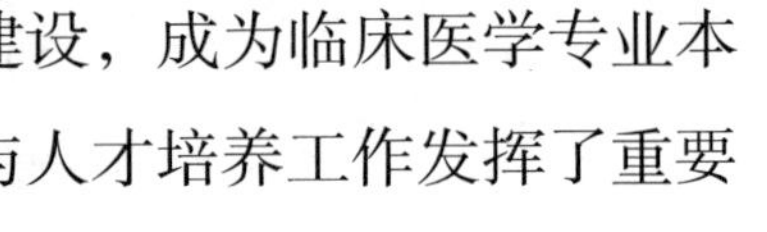

前　言

医学遗传学是与人类健康和疾病紧密相关的学科，从遗传学角度对人类疾病的病因学、发病机制、诊断和防治进行研究。同时，医学或医疗实践中遗传学的应用构成了医学遗传学研究的重要内容，医学遗传学也提供临床和实验室服务，为就医人群提供临床遗传学服务。可见，医学遗传学是一门涵盖医学基础研究和临床服务的综合学科。

在基因组医学迅猛发展的基础上，随着我们对遗传性疾病认识的不断深入，精准医学与个体化治疗在临床上已逐渐成为现实。目前，医学遗传学面临的挑战是发现并明确人类基因组中 2 万～ 2.5 万个基因的功能，在基因和基因组水平上认识疾病，并应用于疾病的预测、预防和个体化治疗，广泛服务于医疗实践。这就是 21 世纪医学遗传学关注的焦点——人类基因组 DNA 变异及其在疾病中的作用。

《医学遗传学》第 4 版教材采用纸质教材与数字资源融合为一体的教材编写模式，在传统纸质教材的基础上配备数字化内容，包括微课、视频和图片等。本次 4 版教材改编是以人类遗传性疾病为主线，以基因组医学为基础，同时关注医学遗传学的基础知识与临床应用。为在本科、研究生和毕业后继续教育三个层面上培养合格的临床医师、遗传咨询医师、遗传诊断技师，全面开展遗传病的基因诊断、产前诊断、遗传咨询和个体化治疗做出贡献。

感谢北京大学医学出版社在《医学遗传学》第 4 版教材编写及出版过程中给予的支持，感谢各位编委、责任编辑和编写秘书的敬业与辛勤付出。真诚期待广大师生提出宝贵的意见和建议（fusb@ems.hrbmu.edu.cn），以便再版时修订完善。

傅松滨
2018 年 2 月，哈尔滨

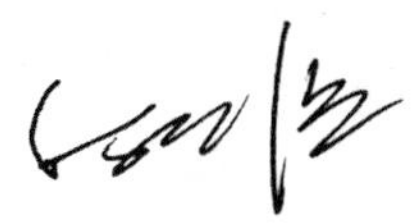

二维码资源索引

续表

资源名称	资源类型	页码
知识拓展：肝豆状核变性	下载资源	112
案例：病情诊断分析	下载资源	114
Summary	下载资源	116
案例：氨茶碱的毒副反应	下载资源	121
Summary	下载资源	131
知识拓展：肿瘤发生的染色体理论	下载资源	133
知识拓展：单克隆起源假说	下载资源	136
知识拓展：癌基因理论	下载资源	143
知识拓展：肿瘤抑制基因理论	下载资源	145
知识拓展：肿瘤发生的多步骤遗传损伤学说	下载资源	148
Summary	下载资源	150
知识拓展：高通量测序与非编码RNA研究	下载资源	160
Summary	下载资源	165
知识拓展：*Hox*基因与疾病	下载资源	171
知识拓展：*SRY*基因	下载资源	172
知识拓展：FDA的《妊娠期使用药物危险性等级》	下载资源	177
案例：胎儿酒精综合征	下载资源	178
案例：神经管缺陷	下载资源	180
Summary	下载资源	180
案例：性染色体病	下载资源	185
知识拓展：PCR	下载资源	190
知识拓展：模式生物	下载资源	195
案例：肝豆状核变性	下载资源	195
知识拓展：流式细胞术	下载资源	197
Summary	下载资源	198
知识拓展：器官移植的新思路	下载资源	200
案例：先天性代谢病的治疗	下载资源	203
知识拓展：在曲折中前行的基因治疗	下载资源	208
Summary	下载资源	208

续表

目　录

第1章 绪 论

医学遗传学（medical genetics）是应用遗传学的理论与方法，研究遗传因素在人类疾病的发生、流行、诊断、预防、治疗和遗传咨询中的作用机制及其规律的遗传学分支学科。医学遗传学的研究对象是人类的遗传病，通过研究人类疾病的发生、发展与遗传因素的关系，提供诊断、预防和治疗遗传病的科学根据及手段，控制遗传病在一个家庭中的再发，降低其在人群中的危害，从而为改善人类健康做出贡献。

进入21世纪，伴随基因组学与功能基因组学的迅猛发展，人们对遗传病的认识不断深化，精准医学与个体化治疗在临床上成为现实。目前，医学遗传学面临的挑战是发现并明确人类基因组中20 000 ~ 25 000个基因的功能，并将这些新的发现转化为医疗实践服务的可用信息。当这些研究成果不断积累并形成一定规模，就可以广泛应用于疾病的预测、预防和个体化治疗。这也是21世纪医学遗传学关注的焦点——人类基因组DNA变异及其在疾病中的作用。

第一节 医学遗传学的分支学科

医学遗传学在其发展过程中，已建立了许多分支学科：

1．细胞遗传学（cytogenetics） 是在细胞水平上进行研究的分支学科，着重研究细胞中染色体的起源、组成、变化、行为和传递等机制及其生物学效应。临床细胞遗传学主要应用于疾病的诊断、预后、防治和遗传咨询。现已发现200多种染色体病综合征和近20 000种异常核型。

2．生化遗传学（biochemical genetics） 是研究基因或基因组在细胞或机体代谢过程中的作用及其规律的分支学科，即用生物化学方法研究遗传病中的蛋白质或酶变化以及核酸的相应改变，使人们了解分子病（molecular disease）和酶蛋白病对人类健康的影响。

3．分子遗传学（molecular genetics） 是在分子水平上进行研究的分支学科，即用现代新技术从基因的结构、突变、表达和调控等方面研究遗传病的分子改变，为遗传病的基因诊断和基因治疗等提供新的策略和手段。

4．群体遗传学（population genetics） 是以群体为单位研究群体内遗传结构及其变化规律的分支学科。医学群体遗传学则研究人群中遗传病的种类、发病率、遗传方式、基因频率、携带者频率以及影响其变化的因素，如突变、选择、迁移、隔离和婚配方式等，以控制遗传病在人群中的流行。

5．药物遗传学（pharmacogenetics） 主要研究遗传因素对个体的药物吸收、分布和代谢的影响，尤其是由遗传因素引起的异常药物反应，为临床个体化用药提供理论根据。

6．毒理遗传学（toxicological genetics） 又称遗传毒理学（genetic toxicology），研究环境因素对遗传物质的损伤机制和毒理效应，以及这些环境因素包括诱变剂、致畸剂、致癌剂的检测方法和评价手段。

7．免疫遗传学（immunogenetics） 主要研究遗传因素与机体免疫系统之间关系的分支学科。例如，抗原的遗传控制、抗体多样性产生的遗传机制、补体的遗传基础等，为控制免疫过程、阐明免疫缺陷病提供理论基础。

8．体细胞遗传学（somatic cell genetics） 以体外培养的高等生物体细胞为主要研究对象的分支学科。用细胞的体外培养方法建立细胞系（cell line），这对研究基因突变、表达、细胞分化和肿瘤的发生等过程有独特的作用。通过细胞融合完成体细胞杂交，产生杂种体细胞，在单克隆抗体的制备和基因定位上有重要作用。

9．肿瘤遗传学（cancer genetics） 是研究遗传因素在恶性肿瘤发生、发展、易感性、诊断、防治和预后中作用的分支学科。

10．发育遗传学（developmental genetics） 是研究生物体发育过程中遗传机制的分支学科。研究胚胎发育过程中双亲基因组的作用、同源框以及基因表达的时序等，对阐明发育过程的遗传控制有重要作用。

11．行为遗传学（behavior genetics） 是研究个体或群体行为相关遗传学基础的分支学科。主要研究人类行为的遗传控制，特别是异常行为，如癫痫、躁狂抑郁病、精神分裂症和阿尔茨海默病等的遗传基础，以控制其发生。

12．临床遗传学（clinical genetics） 是研究临床各种遗传病的发病机制、诊断（含产前诊断）、预防、治疗和预后，为具有或可能具有某种遗传性疾病的个体或家庭提供遗传咨询服务的分支学科。

13．遗传流行病学（genetic epidemiology） 应用流行病学和统计学方法研究疾病的遗传因素或环境因素与宿主遗传易感性之间的交互作用，从而揭示遗传因素、环境因素以及二者的交互影响在疾病形成中定性和定量作用的分支学科。

14．生态遗传学（ecological genetics，ecogenetics） 是群体遗传学与生态学相结合形成的分支学科，主要研究人类对生存环境的适应以及对环境改变所做出反应的遗传基础。

15．系统遗传学（system genetics） 应用数学理论、统计学方法以及计算机技术，从生物系统角度研究基因组的结构逻辑、基因组精细结构进化、基因组稳定性，探讨细胞信号传导与基因调控的分子网络系统起源、进化与发育自组织化的非线性系统动力学。

16．表观遗传学（epigenetics） 是研究生物体或细胞表观遗传变异的分支学科，主要研究 DNA 序列改变之外的基因表达和调控的可遗传变化，表观遗传的异常会引起表型的改变，机体结构和功能的异常，甚至导致疾病的发生。

17．基因组医学（genome medicine） 以人类基因组为基础，利用自动化的数据采集和分析方法来提高医疗保健水平，包括预测、诊断、预防性干预以及治疗方法的选择，以及基于人类遗传和变异之间复杂作用的个体化治疗。

第二节　遗传性疾病概述

遗传性疾病简称遗传病（genetic disease），是由于遗传物质改变所引起的疾病。遗传病的发生都直接或间接与遗传物质（基因或染色体）的改变相关，即需要有一定的遗传基础，按一定的遗传方式传递给后代并发育形成疾病。

一、遗传性疾病的分类

根据遗传物质改变的不同，一般将遗传性疾病分为染色体病和基因病两大类型：

（一）染色体病

人类体细胞中有 22 对常染色体和 1 对性染色体（X、Y 染色体），其中染色体的数目或结构发生改变所导致的疾病称为染色体病（chromosome disease）。人类基因组有

20 000 ~ 25 000个基因，每条染色体上都携带着少则数十、多则上千个基因，因此染色体病往往表现为生长发育迟缓、智力低下和各种组织器官异常等复杂的症状，因此也被称为染色体综合征（chromosome syndrome）。染色体病又分为常染色体病和性染色体病两大类，前者包括唐氏（Down）综合征、18三体综合征（Edwards综合征）、13三体综合征（Patau综合征）、猫叫综合征等；后者包括特纳综合征、克兰费尔特综合征（细精管发育障碍症）、X三体综合征、XYY综合征等。

（二）基因病

由于基因结构与功能异常导致的遗传性疾病统称为基因病。按照致病基因的遗传特点，基因病又分为单基因遗传病、多基因遗传病和体细胞遗传病。

1．单基因遗传病 单基因遗传是指一个基因座上等位基因控制性状的遗传，这个基因座上的等位基因称为主基因（major gene），这个基因座上的基因突变导致的疾病称为单基因遗传病（monogenic disorders，single gene inheritance diseases），简称单基因病。《人类孟德尔遗传》（*Mendelian Inheritance in Man*，简称MIM）一书及其在线版（*Online Mendelian In herifance in Man*，*OMIM*．网址为http：//omim.org）记录了目前发现的所有基因及由其控制的性状和疾病，并给予每一条目一个6位数的编号，其中首位数字代表基因所处的位置。根据基因所在位置的不同分为4种类型：

（1）常染色体遗传：这些遗传病的致病基因定位于1 ~ 22号常染色体上。根据等位基因的显隐性关系又可分为：①常染色体显性遗传病（首位数字为1），如软骨发育不全［OMIM# 100800］、马凡综合征［OMIM# 154700］、亨廷顿病［OMIM# 143100］等；②常染色体隐性遗传病（首位数字为2），如眼皮肤白化病Ⅰ A型［OMIM# 203100］、苯丙酮尿症［OMIM# 261600］、尿黑酸尿症［OMIM# 203500］等。标注常染色体遗传的首位数字在1994年5月15日后统一为6，如镰状细胞贫血［OMIM# 603903］、α地中海贫血［OMIM# 604131］等。

（2）X连锁遗传病：基因定位于X染色体上，根据等位基因的显隐性关系又可分为X连锁显性遗传和X连锁隐性遗传，首位数字统一为3，如Alport综合征［OMIM# 301050］、Duchenne型肌营养不良［OMIM# 310200］、血友病A［OMIM# 306700］等。

（3）Y连锁遗传病：基因定位于Y染色体上，首位数字统一为4，如无精子因子［OMIM# 415000］。

（4）线粒体遗传病：基因定位于mtDNA上，首位数字统一为5，如Leber遗传性视神经病［OMIM# 535000］、氨基糖苷诱发的耳聋［OMIM# 580000］等。

上述遗传病中前三类属于核遗传，其传递遵循孟德尔定律，也称孟德尔式遗传；第四类则属于细胞质遗传。

2．多基因遗传病 人类很多遗传性疾病的发生并不是由一个基因决定，而是由多个基因决定，这类疾病称为多基因遗传病（polygenic disease），简称多基因病，如冠心病、唇腭裂、糖尿病、神经管缺陷、先天性髋关节脱位、先天性幽门狭窄、精神分裂症等。其中，每个基因座对该遗传性状或遗传病形成所起的作用是微小的，称为微效基因（minor gene）。若干微效基因的作用累积起来，可以形成一个明显的表型效应，称为加性效应（additive effect）。多基因遗传性状或遗传病的形成不仅受到多个微效基因遗传基础的影响，还需要不同环境因素的参与，所以这种遗传病又称多因子病（multifactorial disease，MF）。近年的研究表明，多基因病中也可能有主基因的参与，如与血浆脂蛋白代谢相关的*ApoE*基因在冠心病发生中所起的作用、与叶酸代谢相关的*MTHFR*基因在神经管缺陷发生中所起的作用等。

3．体细胞遗传病 体细胞中遗传物质改变所致的疾病，称为体细胞遗传病（somatic cell disease）。由于是特定体细胞内遗传物质发生改变，故发病仅限于受累者本身，一般不会传递给后代，如各种肿瘤的发生往往涉及特定组织或器官中癌基因、肿瘤抑制基因的变化。

二、遗传性疾病的基本特征

遗传性疾病的发生需要有一定的遗传基础。若是来自生殖细胞的遗传物质发生突变，这种遗传基础还可以按一定的方式在上下代之间进行传递，有以下一些特点：

1．垂直传递 与传染性疾病水平方向的传播不同，遗传性疾病一般是在上下代之间垂直传递（vertical transmission）。这种垂直传递在显性遗传病中，如短指（趾）症、并指（趾）等，表现得尤其突出，经常可以看到家庭中的多个世代都有成员受累；而对于隐性遗传病来说，如白化病、苯丙酮尿症等，在一个家庭中往往只在先证者的世代有一个或几个患者，而患者双亲或子女的表型都是正常的。

2．先天性和终身性 绝大多数遗传性疾病是由生殖细胞遗传物质改变引起，表现为先天性和终身性，如唐氏（Down）综合征患者出生时就会表现出生长发育迟缓、智力低下以及特殊面容等症状，多指（趾）症患者在出生时就会表现出多指（趾）的症状等。但不是所有的遗传病都表现为先天性的特点，如血友病 A 一般在儿童早期才表现出凝血障碍，大多数亨廷顿病患者直到成年以后才会发病。而一些由环境因素引发的疾病，如孕妇在妊娠敏感期因感染风疹病毒导致胎儿发生的白内障或心脏病，虽然是先天性的，却不属于遗传病。

3．家族聚集性 由于遗传性疾病的发生需要有一定的遗传基础，这种遗传基础又会以一定的遗传方式传于后代，所以很多遗传性疾病往往具有家族性的特点，如短指（趾）症、精神分裂症等就常常表现为在一个家族中有多个成员受累。但同样有许多遗传病并无家族史，如白化病和苯丙酮尿症等，往往表现为散发。另一方面，一些由环境因素导致的疾病，如缺碘引起的地方性甲状腺肿、缺乏维生素 A 导致的夜盲症也可以表现出家族聚集性的特点，但这些疾病并不属于遗传病。

4．遗传性疾病在亲代和子代中按一定比例出现 不同的遗传病由于发病和传递的机制各异，往往受累者在亲代和子代中以不同比例出现，如常染色体显性遗传病患者的子代会有一半患同样遗传病的风险、常染色体隐性遗传病患者后代往往不会发病。通过了解各种遗传病发病和传递的机制，可在家系中对再发风险进行推算，以避免再次生出遗传病患儿。

三、遗传性疾病发生过程中遗传和环境因素的关系

遗传病的基本特征为遗传物质发生了改变，其中也或多或少地受到各种内外环境因素的影响。根据遗传基础和环境因素在不同疾病发生中所起作用大小的不同，一般将遗传病分为三类：

1．发病完全由遗传因素决定 这类疾病完全由遗传因素决定发病，尚未发现特定环境因素对疾病发生的影响作用。例如，眼皮肤白化病Ⅰ A 型是酪氨酸酶基因突变导致的，血友病 A 是由 *F8* 基因突变导致的，唐氏综合征是由患者多了一条 21 号染色体所致，特纳综合征是由患者少了一条 X 染色体所致。在这些遗传病的发生中，环境因素几乎无影响。

2．发病主要由遗传因素决定，但需要一定环境诱因的作用 这类疾病的发生与特定基因的突变相关，但携带有致病基因的个体是否发病还需要某些环境因素的参与。例如，苯丙酮尿症除需要位于 12q23.2 上的苯丙氨酸羟化酶基因发生突变外，还需要摄入一定量的苯丙氨酸才会发病；葡萄糖 -6- 磷酸脱氢酶（G6PD）缺乏症的发生除需要位于 Xq28 的 *G6PD* 基因发生突变外，还需要摄入某些药物或蚕豆才会引发急性溶血、黄疸和血红蛋白尿等临床症状；氨基糖苷诱发的耳聋（AAID）的发病除需要位于 mtDNA 上的 *12S rRNA* 基因发生突变外，还需要摄入氨基糖苷类的药物才能引发内耳毛细胞受损，导致药物性耳聋的发生。

3．发病需要遗传因素和环境因素的双重作用 在这类遗传病中，遗传因素和环境因素对疾病的发生都有作用，但所起作用的大小却是不同的，其中遗传因素所起作用的大小称为

遗传率（heritability）。例如，精神分裂症、遗传性哮喘的遗传率都在70%以上，说明在这些疾病中，遗传基础对疾病的发生起着更为重要的作用；高血压、冠心病等疾病的遗传率为50%～60%；先天性心脏病、十二指肠溃疡等遗传病的遗传率小于40%，说明在这些疾病中环境因素所起的作用更大。

一般认为，传染性疾病是由各种环境因素引起的，但近来的研究发现，有些传染性疾病的发生除了特异的外源性传染源之外，由宿主遗传背景决定的对传染源的易感性和免疫应答也起着重要的作用。例如，定位于19q13.31的*PVR*基因决定了人类对脊髓灰质炎病毒感染的易感性，而定位于6q23.3的*IFNGR1*基因与结核病易感性有关联。

第三节 遗传性疾病对我国人群的危害

近年来，随着现代医学技术的发展以及医疗服务水平的提高，尤其是人类基因组计划的完成，危害我国人民健康的传染性疾病和感染性疾病已得到了有效控制，但同时遗传性疾病对人类造成的危害却变得越来越明显。

1. 自然流产 目前，我国自然流产率占全部妊娠总数的10%～15%，其中约有50%是由各种染色体畸变引起的，其余是由单基因或多基因等因素引起的。以放开二胎后每年出生人口1750万估算，我国每年仅由染色体畸变引起的自然流产就使90万～150万对夫妇失去了孩子。

2. 出生缺陷 出生缺陷是严重影响出生人口素质的重要因素之一，也是导致妊娠早期流产、死胎、死产、新生儿残疾与死亡的主要原因。随着各国对婴儿感染性疾病和营养不良的有效控制，出生缺陷对婴儿病死率的影响将更加突显。同时，缺陷儿的出生也给家庭和社会造成沉重的负担。《中国出生缺陷防治报告（2012）》的数据表明，目前我国出生缺陷总发生率约为5.6%，与世界中等收入国家的平均水平接近。以放开二胎后我国年出生人口1750万估算，每年新增出生缺陷近100万例，出生时临床明显可见的出生缺陷就有27万多例。其中，先天性心脏病、多指（趾）、唇裂伴或不伴腭裂、神经管缺陷、先天性脑积水、并指（趾）等遗传性疾病高居我国围产儿高发畸形的前10位。这些出生缺陷儿童中大约有30%在5岁前死亡，40%将成为终生残疾。

3. 染色体病与智力低下 据统计，我国人群中有近1%的人存在某种染色体异常，其中以唐氏综合征的发病率最高，每年新增2.3万～2.5万例，其生命周期的总经济负担超过100亿元。

智力低下（mental retardation，MR）是指在发育时期内，一般智力功能明显低于同龄水平，同时伴有适应行为的缺陷，这是影响我国人口素质的重要因素。在我国不同程度的智力低下患者有998万，其中约40%涉及遗传性因素，主要包括各种染色体异常和先天性代谢病等。

4. 单基因与多基因遗传病对群体的影响 现已认识的单基因遗传病中，虽然多数病种的群体发病率不高，如苯丙酮尿症在我国的群体发病率约为1/13 000，但累加到一起，估计在人群中有4%～8%的人患有某种单基因遗传病。

多基因遗传病的病种虽少，但多数疾病的群体发病率都较高，估计在人群中有15%～20%的人受某种多基因遗传病所累，这包括心脑血管病、神经精神疾病、糖尿病和慢性呼吸系统疾病等。另外，很多多基因遗传病由于病程持久，造成的经济负担也十分巨大，据资料测算，我国每年新发先天性心脏病超过13万例，其生命周期的总经济负担更是超过126亿元。

5. 恶性肿瘤 作为体细胞遗传病的恶性肿瘤在我国的发病率为264.85/10万。我国2015年新发浸润性恶性肿瘤429.2万例，占全球新发病例的22%，相当于平均每天新发

12 000 例；肿瘤死亡病例 281.4 万，占全球肿瘤死亡病例的 27%，相当于平均每天 7500 人死于癌症。恶性肿瘤已成为我国多数地区人群死亡因素的第一位或第二位。我国发病率和死亡率最高的恶性肿瘤依次为肺癌、胃癌、食管癌、肝癌和结直肠癌，这五种恶性肿瘤占全国肿瘤发病总数的 63.7%，死亡病例占全国肿瘤死亡病例的 74.5%。

6．遗传负荷 在人群中，即使未受遗传病所累的人，也并非与遗传病完全无关。根据资料估计，人群中平均每个人都可能带有 5 ～ 6 个隐性有害基因，称为携带者。他们虽未发病，但可将这些有害基因向后代传递，这就是遗传负荷（genetic load）。以地中海贫血为例，广东省是我国地中海贫血高发省份之一，其中 α 地中海贫血致病基因携带者频率约为 8.53%，β 地中海贫血致病基因携带者频率约为 2.54%。携带者之间的婚配每年导致 10 000 余例重型地中海贫血患儿出生，其中重型 α 地中海贫血超过 9000 例，绝大多数患儿在围产期就因重度水肿夭折；重型 β 地中海贫血患儿约 1000 余例，每年用于重型 β 地中海贫血患儿的治疗费用高达 10 亿元。另外，葡萄糖 -6- 磷酸脱氢酶（G6PD）缺乏症是最常见的溶血性疾病，在我国的发生率约为 2.3%，呈南高北低的分布状态，广东、广西等地区发病率最高。据统计广东育龄人口中男性发病率为 8.98%，女性发病率为 3.44%。由于 G6PD 缺乏症是一种 X 连锁不完全显性遗传病，男性患者的女儿都有可能发病，而女性患者的后代则有 1/2 发病的可能。人群中存在的这种遗传负荷，对子孙后代是一种威胁，对人口素质的提高也极为不利。对那些发病率高、危害大的遗传性疾病进行携带者筛查并进行婚育指导，可以有效地控制其在人群中的发病率。

第四节　遗传学与医学遗传学发展简史

1865 年，孟德尔发表了著名的《植物杂交试验》，认为遗传性状是由成对的遗传因子决定的，并总结出遗传的分离律和自由组合律，以此解释了性状传递的机制，奠定了现代遗传学的基础。但是人们对遗传性疾病的认识，却远远早于这个时代。

知识拓展：乔治·孟德尔

早在古希腊 Hippocrates（希波克拉底）时代，就已经有了关于家族性癫痫的记载。Aristotle（亚里士多德）曾经描述了几个家庭出现的“隔代遗传”现象。对侏儒症、白化病的描述可以追溯到公元 1 世纪。公元 2 世纪的犹太法典中就有“若两个兄长死于术后出血不止，弟弟可免于割礼”的规定，反映了当时社会对血友病的初步认识。

1746 年，法国自然学家 Maupertuis（莫佩尔蒂）在其论文中提供了关于皮肤颜色起源的研究，其中包含了与现代表观遗传概念有关的描述：突变和颗粒遗传。Maupertuis 还对 Ruhe 家族的多指（趾）症进行了研究，指出无论男性还是女性都可以传递多指（趾）症状。Maupertuis 的工作首次提供了人类疾病遗传的相关信息。

1794 年，Dalton（道尔顿）在一封信中描述他和他哥哥关于红绿色盲的症状：“别人称为红色的那部分图像对我来说只是阴影或暗块；而橙色、黄色和绿色似乎只是从亮到暗的黄色，我应该称为不同的黄色”。后来，人们用“Daltonism”一词来描述色盲。

1803 年，Otto 对一个患有出血性疾病家族进行研究后认为，这种出血性疾病主要影响男性。1813 年，Hay 证实患病男性可以将这种出血症状传给女儿。1828 年，Hopff 首次使用“血友病”一词来描述这类遗传性出血性疾病。

1871 年，德国眼科医生 Leber 首次研究了 Leber 遗传性视神经病，报道了四个家庭中的一些年轻人双眼同时或相继突然失去视力的现象。后来，Leber 遗传性视神经病被确定是一种线粒体遗传病。

1875 年，Galton 发现单卵双生虽然具有相同的基因型，但在不同的环境中生长却可能有不同的表现型，由此 Galton 区分了先天与后天的影响。Galton 是生物统计学的创始人之一，首次把回归系数引进遗传学，借以估计各种亲属间的相似程度。1892 年，Galton 发明了第一个指纹识别系统，在20世纪后期DNA分析技术的出现之前，指纹识别技术一直是法医鉴定的最可靠形式。

1900年，当De Vries、Correns和Tschermak三位科学家分别独立地重新发现了孟德尔定律后，人们开始试图将孟德尔定律应用于人类本身。

1901年，Landsteiner发现两个不同个体之间的血液接触会发生凝集，并成功地鉴定了人类血液的三个血型A、B和O；1902年，von Decastello和Sturli发现了第四种血型AB型；1924年，Bernstein证明ABO血型受一组复等位基因控制。

1902年，英国内科医生Garrod对尿黑酸尿症进行了研究，并推测患者体内的尿黑酸是酪氨酸的降解产物。Garrod分析了四个尿黑酸尿症家系，这四个家庭共有11个患者，其中至少有3个患者的父母为表亲，这些父母看起来都是正常的。受到遗传学家Bateson的提示，Garrod认为尿黑酸尿症实际上是一种孟德尔隐性遗传的疾病。1908年，Garrod把他对尿黑酸尿症、胱氨酸尿症、戊糖尿症和白化病的研究结果汇总，提出了先天性代谢缺陷（inborn errors of metabolism）概念，奠定了生化遗传学的基础。

1903年，Farabee通过对一个五代家系的研究指出短指（趾）为显性性状，他认为“孟德尔定律不仅适用于植物和低等动物，在人类本身同样适用”。短指（趾）症是第一个被确定的常染色体显性遗传病。

1903年，Boveri和Sutton各自从研究中发现染色体的数量在生殖细胞中减少一半并在受精卵中恢复原始数量，这个过程和孟德尔遗传因子的行为完全一致。于是两人分别提出，遗传因子就在染色体上，父源和母源染色体的成对存在以及他们在减数分裂期间的分离，可能构成孟德尔遗传定律的基础，这就是Boveri-Sutton染色体遗传学说。

1909年Johannsen将孟德尔所指的遗传因子改称为基因（gene），并首次提出基因型（genotype）为个体的遗传结构，而表型（phenotype）是指环境与基因相互作用而使个体呈现的性状。

1910年，Morgan和他的学生开始研究黑腹果蝇（Drosophila melanogaster）性状的遗传方式，发现了遗传的连锁与互换律，证实染色体是遗传的传递单位。1926年，Morgan总结了多年来的研究成果，出版了《基因论》一书，这是自孟德尔定律提出以来第一次用基因理论对当时已发现的遗传成果进行系统的总结，是经典遗传学最重要的理论著作。

知识拓展：托马斯·亨特·摩尔根

20世纪20年代，Painter利用连续组织切片法对哺乳动物的染色体进行研究，描述了雄性哺乳动物的XY染色体类型，证实雄性和雌性哺乳动物有相同的染色体数目。1923年，Painter确定了人类染色体的数目是48条，即2n=48，这个错误的结论一直到30多年后才得以纠正。

1941年，Beadle和Tatum通过对粗糙脉孢菌（*Neurospora crassa*）的研究提出了“一个基因一种酶”假说。

1944年，Avery、MacLeod和McCarty完成了肺炎双球菌的转化实验，认为DNA是肺炎双球菌转化机制的基本单位。除少数RNA病毒外，所有已知生物的遗传物质都是DNA。

1949年，Pauling等研究了正常个体、镰状细胞贫血患者和拥有镰状细胞性状个体三种类型的血红蛋白电泳迁移率的差异，提出了分子病（molecular disease）的概念。1956年，Ingram通过蛋白质“指纹法”，确认镰状细胞性贫血的发生是由于其β珠蛋白肽链第6位氨基酸谷氨酸被缬氨酸取代所致，这是首次鉴定出一种疾病发生的遗传机制。

1952年，徐道觉（Tao Chiuh Hsu）发明了在染色体标本制备中至关重要的低渗休克法。1956年，蒋有兴（JH Tjio）和Levan确认了人类体细胞正常的染色体数目是46条，即2n＝46。1959年，Lejeune发现唐氏综合征患者的体细胞内比正常人多了一条21号染色体，这是人类发现的第一种染色体数目异常导致的疾病；Ford发现Turner综合征患者只有1条X染色体；Jacobs发现Klinefelter综合征患者的性染色体组成是XXY。1960年，在美国Denver召开

知识拓展：徐道觉

了一次国际细胞遗传学会议，确认了“关于人类有丝分裂中染色体命名标准系统的提议”，即“Denver 体制”，该命名体制经过不断地补充和完善，最终被命名为“人类细胞遗传学命名的国际体制”，简写为 ISCN。

1953 年，Crick 和 Watson 发现了 DNA 的双螺旋结构，标志着分子遗传学的开始。1957 年，Crick 提出了中心法则，即遗传信息从 DNA 和 RNA 传递到蛋白质。

1953 年，Bickel 公布了通过控制苯丙氨酸的摄入量，有效地改善了苯丙酮尿症患儿症状的方法。目前，利用特殊配方的食物进行饮食控制疗法已经成为防治和改善先天性代谢病的有效手段。1961 年，Guthrie 完善了抑菌试验，并开始在新生儿中进行苯丙酮尿症的筛查。

1956 年，Fraser 首次提出了“遗传异质性”概念，指出两个在临床上表现相似的病例可能是由不同的遗传基础导致的。

20 世纪 50 年代，人们先后确定了琥珀酰胆碱敏感是由于丁酰胆碱酯酶缺乏所致，伯氨喹啉引起药物性溶血是由于葡萄糖 -6- 磷酸脱氢酶缺乏所致。1959 年，Vogel 提出药物遗传学（pharmacogenetics）概念，主要是从单个基因的角度揭示个体对药物不同反应的遗传机制。1971 年，Brewer 提出生态遗传学概念，主要研究群体对生存环境的适应以及对环境改变所做出反应的遗传学机制。1997 年，诞生了药物基因组学（pharmacogenomics）这一概念，主要在基因组水平上研究不同个体及人群对药物反应差异的遗传机制。

1960 年，Nowell 和 Hungerford 在慢性髓细胞性白血病患者中鉴别出 Ph 染色体，这是人类首次证明了一种特定的染色体结构畸变与一种特异性肿瘤之间的恒定关系。

1961 年，Nirenberg 发现了第一个“三联体”密码子，并与 Khorana 相继完成了全部密码子的破译。1964 年，Holley 确定了 tRNA 的分子结构。

1966 年，McKusick 出版了《人类孟德尔遗传》（MIM）一书，概述了当时生物医学文献中报道的遗传表型及其编号条目。1987 年，约翰 · 霍普金斯大学医学院资助了人类孟德尔遗传在线版（OMIM）网站。OMIM 是不断更新的关于人类基因、遗传性疾病和性状的目录，特别关注基因与表型的关系，已成为理解基因组结构和复杂性状的经典工具。

1966 年，Kenneth 及 David 提出了“畸形学”这一术语，用以研究遗传性疾病和获得性结构畸形综合征的发病机制。现在已成为一门研究人类各种发育异常的成因、临床表现和形成机制，以及预防各种人类出生缺陷或先天性畸形的综合性学科。

1969 年，O’Brien 明确了在德系犹太人群中高发的 Tay-Sachs 病是由于氨基己糖酯酶 A 缺陷引起的，并开发出了一种筛查携带者的血液测试方法。1971 年，Kaback 在历史上首次启动了针对 Tay-Sachs 病的携带者筛查工作。携带者筛查可以为相关人群提供充分的信息，并在此基础上做出适合的决定。通过遗传筛查与遗传咨询，2000 年在美国与加拿大的犹太群体中，Tay-Sachs 病的发病率减少了 90% 以上。

1970 年，Smith 发现了第一个限制性内切酶；1975 年，Southern 建立了 Southern 印迹，这些都为解决临床遗传病问题提供了新的技术手段。1978 年，YW. Kan 等首次利用限制性片段长度多态性（restriction fragment length polymorphism，RFLP）和 Southern 印迹技术成功地对镰状细胞贫血进行了产前诊断，开创了遗传病基因诊断的新时期。

1978 年，Boyer 利用转基因细菌合成人类胰岛素获得成功，并于次年应用于临床试验治疗。

1986 年，Wilton 开创了受精卵卵裂阶段活检的技术，使对遗传性疾病的植入前遗传诊断（preimplantation genetic diagnosis，PGD）成为可能。1990 年，Handyside 等在受精卵 6 ～ 8 细胞阶段通过 PCR 扩增 Y 染色体特异性重复序列，对 X 连锁遗传病家系的一对夫妇进行了胚胎性别鉴定，第一个 PGD 婴儿诞生，这是 PGD 技术的首次临床应用。1992 年，PGD 技术首次应用于常染色体病，使一对携带有囊性纤维化致病基因的夫妇生下一个健康婴儿。1999 年，PGD 技术开始应用于迟发性疾病的筛查。目前，PGD 技术已广泛应用于包括低外显率和迟发性遗传病在内的100多种遗传病，其中最常见的是对囊性纤维化和血红蛋白病的筛查。

1988年，Wallace发现mtDNA 11778A突变导致了Leber遗传性视神经病的发生，这是首例确认的mtDNA突变引起的人类疾病。目前已经发现了超过360种mtDNA突变（包括点突变和重排），引起不同表型和不同发病年龄的多种遗传性疾病。

1990年9月，美国国立卫生研究院（NIH）的Anderson等利用逆转录病毒载体转移*ADA*基因对一个患有腺苷脱氢酶（ADA）缺乏症的4岁女孩实施了体细胞基因治疗。Anderson等在10个半月内对该女孩进行了7个轮次的基因治疗，患儿体内的ADA水平由原来的约相当于正常人的1%提高到25%，这是遗传病基因治疗首次在体内获得成功。1991年，中国复旦大学的薛京伦教授利用导入*F9*基因的逆转录病毒载体进行血友病基因治疗，首批接受治疗的4位血友病患者的症状均得到有效缓解，且经过17年随访，未发现任何肿瘤或免疫异常。

20世纪90年代，人类基因组计划（HGP）作为一项国际协作课题开始实施，为此成立了国际人类基因组组织（HUGO）和国际人类基因组测序协作组（IHGSC）。2000年6月，IHGSC公布人类基因组工作框架图；2004年10月，IHGSC公布了人类全基因组高精度序列图，结果显示人类基因组大约有28.5亿碱基，含20 000 ~ 25 000个基因。

1993年，Delhanty等将荧光原位杂交（FISH）技术应用于植入前遗传筛查（preimplantation genetic screening，PGS），用以检测胚胎中的非整倍体异常。1996年，PGS技术开始应用于染色体易位的筛查。2009年，基于芯片技术的PGS技术开始应用于各种染色体异常的检测。2013年，新一代测序技术开始应用于植入前染色体非整倍体筛查。目前，应用基于单细胞全基因组扩增的PGS以及实时荧光定量PCR（qPCR）技术已经可以同时对人类全部染色体进行遗传学分析。

Summary

（傅松滨）

第2章 人类基因组分析原理

第一节 人类基因组概论

一、人类基因组及其组成

基因（gene）是遗传信息的载体，是遗传物质的结构和功能单位，人类基因组（genome）即人体所有遗传信息的总和。人类基因组是第一个被测序的脊椎动物基因组，根据人类基因组计划和功能基因组学分析，人类基因组大小约为 3.3×10^9 bp，其中基因和基因相关序列约为 1.2×10^9 bp，基因间序列约为 2×10^9 bp，在基因和基因相关序列中，编码基因序列约为 4.8×10^7 bp，编码 20 000 ～ 25 000 个基因，远少于起初估计的 100 000 个和基因组草图预计的 30 000 个左右。人类基因组中，编码基因的序列仅占全部基因组序列的 1%，而 98% 的序列为非编码序列。人类基因的平均长度约为 27 kb，平均含 9 个外显子，编码序列约 1.4 kb，也仅占基因序列的 5% 左右。

（一）人类基因组功能组成

根据功能和细胞内位置的不同，可将人类基因组分为核基因组（nuclear genome）和线粒体基因组（mitochondrial genome），这两类基因组既相互独立又密切相关，通常意义上的人类基因组一般是指核基因组。

1．核基因组 人类核基因组是 46 条染色体上遗传物质的总和，人类核基因组具有真核生物基因组的普遍特征，如结构基因是断裂基因、有大量重复序列等。本章讲述内容除特别说明的，都是描述的核基因组特征。

2．线粒体基因组 人类线粒体基因组大小为 16 569 bp，没有内含子，每对核苷酸都参与基因的组成，并且部分基因的序列是重叠的（类似于原核生物）。已确定线粒体基因组有 13 个编码蛋白质的基因，即细胞色素 b、细胞色素氧化酶的 3 个亚基、ATP 酶的 2 个亚基以及 NADH 脱氢酶的 7 个亚基的编码序列。人线粒体 DNA 共包含 37 个基因，另外还有分别编码 16S rRNA 和 12S rRNA 以及 22 个 tRNA 的 DNA 序列。除了少数特例外，线粒体基因组编码蛋白质的密码子和核基因一致。

线粒体基因组能够单独进行复制、转录及合成蛋白质，但线粒体自身结构和生命活动都需要核基因的参与并受其控制，这说明细胞内虽然存在两个不同功能的基因组系统，各自完成相应的生物学功能，形成了细胞核和细胞质对遗传的相互作用，但是核基因在生物体的遗传控制中仍起着主导作用。

（二）人类基因组分子组成

根据人类基因组的分子特征，可将人类基因组分为单一序列（unique sequence）或单拷贝序列、重复序列（repetitive sequence）或多拷贝序列两类。

1．单一序列 单一序列指在基因组中仅有单一拷贝或少数拷贝，长度一般在 800 ～ 1000 bp，约占人类基因组序列的 45%。大部分单拷贝序列的功能尚不清楚，少部分的单拷贝序列用来编码各种不同功能的蛋白质，体现不同的生物学功能，对单一序列的研究具有重要的临床意义，大部分的单基因病和多基因病是由于单一序列的变化所导致。

2．重复序列　重复序列约占人类基因组序列的 55%，分散于整个基因组。重复序列又可分为串联重复序列（根据重复序列的重复单位的长度可分为卫星 DNA、小卫星 DNA 和微卫星 DNA）和分散重复 DNA 序列（分为短散在重复序列、长散在重复序列、长末端重复转座子和 DNA 转座子）。

（1）卫星 DNA（satellite DNA）：是一类高度重复序列 DNA，大都位于染色体的着丝粒和端粒上。卫星 DNA 是由不同的重复序列家族所组成，按重复单元核苷酸的多少，可以分为：①小卫星 DNA（minisatellite DNA），通常由几十到几百个核苷酸对的单元重复组成，总长通常不超过 20 kb，重复次数在群体中是高度变异的。②微卫星 DNA（microsatellite DNA），一般由 2 ～ 20 个核苷酸对的单元重复成百上千次所组成，富含 A-T 碱基对，又称短串联重复序列（short tandem repeats，STR），广泛随机地分布于真核生物基因组中，在 DNA 序列中平均每 6 kb 就可能出现一个，约占人基因组的 10%，其核心序列为 1 ～ 6 bp，呈串联重复排列。

卫星 DNA 标记也是一种遗传标记，它具有多态性、保守性和特异性的优点，并且数量多分布广、遗传信息量大、检测方法简单，已经被广泛应用于基因定位、连锁分析、血缘关系鉴定等。

（2）短散在重复序列（short interspersed repeated sequences，SINE）：长度在 500 bp 以下，在人基因组中的重复拷贝数达 10 万以上。

最具代表性的 SINE 即为 Alu 重复序列，这是人类基因组中最多的一类散在重复序列，约有 50 万份拷贝，基因组上平均每 4000 ～ 6000 bp 即有 1 次 Alu 重复出现，所有的 Alu 重复序列能占人基因组总序列的 10% 以上。因为 DNA 序列中有限制性内切核酸酶 Alu Ⅰ的识别序列 AGCT，所以称为 Alu 重复序列或 Alu 家族（Alu family）。典型的人基因组 Alu 序列长 282 bp，由两个同源但有差别的亚基构成，限制性内切核酸酶 Alu Ⅰ可将其剪切成 130 bp 和 170 bp 两段（图 2-1）。

GGCCGGGCGCGGTGGCTCACGCCTGTAATCCCAGCACTTTGGGAGGCCGAGGCG
GGCGGATCACCTGAGGTCAGGAGTTCGAGACCAGCCTGGCCAACATGGTGAAACC
CCGTCTCTACTAAAAATACAAAAATTAGCCGGGCGTGGTGGCGCGCGCCTGTAATC
CC**AGCT**ACTCGGGAGGCTGAGGCAGGAGAATCGCTTGAACCCGGGAGGCGGAGG
TTGCAGTGAGCCGAGATCGCGCCACTGCACTCCAGCCTGGGCGACAGAGCGAGAC
TCCGTCTC

图 2-1　Alu 重复序列示意图

Alu 序列一般散在分布，少数呈簇状分布，主要集中于基因转录活跃的染色体区域。另外，Alu 序列广泛存在于基因的内含子中，在结构基因的编码区内尚未发现。

Alu 家族的功能是多方面的：①可能参与 hnRNA 的成熟与加工，在核内不均一 RNA（heterogeneous nuclear RNA，hnRNA）中含有大量的 Alu 序列，而 Alu 序列含有内含子剪切接头相似的序列；②在人基因组中大量存在提示它与遗传重组及染色体的不稳定有关；③ Alu 序列中的某些区段有形成 Z-DNA 的能力。当然，Alu 序列最有可能的还是具有其他尚未知的作用。

（3）长散在重复序列（long interspersed repeated sequences，LINE）：人类基因组重复序列单元长度在 1000 bp 以上，有超过 10 000 份拷贝。LINE 是可以自主转座的一类反转录转座子，来源于 RNA 聚合酶Ⅱ的转录产物，人类的长散在重复序列有 3 类基因家族，即 LINE-1、LINE-2 和 LINE-3。

L1 是 LINE 中的一种重复序列，长约 6500 bp，有 1137 bp 和 3900 bp 两种可读框，两者之间有 14 bp 的重叠序列，哺乳动物基因组中的拷贝数可多达 10 万份，主要集中在 AT 富集区。L1 以及由 L1 编码的反转录酶作用于其他非自主反转录转座子以后所生成的 DNA 序列，加起来占人类基因组全长的 25%。

LINE 对新基因的形成和基因组的进化有着重要作用。如 L1 插入片段的全长原初元件可能是哺乳动物中有活性的反转录转座子的来源。另外，LINE 是人类疾病的致病因素之一，如在血友病 A 的凝血因子Ⅷ基因中发现了两个截断的 L1 和一个反转座的 L1 插入片段，另外在肠道肿瘤的致病基因和进行性假肥大性肌营养不良基因中也发现了 L1 片段。

（4）转座子：转座子（transposon）是一类在很多物种中发现的可移动的遗传因子，最早由 Mclintock 于 20 世纪 50 年代在玉米遗传中发现该现象。

转座子在基因组的进化、基因的分离和克隆、哺乳动物基因功能的研究中具有重要的作用，如丁昇等人将源于飞蛾的 PB 转座因子用于小鼠和人类细胞的基因功能研究，创立了一个高效实用的哺乳动物转座系统，为大规模研究哺乳动物基因功能提供了新方法。

二、基因组的传递

物种的延续需要基因组由亲代向子代传递，基因组的遗传是一个复杂和精细的调控过程，人类基因组的传递可从细胞和分子水平两个层面进行理解。

（一）基因组传递的细胞学机制

人类基因组存在于细胞核之中以染色体或染色质的形式存在，伴随着细胞的分裂而向下传递。在减数分裂（meiosis）过程中，基因组实现了由亲代向子代的传递，在有丝分裂（mitosis）中，基因组在体细胞中实现了延续。

1．减数分裂 减数分裂是生物染色体数目减半的分裂方式，它是进行有性生殖的生物性母细胞成熟、形成配子的过程中出现的一种特殊分裂方式。生殖细胞分裂时，染色体只复制一次，细胞连续分裂两次，实现了成熟生殖细胞中的染色体数目比原始生殖细胞的减少一半的目的。减数分裂不仅是保证物种染色体数目稳定的机制，同时也是物种适应环境变化不断进化的机制。

减数分裂完整周期分为减数分裂Ⅰ和减数分裂Ⅱ两个过程。减数分裂Ⅰ实现了同源染色体的分裂，非同源染色体的自由组合，以及非姐妹染色单体之间的交换，从而导致了父母基因的互换；减数分裂Ⅱ实现了姐妹染色单体的分裂，非姐妹染色单体的自由组合；最终形成了染色体数目减半的生殖细胞，再和另一个生殖细胞结合形成正常染色体数目的受精卵，最终发育为成熟个体。

（1）减数分裂Ⅰ：减数分裂Ⅰ可分为间期和分裂期，间期分为 G1、S 和 G2 期，分裂期分为前期、中期、后期和末期。其中，在 S 期进行 DNA 的复制，末期时细胞分裂为两个子细胞。两个子细胞的染色体数目，只有原来的一半，紧接着发生第二次分裂。

（2）减数分裂Ⅱ：减数分裂Ⅱ与减数分裂Ⅰ紧接，也可能出现短暂停顿，染色体不再复制。每条染色体的着丝点分裂，姐妹染色单体分开，分别移向细胞的两极，有时还伴随细胞的变形。一般分为前期、中期、后期和末期四个时期。最终，两个子细胞的染色体数目与初级生殖细胞相比减少了一半。至此，减数分裂整个周期完成。

减数分裂保证了有性生殖生物个体世代之间染色体数目的稳定性，同时为有性生殖过程中创造变异提供了遗传的物质基础。减数分裂的异常会引起人类的疾病，包括与人类生育和性相关的疾病，如减数分裂异常所导致的特纳综合征是最常见的性染色体病。减数分裂染色体结构的变化还可导致 X 染色体微缺失综合征等。另外，减数分裂过程中染色体配对、联会和重组的异常或者相关基因的突变也会导致男性的无精子症或少精弱精症。

2．有丝分裂　细胞的有丝分裂维持着个体的正常生长和发育，保证了物种的连续性和稳定性。一个完整的细胞有丝分裂周期包括间期和分裂期两个阶段。间期进行物质准备，完成 DNA 分子的复制和有关蛋白质的合成，同时细胞有适度的生长，可分 G1、S 和 G2 期，在时间上占整个细胞有丝分裂周期的 90% ～ 95%。分裂期分为前期、中期、后期和末期，占整个细胞周期的 5% ～ 10%。每个阶段的特征和上述减数分裂较为类似，只是不涉及同源染色体的减半。

有丝分裂的异常和众多人类疾病发生相关，最为常见的是肿瘤，肿瘤细胞是分裂处于无序状态即分裂周期出现异常的代表。

（二）基因组传递的分子机制

1944 年，科学家通过肺炎球菌转化实验证明遗传物质是 DNA，由此基因组传递的分子机制即可认为是 DNA 在胞内传递的过程（除了少数 RNA 为遗传物质的病毒），可以从 DNA 的复制，以及随后向下传递两个方面进行理解。

1．DNA 复制　基因组 DNA 复制是遗传的基础，DNA 双链在细胞有丝分裂 S 期进行复制，一条双链变成两条和原有双链一样的双链。复制过程是以半保留复制的方式进行的，DNA 分子在复制起始点形成复制叉，以双链分子中的一条链作为模板进行复制，产生两个完全一致的 DNA 分子，这种保真性是由细胞在分子水平的一系列校正和纠错机制保证的。

DNA 复制的特点概述如下：①半保留复制（semiconservative replication）：DNA 复制时，以亲代 DNA 的两条链分别作为模板，合成相同的两个双链子代 DNA，每个子代 DNA 中都含有一条亲代 DNA 链。②半不连续复制（semidiscontinuous replication）：由于 DNA 聚合酶只能以 5′ → 3′ 方向合成子代 DNA 链，因此两条亲代 DNA 链作为模板合成子代 DNA 链时的方式是不同的。以 3′ → 5′ 方向的亲代 DNA 链作模板的子代链在合成时基本上是连续进行的，这一条链被称为先导链（leading strand）。以 5′ → 3′ 方向的亲代 DNA 链为模板的子代链在合成时则是不连续的，这条链被称为滞后链（lagging strand），它所形成约为 100 bp 的子代 DNA 短链称为冈崎片段（Okazaki fragment）。③需要复制起始点（origin of replication）和引物（primer）：DNA 复制需在特定的位点起始，这是一些具有特定核苷酸排列顺序的片段，即复制起始点，真核生物有多个复制起始点。起始复制的 DNA 聚合酶需以一段具有 3′-OH 的序列作为引物，才能开始合成子代 DNA 链，大约为十几个核苷酸。

2．中心法则　中心法则（central dogma）概念由 Crick 于 1958 年提出，是指遗传信息从 DNA 传递给 RNA，再从 RNA 传递给蛋白质，即完成遗传信息的转录和翻译的过程。现在已经发现遗传信息可以从 DNA 传递给 DNA，也可以 RNA 传递给 DNA，或者从 RNA 传递给 RNA，如图 2-2。

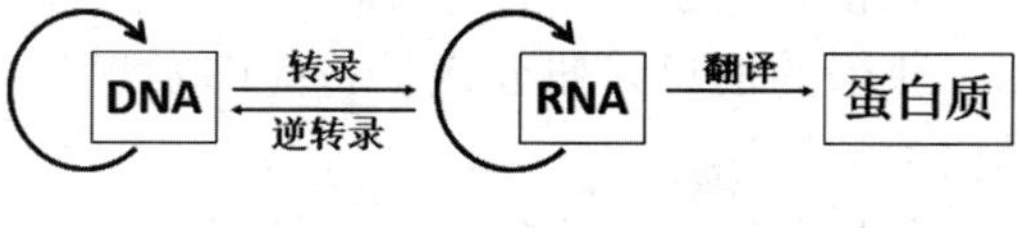

图 2-2　中心法则示意图

中心法则是现代生物学最重要的基本规律之一，是现代生物学的理论基石，在探索生命现象本质和规律中起到了巨大的作用。细胞的遗传物质都是 DNA，少数反转录病毒（retrovirus）的遗传物质是 RNA，单链 RNA 分子在反转录酶（reverse transcriptase）的作用下反转录成单链互补 DNA（complementary DNA，cDNA）分子，再以 cDNA 为模板生成双链 DNA。中心法则是所有细胞结构的生物所遵循的法则，绝大多数都是 DNA 复制转录成 RNA 后翻译成蛋白质，某些病毒 RNA 可以自我复制或者以 RNA 为模板反转录成 DNA 则是对中心法则的补充。目前唯一已知的不遵循中心法则的例外是朊病毒（prion），它既不含 DNA 也不含 RNA，是仅由蛋白质构成的但可自我复制并具感染性的因子，是疯牛病和人类某些中枢神经系统疾病的致病因子。

三、人类基因组分析概论

人类基因组分析的基石是 DNA 测序技术。最早的测序技术是 Sanger 双脱氧终止法和 Maxam-Gilbert 化学降解法两种，第一个完整测序的 ϕX174 噬菌体基因组就是 1977 年由 Sanger 实验室完成。伴随着技术的发展，涌现了一系列的基因组分析方法，测序技术的飞速发展也使人们对人类基因组的认识越来越深刻，多个全球性的大规模计划也随之开展，极大地推动了解码生命的进展。

（一）人类基因组计划

人类基因组计划（human genome project，HGP）是第一个解析基因组的计划，试图阐明人类基因组的全部序列和功能，破译人类的遗传信息。人类基因组计划 1986 年由诺贝尔奖获得者 Dulbecco 提出，随后美国能源部正式提出草案，经过数年论证，1990 年在全球范围内正式启动，共有 16 个国家参与，中国也参与了其中 1% 的测序工作。HGP 的基本任务是构建人类基因组的结构图谱，计划耗资 30 亿美元、15 年内完成人类基因组测序，构建遗传图（genetic map）、物理图（physical map）和序列图（sequence map）。通过构建结构图谱阐明人类遗传信息的构成和表达调控，为人类遗传多样性和疾病相关研究提供支持，推动生命科学和医学的发展。2000 年 6 月完成全部染色体工作草图，解析了人类约 90% 碱基的信息，2001 年 2 月公布了初步图谱和分析数据，认为人类基因组由 31.6 亿个碱基对组成，有 3 万～3.5 万个基因，2004 年 10 月公布了最终测定的人类基因组 99% 序列，这也标志着与曼哈顿原子弹计划和阿波罗登月计划媲美的 HGP 计划正式完成。

随着 HGP 计划的完成，人们却发现人类遗传信息仍然存在着大量的未解之谜，远未达到当初设想的解码生命的目的。由此，新的研究规划随之开展，基因组研究进入了后基因组时代（post-genome era），即在基因组的基础上进一步系统研究基因的表达、调控和功能。后基因组学研究主要包括比较基因组学（comparative genomics）、功能基因组学（functional genomics）、表观遗传组学（epigenomics）、ENCODE 计划、HapMap 计划等，此外还包括蛋白质组学（proteomics）、转录组学（transcriptomics）、代谢组学（metabolomics）等组学研究。

（二）HapMap 计划

国际人类基因组单体型图计划（the International HapMap Project，HapMap）起始于 2002 年，由美、加、中、日、英等国研究机构发起，中国承担总计划大约 10% 工作。HapMap 计划是继 HGP 之后人类基因组研究领域的又一个重大研究计划，旨在确定和编目人类遗传的相似性和差异性。利用 HapMap 获得的信息，研究人员将能够发现与人类健康、疾病以及对药物和环境因子的个体反应差异相关的基因。

HapMap 计划建立了人类全基因组遗传多态图谱，它描述了这些变异的形式、在 DNA 上的位置、在同一群体内部和不同人群间的分布状况。HapMap 计划并不是利用 HapMap 中的信息来建立特定的遗传变异与某一疾病之间的联系，而是为其他研究者提供相关信息使之能够将遗传多态位点和特定疾病风险联系起来，从而为预防、诊断和治疗疾病提供新的方法。

依据 HapMap 计划图谱，可以进一步研究基因组的结构特点以及 SNP 位点在人群间的分布情况，为群体遗传学的研究提供数据，为遗传性疾病致病基因在基因组上的定位提供高密度的 SNP 位点。

（三）比较基因组学

比较基因组学是综合利用数理分析和计算机编程，对不同物种或同一物种的基因组进行比较分析，进而研究基因组大小、基因数量、结构序列、编码和非编码序列的差异，以及物种进化关系或表型差异的科学。

随着测序技术的发展，截至目前，有超过万种生物的基因组被测定，这些海量的序列数据，通过比较基因组分析能初步认识其中的遗传信息以及和表型的相关性。一般包括以下几个方面的内容：①与近缘物种进行成对基因组比对。可以利用两基因组之间编码序列上和结构上的同源性，通过已知基因组的作图信息定位另外基因组中的基因，从而揭示基因潜在的功能及基因组的内在结构的变化。②与近缘物种进行多基因组比对。当在两种以上的基因组间进行序列比较时，就得到了序列在系统发生树中的进化关系。③通过对多种生物基因组数据及其垂直进化、水平演化过程进行研究，就可以对与生命至关重要的基因的结构及其调控作用有所了解。

（四）功能基因组学

随着人类基因组序列的测定，研究已从基因组的序列和结构向功能开始转变，即功能基因组学，是基于基因组序列信息，利用各种组学技术，在系统水平上将基因组序列与基因功能以及表型有机联系起来，最终揭示自然界中生物系统不同水平的功能的科学。目前常见的有蛋白质组学、转录组学、代谢组学等研究手段。

1．蛋白质组学 蛋白质组学是以蛋白质组为研究对象，通过对基因表达产物——蛋白质进行整体、动态、定量水平上的研究来阐述环境、疾病、药物等对蛋白质、细胞和个体的影响，并分析其主要作用机制、解释基因表达调节的主要方式。其目的是从整体的角度分析细胞内动态变化的蛋白质组成成分、表达水平与修饰状态，了解蛋白质之间的相互作用，揭示蛋白质功能与细胞生命活动规律。其研究内容主要包括：鉴定特定细胞、组织或器官的蛋白质种类（蛋白质组全谱鉴定）、特定条件下蛋白质的表达量变化研究（定量蛋白质组学）、明确蛋白质在生命活动中执行的功能（功能蛋白质组学）、揭示蛋白质之间的复杂相互作用机制（相互作用蛋白质组学）、描绘蛋白质的精确二维、三维以至四维结构（结构蛋白质组学）以及蛋白质翻译后修饰研究（修饰蛋白质组学）。我国在蛋白质组学领域的研究居于世界的前列，如肝蛋白质组学研究处于全球领先地位。

2．转录组学 转录组学是在整体水平上研究细胞中基因转录的情况及转录调控规律的学科。全转录组是指特定组织或细胞在特定状态下转录出的所有转录本信息的总和，包含mRNA、small RNA、lncRNA、circRNA 和非编码 RNA 等。对基因及其转录表达产物功能的研究，为疾病诊断和治疗提供了新方法。如在临床上，阿尔茨海默病（Alzheimer disease，AD）中，出现神经原纤维缠结的大脑神经细胞基因表达谱就有别于正常神经元，当病理形态学尚未出现时，转录表达谱的差异就可以作为诊断的分子标志。而对临床表现不明显或者缺乏诊断标准的疾病也具有重要意义，如通过比对正常人群和自闭症患者的转录组差异，筛选出与疾病相关的具有诊断意义的特异性表达差异，一旦这种特异的差异表达谱被建立，就可以用于自闭症的诊断，能更早地在临床表现之前进行诊断。在肿瘤临床中，转录组可以进行亚分型，通过差异表达谱的建立，能针对性地进行药物选择和治疗方法。

3．代谢组学 代谢组学是效仿基因组学和蛋白质组学的研究思路，对生物体内所有代谢物进行定量分析，并寻找代谢物与生理病理变化的相对关系的研究方式，是系统生物学的组成部分。其研究对象大都是相对分子质量 1000 以内的小分子物质。先进分析检测技术结合模式识别和专家系统等计算分析方法是代谢组学研究的基本方法。目前，代谢组学研究已经能诊断出一些代谢类疾病，如糖尿病、肥胖症、代谢综合征和肿瘤等。

（五）宏基因组学

宏基因组（metagenome）是指从生境样本中取得全部微生物的基因组，而宏基因组学（metagenomics）则是利用现代基因组分析技术，如高通量测序对宏基因组进行系统分析，研究微生物多样性和群落组成、种群结构和进化、微生物和环境相互关系等。目前，宏基因组学是微生物学研究的热点，特别对很多无法培养的微生物菌群，如近年来研究较多的人体肠道微生物，发现种群的组成和变化与人类的多种疾病相关，如肥胖、糖尿病、炎症性肠病以及多种代谢类疾病。

（六）ENCODE 计划

DNA 元件百科全书（encyclopedia of DNA elements）计划又称 ENCODE 计划，是 2003 年由美国国立人类基因组研究所开展的一个全球项目，是 HGP 之后在基因组学研究领域的又一重大计划。ENCODE 计划目的是解码人类基因组，鉴定基因组的功能元件，包括编码蛋白基因、非编码 RNA、调控序列、染色质修饰、保守序列以及各种修饰序列在内的各种元件。

知识拓展：ENCODE 计划

ENCODE 计划影响巨大，推动了人类基因组的认识进一步拓展，新的发现为进一步认识人类基因组的功能提供了基础，对与人类疾病相关的基因序列研究也将产生重大的影响，但同时也发现人类基因组的调控是一个复杂网络，提示对人类基因组的分析研究任重而道远。

第二节　基因的结构与功能

现代遗传学认为，基因是遗传信息的基本单位。基因一般指位于染色体上编码一个特定功能产物（如蛋白质或 RNA 分子等）的一段核苷酸序列。然而，对基因的认识却是一个漫长的过程，随着时代和技术的发展，对基因概念的理解也在不断的深入。新的现象或概念出现拓展了人们对基因的认识，而随着技术的不断突破和发展，可能会有对基因新的阐述出现，加深对基因的认识。

一、基因的组成与结构

自然界中，大部分生物的遗传物质是 DNA，少部分病毒等物种的遗传物质为 RNA。人类的遗传物质是 DNA，构成了基因的组成和结构。

（一）基因的化学组成

基因或者 DNA 的基本化学单位是脱氧核糖核苷酸（deoxynucleotide），主要存在于细胞核染色质中，它由磷酸、脱氧核糖、碱基构成。碱基有四种（图 2-3）：腺嘌呤（adenine，A）、

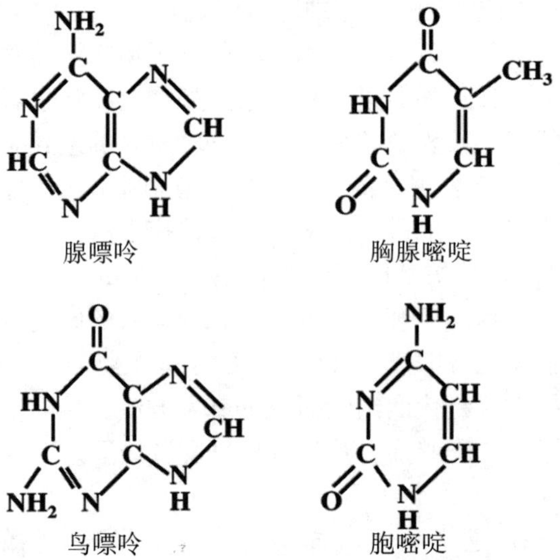

图 2-3　构成 DNA 的 4 种碱基结构式

胸腺嘧啶（thymine，T）、胞嘧啶（cytosine，C）和鸟嘌呤（guanine，G），它们和脱氧核糖结合形成核苷，再和磷酸结合形成核苷酸（图 2-4），核苷酸通过 3′-5′- 磷酸二酯键连接形成 DNA 链，4 种脱氧核糖核苷酸的不同排列顺序就构成了生物界多样性的基础。人类基因组中，A、G、C、T 四种碱基所占的比例分别为 30.9%、19.9%、19.8% 和 29.4%。

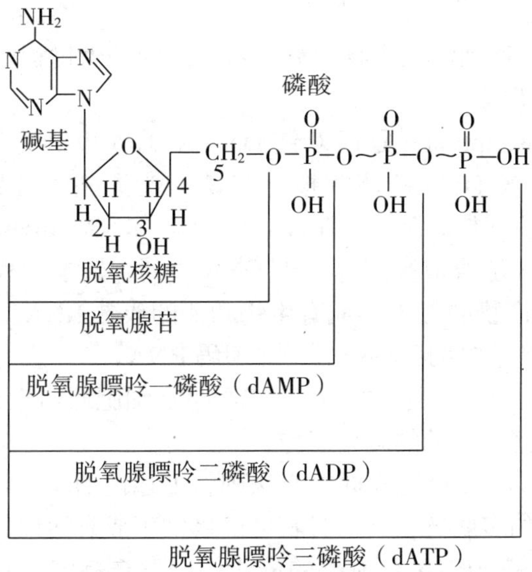

图 2-4　脱氧核苷酸结构示意图

（二）基因的分子结构特点

基因的本质是 DNA，DNA 分子最为重要的化学结构特征即是 1953 年由 Watson 和 Crick 发现的双螺旋（double helix）结构。

DNA 形成双螺旋的前提基础条件是 4 种碱基能够通过氢键按照 A=T、G ≡ C 互补配对，这样两条反向平行的 DNA 链结合形成特定的结构形式，维持 DNA 双螺旋结构稳定的力主要是碱基堆积力。DNA 双螺旋结构中所有的碱基处于螺旋内侧，磷酸与糖基在外侧，通过 3′-5′- 磷酸二酯键构成骨架，碱基的平面与中心轴垂直，糖环平面则与轴平行，两条 DNA 链均为右手螺旋。双螺旋的直径为 2 nm，碱基堆积距离为 0.34 nm，两个核苷酸的夹角是 36°，每对螺旋由 10 对碱基组成，螺距 3.4 nm，双螺旋表面形成两条宽窄和深浅不一的大沟（major groove）和小沟（minor groove）。

从化学功能结构上看，真核生物基因和原核生物基因最大的区别为序列是否连续，即真核生物的结构基因是断裂基因，它是由若干个编码序列（外显子）和非编码序列（内含子）互相间隔开但又连续镶嵌而成，去除非编码序列再连接后才能完整翻译出蛋白质。真核基因除了外显子和内含子外，调控序列也较为复杂，包括上游调控区域（如启动子、增强子、5′-UTR）、下游调控区域（3′-UTR）等。人类基因的功能结构如图 2-5 所示：

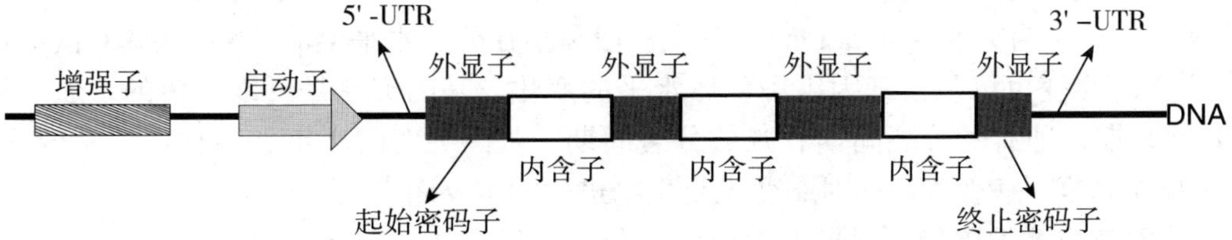

图 2-5　真核生物基因结构图

知识拓展：基因研究简史

二、基因表达的改变及其与疾病关系概述

人类基因发挥其生物学功能需通过一系列复杂的表达调控途径来实现。基因的表达遵循前述中心法则，即由 DNA 转录成 mRNA，再翻译形成蛋白质。而调控则是一个更为复杂的过程，任何一个步骤出现变化都会引起机体的异常。

（一）基因表达与调控

基因表达是从 DNA 信息到活性生物大分子蛋白质的产生过程，概括分为转录、翻译两大步骤，其中涉及多重调控机制。

1．转录 转录（transcription）是以双链 DNA 中的模板链为模板，从 3' 端向 5' 端的方向，以 ATP、UTP、CTP、GTP 四种核糖核苷三磷酸为原料，分别对应 DNA 链中的 ATP、TTP、CTP、GTP 的脱氧核糖核苷酸，在 RNA 聚合酶（RNA polymerase）催化下从 5' 端向 3' 端合成 RNA 的过程。RNA 链合成高度忠实于 DNA 序列，转录过程中先合成无生物活性的原始转录产物，再进行转录产物的加工形成有生物功能的成熟 RNA。转录除了产生 mRNA，还产生 tRNA 和 rRNA 及种类繁多的各种小分子非编码 RNA。

转录是在细胞核内进行的，而蛋白质的合成则是在细胞质内进行的，所以 RNA 转录后需要从核内运输到细胞质内完成后继的翻译工作。

2．翻译 翻译（translation）是根据中心法则将上述由 DNA 模版转录而来的成熟 mRNA 分子形成多个氨基酸相连的多肽链，并通过相应的修饰生成有活性的蛋白质。翻译在核糖体中进行，氨基酸分子在氨基酰 -tRNA 合成酶的催化作用下与特定的 tRNA 结合并被带到核糖体上，翻译形成的多肽链进行翻译后修饰最终形成有生物学活性的蛋白质。

游离的碱基以 mRNA 为直接模板，tRNA 为氨基酸运载体，核蛋白体为装配场所，共同协调完成蛋白质生物合成的过程，大致可分为起始、延长、终止三个阶段。

3．基因表达调控 从 DNA 序列到蛋白质的过程受到多层次的精准调控，可大致分为转录前水平、转录水平、转录后水平、翻译水平和翻译后水平上的调控。基因表达的调控是一个复杂的过程，既和基因组本身相关，也和环境与表观机制相关。

其中转录水平的调控是基因表达调控的主要步骤，有顺式作用元件和反式作用因子调控。顺式作用元件是基因本身的调控序列，包括启动子、增强子、调控序列和可诱导元件等；反式作用因子即是通过各种作用在 RNA 聚合酶上或竞争 DNA 结合区转录因子以及对特定 DNA 位点的结合与脱离引起染色质构象的变化来实现的。此外，真核生物 DNA 严密的染色质结构对转录调控也有影响，真核基因的活跃转录是在常染色质进行的。

蛋白质合成翻译阶段的基因调控包括蛋白质合成起始速率、mRNA 的识别以及外界因素等的影响。蛋白质合成起始反应中要涉及核糖体、mRNA、tRNA、酶等，这些结构和谐统一才能完成蛋白质的生物合成。

此外，表观遗传学（epigenetics）修饰也广泛参与了基因的表达与调控，这是一类不涉及基因序列的改变而调节基因表达的机制，主要包括 DNA 甲基化、组蛋白修饰、基因组印记、非编码 RNA 等。

（二）基因表达异常

基因作为遗传物质在复制传递的过程中是高度保真的，但在特定的条件下，遗传物质也会发生变化，这称为突变（mutation）。突变一般是指在分子水平上的 DNA 碱基对的组成发生变化，广义的突变也可包括基因组染色体水平的变化，基因突变是可以遗传的，通常发生在 DNA 复制时期，即有丝分裂间期和减数分裂间期。基因突变的产生和多种生物学效应相关，如 DNA 损伤修复、病变等，同时突变也是生物进化的重要因素之一。

1．基因突变诱发因素 根据发生原因可分为自发突变（spontaneous mutation）和诱发突

变（induced mutation），自发突变是指未经人为诱变剂处理或杂交等工程手段而自然发生的突变。诱发突变产生的原因有外因（物理因素、化学因素和生物因素等）和内因（复制过程）两种，这些诱变因素统称为诱变剂（mutagen）。

物理诱变因素主要包括各类射线、激光、紫外线以及各类电离辐射等。如紫外线可以形成嘧啶二聚体，即两个相邻的嘧啶共价连接，二聚体出现一方面会减弱双键间氢键的作用，并引起双链结构扭曲变形，阻碍碱基间的正常配对，另一方面会妨碍双链的解开，从而有可能引起突变，最终影响 DNA 的复制转录以及随后的生物学过程。

化学诱变因素种类繁多，主要有各类亚硝酸、碱基类似物、烷化剂、叠氮化物、羟胺和吖啶等。如碱基类似物是与 DNA 正常碱基结构类似的化合物，能在 DNA 复制时取代正常碱基掺入并与互补碱基配对。如 5- 溴尿嘧啶和 2- 氨基嘌呤，都能引起 AT 碱基对转换为 GC 碱基对，这也是某些抗肿瘤药物研发的基础。

生物诱变因素主要包括病毒、细菌和一些生物毒素。如乙肝病毒等感染后都可以引起机体基因的突变，此外一些细菌或真菌产生的代谢产物或毒素也是强烈的诱变剂，如由黄曲霉产生的黄曲霉素具有强烈的致突变能力，也是致癌因素。

2．基因突变的特点和生物学效应　基因突变是自然界的一个普遍规律，不论是真核生物还是原核生物，不论是生殖细胞还是体细胞，在遗传信息传递的过程都伴随着突变的产生。生殖细胞中的突变通过减数分裂传递给子代，体细胞的突变通过有丝分裂传递给各个子代细胞。基因突变具有普遍性、随机性、部分可逆性、稀有性、非定向性等特点。

基因突变产生的生物学效应主要可包括以下几类：

（1）突变产生的变异后果轻微甚至不可观测，从进化的角度理解，这类为中性突变，如部分基因的多态性，并没有表型的改变。

（2）突变对蛋白质的结构和功能发生影响。包括改变蛋白质的生物合成，导致蛋白质产生异常的功能或影响蛋白质在细胞中的定位等，引起性状改变、导致疾病发生甚至个体死亡。

案例：精准医疗和人类基因

思考题

1．中心法则自提出后有哪些修正？目前有无新的挑战？请结合实例阐述。

2．基因传递在维护物种遗传稳定性和进化中有何作用意义？

3．目前基因组研究有哪些突破性的技术和发展？

4．基因和基因组研究对临床工作有何意义？

Summary

（汤必奎　杨保胜）

第3章 人类遗传的多样性——突变与多态性

同一物种的不同个体之间DNA水平上的差异称为遗传变异（genetic variation），这是对个体间遗传差异的定性或定量描述。遗传变异是生物界普遍存在的现象，是导致很多疾病的遗传因素，也是生物进化的基础。随着人类基因组计划的完成和随后的国际人类基因组单体型图计划、千人基因组计划的实施，研究者发现任意两个人间的核DNA序列99.9%是相同的，而这0.1%的DNA序列上的差别是人类表型差异的遗传基础，决定了个体的外貌特征、性格、天赋等，也决定了个体间在器官发育、生理、疾病的易感性、治疗效应和药物反应等医学相关性状的差异。

在基因组中特定基因座（locus）上由于遗传变异而存在着不同形式的基因，称为等位基因（allele）。在一个群体中，很多基因座都有一个主要的等位基因（一般频率超过50%），称为野生型等位基因（wildtype allele）；由野生型等位基因突变（mutation）产生的新的等位基因则被称为变异体（variant）。有些变异体对个体的性状没有作用或作用甚微，属于中性突变；有些变异体与疾病相关甚至直接导致疾病的发生，则会承受不同程度的选择压力。如果某种变异体相对常见，在群体中的频率超过1%，即称为常见变异体（common variant），该基因座则呈现出遗传多态性（genetic polymorphism）。鉴别疾病相关的变异体是医学遗传学研究和临床实践的重要环节。

第一节 人类基因的突变

一、基因突变的概念

基因突变（gene mutation）是指染色体上DNA的组成或排列顺序发生的改变。基因发生突变后在原有基因座上出现的新等位基因称为突变基因（mutant gene）。核内基因组DNA和线粒体DNA都可以发生突变，并可能引起相应遗传性状的改变或遗传病的发生。突变普遍存在于自然界中，任何生物的基因都会以一定的频率发生突变。

基因突变既可以发生在生殖细胞中，也可以发生在体细胞中。发生在生殖细胞中的突变可以通过有性生殖传给后代，并存在于子代的每一个细胞中。发生在体细胞中的突变称为体细胞突变（somatic mutation）。在有性生殖的个体中，体细胞突变不会传递给后代，但可以传递给由突变细胞分裂所产生的所有子细胞而构成一个突变细胞克隆，这是组织病变或肿瘤发生的遗传基础。

二、基因突变的主要类型

基因突变的方式是多样的，基因突变可分为静态突变和动态突变两大类，前者包括碱基替换、插入或缺失突变和倒位突变等。

（一）碱基置换

碱基置换（base substitution）是一种碱基被另一种碱基所置换的突变方式，是DNA分子中单个碱基的改变，又被称为点突变（point mutation）。碱基置换方式有两种：①转换（transition）：指一种嘌呤被另一种嘌呤所取代，或一种嘧啶被另一种嘧啶所取代；②颠换（transversion）：指嘌呤取代嘧啶，或嘧啶取代嘌呤。在人类基因组中，碱基转换比颠换更为常见。最常见的碱基置换是C→T的转换，占所有点突变的30%以上。这一突变的发生与DNA序列中CpG岛的表观遗传修饰有关，往往不被DNA损伤修复机制所识别，因此CpG岛是人类基因组突变的热点。

根据所产生的效应，碱基置换可分为以下几种：

1．同义突变　同义突变（samesense mutation）是指碱基置换使基因编码区的某一密码子发生改变，但改变前后的密码子都编码同一氨基酸，实质上并不发生突变效应。例如，密码子UAC和UAU都编码酪氨酸，如果某一基因编码区的DNA发生点突变，使其转录的mRNA上的UAC转变为UAU，则翻译出的氨基酸不发生改变。

2．错义突变　错义突变（missense mutation）是指碱基置换导致改变后的密码子编码另一种氨基酸，结果使多肽链中的氨基酸种类和序列发生改变，产生异常的蛋白质分子。如镰状细胞贫血（sickle cell anemia）患者*HBB*基因第一外显子的第6位密码子由正常的GAG变成了GTG，使其编码的β珠蛋白肽链N端第6位氨基酸由正常的谷氨酸变成了缬氨酸，形成一种结构异常的血红蛋白（HbS）而致病。

3．无义突变　无义突变（nonsense mutation）指碱基置换使原来编码某种氨基酸的密码子变成终止密码子，导致多肽链合成提前终止。携带无义突变的mRNA通常会被快速降解。即使mRNA足够稳定，其编码的截短多肽链通常也会因稳定性下降而被降解。如*HBB*基因编码区的第17位密码子AAG变成终止密码子TAG，则其合成的多肽链片段仅有16个氨基酸残基，由于结构不稳定而迅速降解，导致β珠蛋白肽链生成障碍。

4．终止密码子突变　终止密码突变（termination codon mutation）指碱基置换使原有的终止密码子变为编码氨基酸的密码子，导致多肽链继续延长，直至下一个终止密码子出现才停止，形成过长的异常多肽链。此突变可以使蛋白结构和功能发生改变，也可能导致原有mRNA的3′端非编码区丧失正常的调节功能。如人血红蛋白病Hb Constant Spring是由于*HBA2*基因第142位终止密码子TAA突变为谷氨酰胺密码子CAA，而形成比正常α珠蛋白链多31个氨基酸的异常肽链。

5．影响RNA转录、加工和翻译的突变　以DNA为模板转录出的初始RNA需要经过一系列加工才能成为成熟的mRNA。mRNA的转录、加工、翻译和稳定性等均与基因非编码区的特异序列相关。如果突变发生在这些特殊序列中，破坏了原有信号，便会影响mRNA的水平、蛋白产物的种类和翻译效率。如中国人中出现的*HBB*基因转录起始点上游-28位和-29位的A→G突变就位于该基因启动子TATA框中，此突变使患者只能合成少量β珠蛋白肽链，导致β地中海贫血。

（二）插入或缺失突变

在人类基因组中插入和缺失突变也比较常见，某些插入缺失突变只涉及几个碱基对，而另一些突变则是基因大片段甚至整个基因的插入、缺失或重排。

1．碱基插入和缺失　当在基因编码区中插入或缺失一个或几个碱基对（但不是3的整倍数），会使突变位点以后的翻译阅读框发生移位，导致突变位点以后编码多肽链的氨基酸种类和顺序发生改变，直至终止密码子的出现，称为移码突变（frameshift mutation），将会严重影响其编码蛋白的结构和功能。例如，异常血红蛋白Hb Wayne是因*HBA2*基因的第138个密码子TCC中丢失了一个C，结果造成138位后的编码全部改变，形成的这条异常的α珠蛋白肽链不是终止于正常的第 141 位密码子，而是延长至 147 位。

如果在基因编码区中缺失或插入的碱基数是 3 的整倍数，则不会造成翻译阅读框的移位，仅会导致突变点前后编码的多肽链序列有若干个相应氨基酸的缺失或插入，称为整码突变（in-frame mutation）。例如，异常血红蛋白 Hb Grady 是 *HBA1* 基因第 118 位和 119 位密码子之间插入苏 - 谷 - 苯丙 3 个密码子所致。

2．DNA 片段插入和缺失 DNA 片段插入或缺失的长度可从 100 bp 到 1 kb 以上，这种突变可以影响基因的多个外显子甚至整个基因，导致相关基因的拷贝数发生变化，也可以导致编码序列的严重缺陷。这种突变虽然不常见，但却与很多遗传病相关。例如，约 60% 的 Duchenne 型肌营养不良是由位于 X 染色体上的 *DMD* 基因的大片段缺失所导致。

DNA 大片段插入或缺失一般是由异常的同源重组所致，但也有一些插入突变与可移动元件有关，如长分散核元件（LINE）家族成员。LINE 长度为 5 ～ 7 kb，重复拷贝数 10^2 ～ 10^4 次，可通过反转录转座的方式在基因组内进行移动。这不仅增加了人类的遗传多样性，也增加了由插入突变导致疾病发生的概率。例如，在一些血友病 A 患者中，LINE 序列插入Ⅷ因子第 14 外显子中，破坏了Ⅷ因子的编码序列并沉默了该基因的表达。另外，LINE 插入在结肠癌中也很常见。

（三）倒位突变

如果位于同一条染色体上方向相反、序列相似的两段 DNA 发生不正常的同源重组，会导致中间的 DNA 序列发生倒位（图 3-1）。这种突变如果发生在基因中，会改变基因的结构甚至使其完全失活。例如，约一半的血友病 A 患者中编码Ⅷ因子的基因内部发生了倒位突变，结果使该基因完全不能表达正常的蛋白产物。

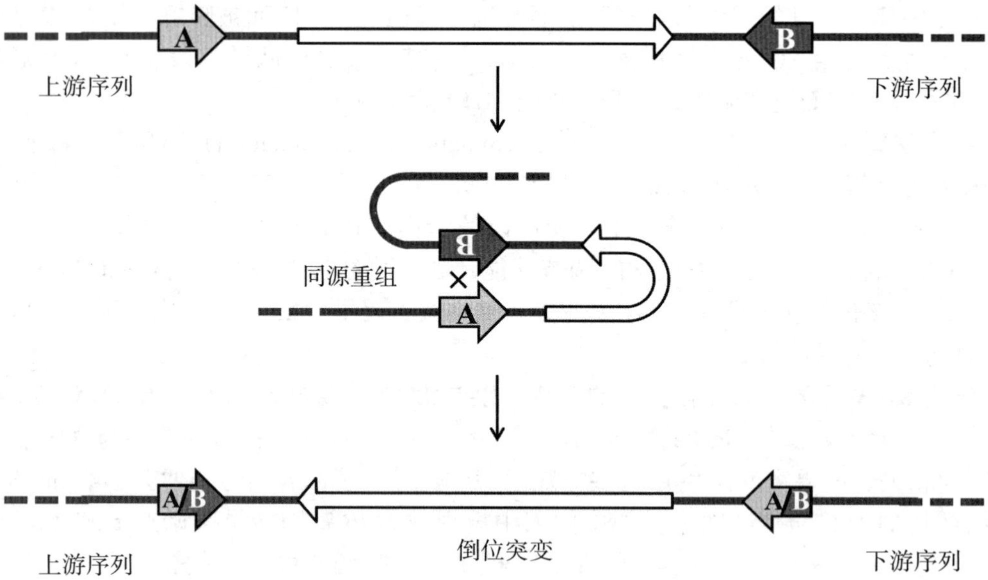

图 3-1　倒位突变的发生机制

（四）动态突变

一些 DNA 突变是简单串联重复序列（特别是三核苷酸重复序列）的扩增导致的。这些简单串联重复序列可位于基因的外显子、内含子或其他非编码区，随着世代传递，重复序列的拷贝数会发生不稳定的改变（扩增），因此称为动态突变（dynamic mutation）。如亨廷顿病是由 *HTT* 基因外显子中 CAG 重复序列的拷贝数增加所致，在正常人群中 CAG 拷贝数为 9 ～ 34 个，而患者的 CAG 拷贝数多为 36 ～ 120，使其编码的亨廷顿蛋白内部出现了超长的多谷氨酰胺序列，严重影响了该蛋白的正常功能。

动态突变是引起一类神经系统遗传性疾病的共同原因。目前已发现近 20 种遗传病和脆性位点与动态突变有关。动态突变的发生机制目前仍不清楚，可能是姐妹染色单体的不等交换或重复序列的断裂错位所致。

三、不同性别生殖细胞突变率的差异

针对人类个体的全基因组测序的研究发现，亲本配子的突变率约为 1.2×10^{-8}/ 代，因此每个人从父母共继承了约 75 个新生突变。然而在两性产生成熟配子的过程中，有丝分裂和减数分裂在数量和时间上都存在显著的差异（图 3-2）。因此，人类精子和卵子的突变率和主要突变类型也不尽相同。

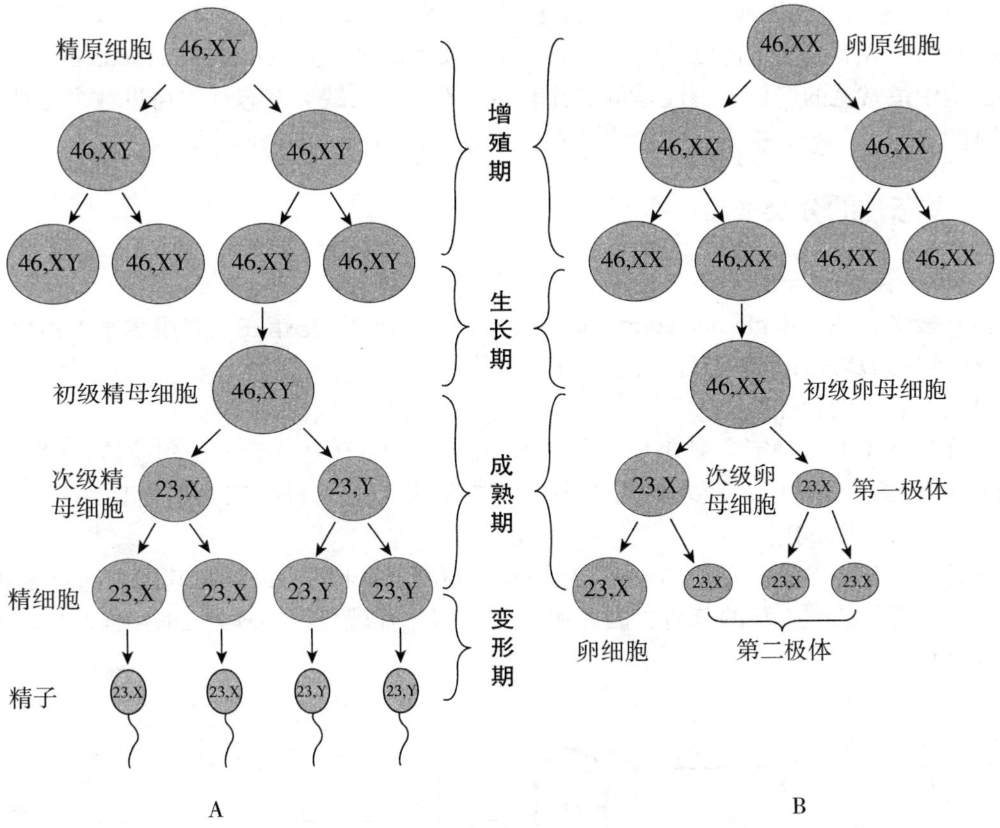

图 3-2　人类精子和卵子的发生过程示意图

A. 精子发生；B. 卵子发生

在人类卵子发生的过程中，每个卵原细胞在胚胎期经历约 22 次有丝分裂形成初级卵母细胞。在女婴出生前后，卵巢中的初级卵母细胞进入减数分裂 I 期并停滞下来，直到女性青春期性成熟后排卵时才完成减数分裂 I 期，受精后才完成整个减数分裂过程。由此可见，一个卵细胞经历的完整的减数分裂期可长达几十年，而中间不进行 DNA 复制，因此携带的基因突变较少。而卵母细胞在减数分裂 I 期停留的时间越长，细胞最终完成减数分裂时出现染色体错误分离的可能性越大，发生染色体突变的概率就越高。这就可以解释 13、18、21 三体等由染色体畸变所导致的染色体病，80% ~ 100% 都是母系来源，且发病率随着母亲受孕年龄的上升而显著提高，而与父亲的年龄关系不大（详见第四章）。

与卵子发生不同，精原细胞的有丝分裂在男性一生中持续进行，精子经历的 DNA 复制循环远多于卵子，因此精子所携带的基因突变（特别是点突变）的数量也多于卵子。据估计

1/10 ~ 1/3 的精子都携带有害的基因突变，而且男性年龄越大，精子发生基因突变的频率越高。如软骨发育不全、Apert 综合征、多发性内分泌瘤Ⅱ型等显性遗传的单基因病，通常是由精子携带的基因突变造成。

第二节 个体基因组间的遗传多样性

在 DNA 序列水平，人类不同个体间是高度相似的（99.9% 相同），但是 DNA 突变不断地将新的遗传变异引入基因库中，增加了人类遗传的多样性。对全人类来说，存在数以百万计的各种遗传变异，称之为遗传多态性，其中频率较高的常见变异体是人类遗传多样性和个体间基因组差异的主要构成部分。遗传多态性可位于基因之间或者基因的非编码区中，影响基因转录、RNA 的稳定性、加工或翻译；也可位于基因的编码区，从而产生不同的蛋白变异体。遗传多态性是研究人类和医学遗传学的重要部分，是实践精准医疗（precision medicine）的基础。人类基因组中最常见的遗传多态性是单核苷酸多态性、插入缺失多态性、拷贝数多态性和倒位多态性（图 3-3）。另外，在正常人群中还存在染色体多态性（见第四章）。

一、多态性的分类

（一）单核苷酸多态性

单核苷酸多态性（single nucleotide polymorphism，SNP）是指在基因组水平上由单个核苷酸的变异引起的 DNA 序列多态性（图 3-3）。

SNP 具有以下的特点：

（1）在遗传上非常稳定，突变率仅为 10^{-8}，在家系中的传递符合孟德尔遗传定律。

（2）数量多，分布广，是人类遗传多态性中最常见的一种。在人类基因组中，平均每 1000 bp 中就有一个 SNP。

（3）适于快速、高通量的筛查。SNP 具有二等位性（bi-allelic），在基因组筛查 SNP 的过程中只需做“有”或“无”的分析，因此用一张基因芯片就可以实现对 DNA 样品中几百万个 SNP 的同时检测。

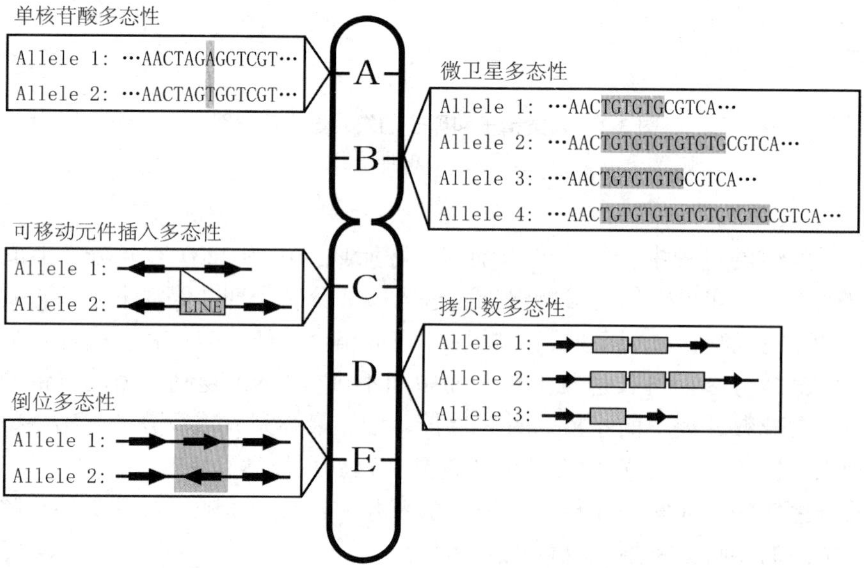

图 3-3 人类基因组中常见的多态性（染色体上的 A、B…I 指不同基因座）

(4) 易于估计等位基因频率，进行疾病与基因的关联研究。

迄今为止，越来越多的医学遗传学研究使用 SNP 分子标记，引领着遗传分析、疾病诊断、基因定位克隆以及精准医疗等多个领域的快速发展。

(二) 插入缺失多态性

第二大类的遗传多态性是由 DNA 片段插入或缺失引起的插入缺失多态性（insertion/deletion polymorphism），其范围一般从 1 bp 至 1 kb 不等，大于 1 kb 的插入缺失多态性亦有报道。每个个体的基因组内几乎都分布着成百上千的插入缺失多态性，目前发现的人类插入缺失多态性数量已超过 100 万个。人类基因组中常见的插入缺失多态性如下：

1. 微卫星多态性 微卫星 DNA 又称为短串联重复序列或简单重复序列（SSR），是最常见的一种串联重复序列。微卫星是以 2 ～ 6 个核苷酸为单位进行串联重复排列所构成，重复可达几十次，如 TGTGTG，CAACAACAA 和 AAATAAATAAAT 等。与 SNP 的二等位性不同，任意不同个体间某一位点的微卫星的串联重复次数都可能不同，因此存在很多等位基因，呈高度多态性。微卫星在基因组中相对稳定，因此作为遗传标记的应用非常广泛，常用于构建遗传图谱、遗传多样性评估、运用连锁分析进行致病基因的定位、疾病诊断、个体识别以及亲子鉴定等。如法医只需对人 DNA 样本中的 13 个微卫星位点进行多态性的分型和比较分析，就能达到个体识别和亲子鉴定的目的。微卫星标记的诸多优点使其在生命科学和医学等领域中发挥着愈来愈重要的作用。

2. 小卫星多态性 与微卫星类似，还有一类插入缺失多态性源自长 10 bp ～ 100 bp 的 DNA 序列的重复排列，重复次数通常为几百～几千个，称为小卫星（minisatellite）或可变数目串联重复（VNTR）。小卫星在人群中也因为重复次数不同而呈现高度多态性。

3. 可移动元件插入多态性 几乎一半的人类基因组都是由重复元件构成，依其序列长短又可分为短分散核元件和长分散核元件。绝大部分的分散核元件是静止的，而一小部分则可通过反转录转座来移动，从而增加人类基因组的多样性。每个可移动元件插入多态性位点都存在两个等位基因，即有或无可移动元件，因此该多态性也具有二等位性。最常见的两个移动元件家族为 *Alu* 家族和 *Kpn I* 家族，各占人类基因组 DNA 总量的 3% ～ 6%。目前在人类基因组中已发现了近 10 000 个可移动元件插入多态性。

(三) 拷贝数多态性

人类是二倍体生物，除了线粒体基因组和男性的性染色体外，其他 DNA 序列的拷贝数都应是 2。但近年的研究发现在人类基因组中，一些大片段基因组序列的拷贝数出现异常，即拷贝数非 2，因此称其为拷贝数变异（copy number variantion，CNV）。CNV 是介于小片段 DNA 变异和染色体水平大片段 DNA 变异之间的一大类变异，其范围可从 1 kb 至数 Mb，涉及 DNA 片段的插入、缺失、重复或复杂多位点的变异。CNV 区域可包含部分、整个或多个基因，也可位于基因间区域。CNV 最早是在健康人群的基因组中发现的，目前认为人类基因组 50% 的区域可有 CNV 的存在。人群中频率＞ 1% 的 CNV 又被称为拷贝数多态性（copy number polymorphism，CNP），而频率＜ 1% 的 CNV 则被称为罕见 CNV。近年研究表明 CNV 也是一些重要疾病（特别是多基因病和与基因剂量相关的疾病）的遗传学基础。

(四) 倒位多态性

还有一类多态性涉及的 DNA 序列在不同个体的基因组中方向不同，称为倒位多态性。倒位的 DNA 序列长度可以从几个 bp 到几个 Mb。大部分倒位序列的两段都各有一段同源序列，提示倒位的发生与同源重组有关。如果倒位发生在非基因区，那么一般不会有功能性后果，可以在群体中达到较高的频率而成为一种多态性。

二、多态性与人类遗传

（一）遗传多态性与表型多样性

虽然人类个体基因组间的差异只有 0.1%，但表型却千差万别。大部分与疾病无关的表型，包括身高、肤色等，其多样性主要是由遗传多态性决定的，另外也有表观遗传差异的贡献。例如，不同人种眼睛虹膜颜色的差异，是由 *OCA2* 和 *HERC2* 等基因中的 SNP 所决定的。

（二）遗传多态性与疾病易感性

与突变体和罕见变异体不同，遗传多态性在人群中的频率较高（> 1%），单个多态性位点往往不会直接导致疾病的发生，但这并不意味着它们与疾病无关。如果多个常见变异体在某个个体中同时发生，而且其作用叠加超过一定的阈值，也可能导致多基因病的发生。根据这一观点，Collins 于 1997 年提出了"常见疾病的易感性是由某些常见变异所引起"假说（Common Disease Common Variant Hypothesis，CDCV Hypothesis）。根据这一假说，寻找多基因病相关的遗传多态性位点成为研究这类疾病的热点。

第三节　群体的遗传多样性

群体（population）是指生活在某一地区的同一物种能够互相交配，并产生具有生育能力后代的一群个体。在一个有性生殖的群体中，能进行生殖的所有个体所携带的全部遗传信息或基因称为基因库（gene pool）。这种具有有性生殖并共享同一基因库的个体群也称为孟德尔式群体（Mendelian population）。群体遗传学（population genetics）是运用数学的原理和方法研究群体的遗传结构及其变化规律的学科。医学群体遗传学则探讨人类致病基因在群体中的分布及变化规律，研究与遗传有关的疾病在人群中的发生、发展和分布规律，也称遗传流行病学。

一、群体的遗传平衡

（一）群体的等位基因频率与基因型频率

群体遗传学研究的最基本问题是群体的等位基因频率和基因型频率的变化。等位基因频率（allele frequency）是指群体中某一等位基因在该基因座上所有等位基因数量中所占的比例，反映了该等位基因在群体中的相对数量。例如，一对等位基因 A 和 a，显性等位基因的频率用 p 来表示，隐性等位基因的频率用 q 来表示，$p+q=1$。

基因型频率（genotype frequency）是指群体中某一基因型个体占群体总个体数的比例，反映了某一基因型个体在群体中的相对数量。例如，一对等位基因 A 和 a 在一个群体中可有 3 种基因型 AA、Aa 和 aa，设 AA 的频率为 D，Aa 的频率为 H，aa 的频率为 R，则 $D + H + R = 1$。各变量有如下的数量关系：

$$p = D + 1/2H$$

$$q = R + 1/2H$$

当群体中各基因型的频率都可以通过群体中表型的调查直接得出时，群体中的各等位基因频率可以用以上公式直接推算出来。如果群体中某些基因型的频率不能通过表型频率直接得出时（如 AA 和 Aa 表型相同时），等位基因频率则需借助 Hardy-Weinberg 定律来计算。

（二）遗传平衡定律

1908 年，英国数学家 Hardy 和德国医生 Weinberg 分别提出，在一定条件下，群体中的等位基因频率和基因型频率在世代传递中保持不变，这一规律被称为遗传平衡定律（law of genetic equilibrium），也称为 Hardy-Weinberg 定律。这一定律成立的条件为：①群体很大；②群体中的个体随机婚配；③没有突变发生；④没有选择；⑤无大规模的个体迁移。一个群体中的等位基因频率和基因型频率如果在世代传递中保持不变，就是一个遗传平衡群体，否则就是一个不平衡的群体。

假设有一个 100 万人口的群体，考虑某一常染色体上的一对等位基因 *A* 和 *a*，*AA* 个体有 60 万人，*Aa* 个体有 20 万人，*aa* 个体也有 20 万人。该群体中基因型 *AA*、*Aa* 和 *aa* 的频率分别为 0.6、0.2 和 0.2，通过基因型频率计算该群体中等位基因 *A* 和 *a* 的等位基因频率：

$$p = D + 1/2\,H = 0.6 + 0.2/2 = 0.7$$

$$q = R + 1/2\,H = 0.2 + 0.2/2 = 0.3$$

该群体中亲代产生的配子类型有 *A* 和 *a* 两种，其频率就是等位基因频率，分别为 *p* 和 *q*。群体中个体间的随机婚配可视为两性配子的随机结合，精卵随机结合后子代的类型及频率见表 3-1。

表3-1　精卵随机结合后子代基因型及基因频率

			精子			
			A	$p = 0.7$	*a*	$q = 0.3$
卵子	*A*	$p = 0.7$	*AA*	$p^2 = 0.49$	*Aa*	$pq = 0.21$
	a	$q = 0.3$	*Aa*	$pq = 0.21$	*aa*	$q^2 = 0.09$

随机婚配的子代中 *AA* 的频率为 0.49，*Aa* 的频率为 0.42，*aa* 的频率为 0.09。由于亲代和子代的基因型频率不一样，所以亲代这个群体是一个遗传不平衡群体。由此可计算出子代基因 *A* 的频率仍是 0.7，基因 *a* 的频率仍是 0.3。所以，在以后随机婚配所生的各代中，基因频率和基因型频率将不再变化，都将维持这种遗传平衡状态。从中我们也可看出，一个不平衡的群体只要经过一代随机婚配就可达到平衡。根据遗传平衡定律，在一个遗传平衡的群体中，p^2、$2pq$ 和 q^2 分别表示基因型 *AA*、*Aa* 和 *aa* 的频率（见表 3-1）：

$$D = p^2；H = 2pq；R = q^2$$

（三）遗传平衡定律的应用

通过运用遗传平衡公式，可以判定一个群体是否为遗传平衡群体。而通过调查各种遗传病的表型频率，依照 Hardy-Weinberg 定律，就能计算出某一遗传病的等位基因频率和基因型频率，尤其是杂合子的基因型频率。

1．遗传平衡群体的判定　一个群体是否是遗传平衡群体，可根据遗传平衡定律或遗传平衡公式进行判断。先求出已知群体的基因频率 *p* 和 *q*，然后根据遗传平衡公式算出平衡状态时基因型频率的理论值，如 p^2 就是平衡状态时 *AA* 频率的理论值，q^2 就是平衡状态时 *aa* 频率的理论值。最后和已知群体的 *AA* 频率及 *aa* 频率比较，相同就是遗传平衡群体。

如果实际值与平衡状态时的理论值不一致，不能一概而论确认该群体为不平衡群体，而要进一步看二者差别的大小。如果差别较大，那就是不平衡群体；如果差别不太大，可能是平衡群体，但需要通过 χ^2 检验才能做出判定。

2．基因频率与基因型频率的计算　现存群体一般都为遗传平衡群体，这是研究群体遗传结构的先决条件。

在一个遗传平衡的群体中，基因型 *AA* 的频率是 p^2、基因型 *Aa* 的频率是 $2pq$、基因型 *aa* 的频率是 q^2，无论基因的显隐关系如何，都可以通过调查得到隐性纯合子（*aa*）的基因型频率，即 q^2，则隐性基因频率 $q=\sqrt{q^2}$，显性基因频率 $p = 1-q$。根据得到的基因频率可以很容易地推出各种基因型的频率。

对遗传病致病基因频率进行计算时，由于致病基因的频率很低，往往会进行粗略计算。

对于常染色体显性遗传病来说，*AA* 和 *Aa* 个体是患者，群体发病率为 p^2+2pq，由于显性

致病基因频率 p 很低，q 接近 1，纯合体患者可以忽略不计，D 或者 p^2 约等于 0，这样

$$H=p^2+2pq \approx 2pq \approx 2p$$

$$p=1/2 \cdot H$$

即显性致病基因 A 的频率 p 等于群体发病率的 1/2。

对于常染色体隐性遗传病来说，群体发病率就是隐性纯合体（aa）的基因型频率，就等于 q^2，所以隐性致病基因 a 的频率

$$q=\sqrt{q^2}$$

由于隐性致病基因频率 q 很低，p 接近 1，群体中携带者 Aa 的频率

$$H=2\text{pq} \approx 2q$$

即群体中携带者 Aa 的频率是隐性致病基因频率 q 的 2 倍。

X 染色体上一对等位基因 X^A 和 X^a 在遗传平衡群体中各基因型及其频率如表 3-2。

表3-2　遗传平衡群体中X连锁基因的基因型及其频率

	X^A（p）	X^a（q）	Y
X^A（p）	X^AX^A（p^2）	X^AX^a（pq）	X^AY（p）
X^a（q）	X^AX^a（pq）	X^aX^a（q^2）	X^aY（q）

由于男性在 X 染色体上是半合子的特殊性，所以男性的表型频率等于男性相应的基因型频率，同时也等于相应的群体基因频率，这样通过调查男性的表型频率，就可直接得出群体基因频率。

二、影响群体遗传平衡的因素

知识拓展：复等位基因的遗传平衡和等位基因频率计算

群体达到遗传平衡的条件是群体很大、随机婚配、无突变、无自然选择和无大规模迁移。人类社会中并不存在这种理想群体，这只是为了便于讨论问题而假设的群体。在理想群体遗传平衡的基础上，再进一步分析和探讨某些因素对遗传平衡的影响以及在这些因素的存在下群体保持遗传平衡的规律。

（一）非随机婚配

1．分群婚配　是指在现代社会的大群体，由于历史、文化或宗教等原因，被分成了若干个在遗传上隔离的小群体。小群体中的成员往往只在群体内进行婚配，因此与大群体中的其他成员鲜有遗传交流。如果在一个子群中有某一变异体的频率比大群体高，那么在这个子群中该变异体出现纯合子的概率将远高于随机婚配的大群体，会造成整个群体的遗传不平衡。因此分群婚配会显著影响常染色体隐性遗传病的发病率，但对常染色体显性遗传病的发病率没有影响。

2．选型婚配　是指根据特定性状来选择配偶的婚配方式。人们一般会偏向选择与自己类似的配偶，如智力、身高、语言、体育天赋等。如果被选择的性状是由遗传因素决定的，选型婚配将逐步提高群体中纯合子的频率，而杂合子越来越少。在临床上，某些疾病的患者会倾向于选择患有相同疾病的配偶，如先天性耳聋、眼盲、身材矮小等。这种婚配所产生的后代携带致病基因的概率或发病率将远高于随机婚配的情况，因此不可能实现遗传平衡。

3．近亲婚配　近亲是指在 3 ~ 4 代以内有共同祖先的个体间的关系，有此关系的个体间婚配就称为近亲婚配（consanguineous marriage，inbreeding）。由于婚配双方是近亲关系，他们有可能从同一祖先那里得到同一等位基因。他们婚后又有可能将此基因同时传给他们的子女，这样就可使祖先的某一等位基因在他们的后代中纯合。如果纯合的是致病基因，那么后代就会

患病。近亲婚配可提高隐性遗传病和多基因病的发病率，常用近婚系数来评价近亲婚配的危害。近婚系数（inbreeding coefficient，F）是指近亲婚配后，其子女从婚配双方得到祖先同一等位基因的概率。

下面以同胞兄妹为例说明一级亲属（包括父母、子女、同胞）近婚系数的计算（图 3-4）。设共同祖先（P_1 和 P_2，同胞兄妹的父母）某一基因座上的等位基因分别为 A_1、A_2、A_3 和 A_4。先分析祖先 A_1 基因的传递和纯合情况。P_1 可以通过两条途径把 A_1 同时传给 S，使 A_1 在 S 纯合。一条途径是 P_1 把 A_1 传给 B_1（概率 =1/2），B_1 得到 A_1 后又把它传给 S（概率 =1/2）；另一条途径是 P_1 把 A_1 传给 B_2（概率 =1/2），B_2 得到 A_1 后又把它传给 S（概率 =1/2）。因此等位基因 A_1 经过两条途径四步传递最后在 S 纯合为 A_1A_1，其概率为 $(1/2)^4$。同理，等位基因 A_2、A_3 和 A_4 也需经过这样的两条途径四步传递最后在 S 纯合为 A_2A_2、A_3A_3 和 A_4A_4，其概率都是 $(1/2)^4$。这样，祖先的任何一个等位基因在 S 纯合（包括 A_1A_1、A_2A_2、A_3A_3 或 A_4A_4）的概率就是 $4 \times (1/2)^4 = 1/4$。因此，同胞兄妹的近婚系数 $F = 4 \times (1/2)^4 = 1/4$。

用同样的方法可以计算出其他一级亲属的近婚系数都是 1/4，而半同胞兄妹（同父异母或同母异父）的近婚系数为 1/8；二级亲属（包括父母的父母、子女的子女、父母的同胞、同胞的子女等）的近婚系数为 1/8；三级亲属（包括曾祖父母、曾孙 / 女、祖父母的同胞、同胞的孙子、堂兄弟姐妹、表兄弟姐妹等）的近婚系数为 1/16。

X 连锁基因近婚系数的计算与常染色体基因有所不同。女性有两条 X 染色体，可以形成纯合子，而男性只有一条 X 染色体，不存在纯合问题，所以 X 连锁基因的近婚系数只计算所生女儿的 F 值。对于 X 连锁基因，女性向子代传递的概率与常染色体基因相同，都是 1/2；而男性传给女儿的概率为 1，传给儿子的概率为 0。

在姨表兄妹婚配中（图 3-5），P_1 把 X_1 传给 B_1 的概率为 1，B_1 传给 C_1 的概率为 1/2，C_1 传给 S 的概率又是 1；P_1 把 X_1 传给 B_2 的概率也是 1，B_2 传给 C_2 和 C_2 传给 S 的概率都是 1/2，所以 X_1 在 S 纯合的概率为 $1^3 \times (1/2)^3 = (1/2)^3$；$P_2$ 的 X_2 和 X_3 向 S 传递的概率有 1 个 1 和 5 个 1/2，所以 X_2 或 X_3 在 S 纯合的概率都是 $1 \times (1/2)^5 = (1/2)^5$。因此，姨表兄妹 X 连锁基因的近婚系数：

$$F = (1/2)^3 + 2 \times (1/2)^5 = 3/16$$

如果是舅表兄妹婚配（图 3-6），P_1 的 X_1 只能通过 B_1 传给 S，不能通过 B_2 传给 S，所以 X_1 不能在 S 纯合；P_2 的 X_2 或 X_3 需两条途径六步传递可在 S 纯合，其中有两步的概率为 1，其余 4 步的概率都是 1/2。所以舅表兄妹 X 连锁基因的近婚系数：

$$F = 0 + 2 \times (1/2)^4 = 1/8$$

姑表兄妹和堂兄妹的 X 染色体分别来源于不同的祖先，他们 X 连锁基因的近婚系数都是 0。因此对于 X 连锁基因，三级亲属的近婚系数不完全一样，危害最大的是姨表兄妹的近亲婚

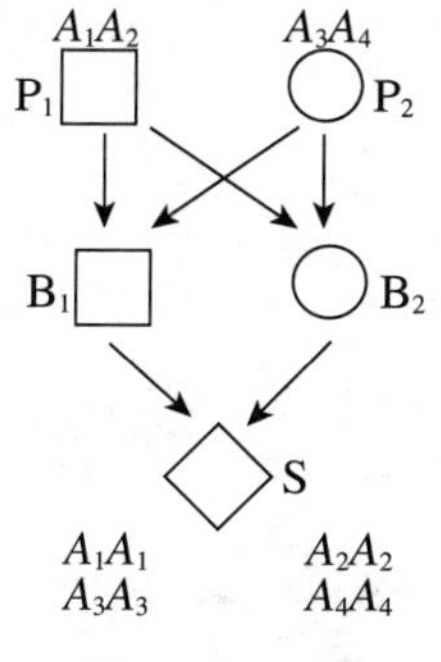

图 3-4 同胞兄妹婚配基因传递

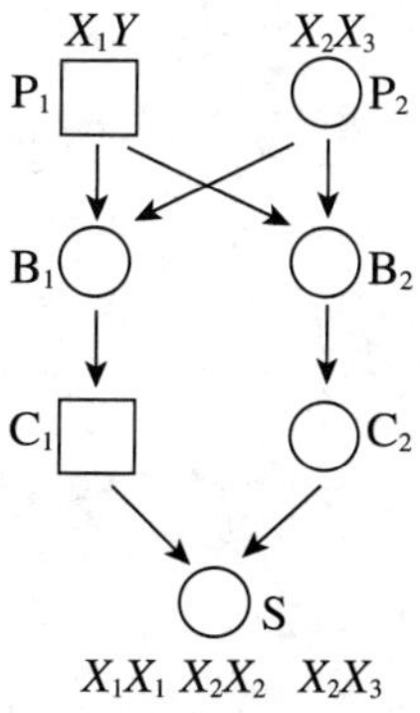

图 3-5 姨表兄妹婚配 X 连锁基因的传递

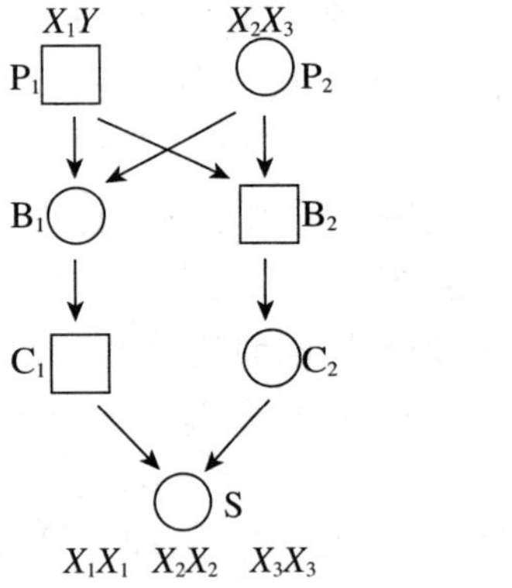

图 3-6 舅表兄妹婚配 X 连锁基因的传递

配，其近婚系数高达 3/16，其次是舅表兄妹（$F = 1/8$），而姑表兄妹和堂兄妹的近婚系数都是 0。

从群体的角度评价近亲婚配的危害时，常常要用到平均近婚系数（average inbreeding coefficient，a）。a 值可按如下公式计算：

$$a=\frac{\Sigma\,(Mi \cdot Fi)}{N}$$

公式中的 Mi 为某种类型的近亲婚配数，Fi 为相应近亲婚配的近婚系数，N 为婚配总数。

平均近婚系数反映了一个群体近亲婚配的情况以及近亲婚配的危害程度。一般认为 a 值达到 0.01 就相当高了。在一些封闭的隔离群体或具有特殊风俗的人群中，a 值往往较高；而在较为发达的国家和开放的社会中，a 值一般较低。我国一些山区和边远少数民族地区的平均近婚系数偏高，这些地区的隐性遗传病和多基因病发病率往往较高，如四川凉山的傈僳族人，是我国近亲婚配比例最高的民族。1980 年的调查数据表明，傈僳族的近亲婚配率高达 13.9%。在此人群中，先天性疾病的发病率超过 14%。

（二）其他影响群体遗传平衡的因素

群体中等位基因频率的改变也会打破群体的遗传平衡。使等位基因频率改变的主要因素有突变、选择、遗传漂变和迁移。

1．突变 普遍存在于自然界，每一个基因都有突变的可能，但突变的速率即突变率（mutation rate）却是很低的，一般只有百万分之几（见表 3-3），用 n $\times 10^{-6}$/（基因·代）表示。其意义是每一代每百万个基因中有 n 个基因发生了突变。毫无疑问，基因突变或突变率的改变都会使群体中等位基因频率和基因型频率发生改变，使群体原有的遗传平衡被打破，但由于突变率很低，这一过程往往很漫长。

表3-3 几种遗传病的基因突变率（10^{-6}/基因·代）

遗传病	致病基因突变率
常染色体显性	
多发性神经纤维瘤	100
软骨发育不全	43
视网膜母细胞瘤	6 ～ 18
家族性结肠息肉	13
亨廷顿病	5
Marfan 综合征	24 ～ 26
常染色体隐性	
白化病	28 ～ 70
苯丙酮尿症	25 ～ 50
小头症	49
X 连锁隐性	
Duchenne 型肌营养不良症	43 ～ 60
血友病	20 ～ 32

基因突变具有多向性和可逆性，等位基因 A 可以突变为 a，a 还可以回复突变为 A。设 A 和 a 的等位基因频率分别为 p 和 q，A 突变为 a 的突变率为 u，a 突变为 A 的突变率为 v，那么每一代都有 pu 的等位基因 A 突变为 a，也有 qv 的 a 突变为 A。如果 $pu > qv$，等位基因 A 的频率将会降低，而 a 的频率将会升高；如果 $pu < qv$，则 A 的频率将会升高，而 a 的频率将会降低；如果 $pu = qv$，则 A 和 a 的频率将保持不变，达到动态平衡。因此在没有选择的情况下，等位基因频率是由等位基因的突变率 u 和 v 的差异所决定，群体的平衡由等位基因的双向突变来维持。对于一些中性突变，突变基因既无害也无益，几乎看不到选择的作用。群体就是以这样的方式维持遗传平衡，这样的平衡类型称为突变间的平衡。

2．选择　同突变一样，选择也普遍存在于自然界。选择（selection）是指由于基因型的差别而导致生存能力和生育能力的差别。选择也是影响群体遗传平衡的重要因素，常用适合度和选择系数来表示选择的作用。

知识拓展：软骨发育不全适合度的计算

（1）适合度与选择系数：适合度（fitness，f）是指一定环境条件下，某种基因型个体能够生存并能将其基因传递给后代的能力。生存能力是基础，而适合度最本质的意义在于某种基因型个体的生殖或生育能力的高低。所以适合度一般用相对生育率（relative fertility）来衡量。一些遗传病患者的适合度见表 3-4。

表3-4　几种遗传病的适合度

遗传病	适合度
视网膜母细胞瘤	0
黑矇性痴呆（Tay-Sachs 病）	0
软骨发育不全侏儒	0.2
血友病 A	0.29
神经纤维瘤	男 0.41　女 0.75
亨廷顿病	男 0.82　女 1.25
镰状细胞贫血（患者）	0
镰状细胞贫血（携带者）	1.26（在疟疾区）

选择的作用也常用选择系数来表示。选择系数（selection coefficient，S）是指在选择的作用下降低了的适合度，即 $S = 1 - f$。如果把适合度看作患者将其基因传给后代的比例，那么 S 就是患者的基因在传代过程中被淘汰的比例。

（2）选择的作用与突变率的计算：选择对群体遗传结构的改变和突变的作用方向正好相反。在自然界中，选择对群体遗传结构改变所起的作用称为选择压力（selection pressure），而突变对群体遗传结构改变所起的作用称为突变压力（mutation pressure）。这两种相反的作用使群体遗传结构在选择与突变之间保持动态的平衡，利用这一点可以计算基因的突变率。

当选择对常染色体显性有害基因 A 不利时，具有有害基因的 AA 和 Aa 的个体都面临选择。假如一种常染色体显性有害基因 A 的频率是 p，选择系数是 S，每一代因选择而减少的基因 A 为 Sp。由于 $p=1/2 \cdot H$，所以每一代因选择可使基因 A 的频率减少 $S \times 1/2 \cdot H$。在一个遗传平衡的群体中，因选择而淘汰的基因 A 将由野生型基因突变来补充，即：

$$v=Sp \text{ 或 } v=1/2 \cdot SH$$

对于常染色体显性遗传病，病情愈严重，选择的作用也就愈显著，因而致病基因的突变率也就愈高。如果一种常染色体显性遗传病的 $S = 1$，致病基因将无法传递给后代，下一代的致病基因频率全靠基因突变来维持。

当选择对常染色体隐性有害基因 a 不利时，其选择的作用是比较微小的、缓慢的。因为对于频率较高的携带者（Aa），选择对他们不起作用，只有患者（aa）才面临着选择，所以通过选择每一代有 Sq^2 的等位基因 a 被淘汰（S 为选择系数，q 为等位基因 a 的频率）。致病基因的频率越低，基因频率改变得越缓慢。但是，如果没有其他因素的干预，通过若干世代的选择，致病基因最终会从群体中消失。然而在一个遗传平衡的群体中，被淘汰的基因将由新的突变基因来补充，所以：

$$u = Sq^2$$

当选择对 X 连锁隐性有害基因不利时，其选择作用在女性中和常染色体隐性基因相同，在男性中和常染色体显性基因相同。由于致病基因的频率往往很低，所以女性患者（X^aX^a）的频率更低，可忽略不计。这样选择主要对男性起作用，而对女性不起作用。男性只有一条 X 染色体，而女性有两条 X 染色体，男性群体所拥有的无论是 X 染色体还是 X 染色体上的基因都占整个群体的 1/3，所以对于整个群体而言，由于选择的存在每一代有 $\frac{1}{3}Sq$ 的 X 连锁隐性有害基因被淘汰。在遗传平衡群体中，被淘汰的基因将由新生突变基因来补充，所以：

$$u = \frac{1}{3}Sq$$

当选择对 X 连锁显性有害基因不利时，其选择的作用比较有效，因为具有有害基因的 X^AX^A、X^AX^a 和 X^AY 个体都面临选择。通过选择，每一代淘汰 Sp 的等位基因 X^A。在一个遗传平衡的群体中，被淘汰的有害基因将由突变基因来补充，所以：

$$v = Sp$$

（3）选择与平衡多态：由于遗传变异的存在，群体中就有两种或两种以上的基因型和相应的表型。然而，异常表型常为正常（或野生的）等位基因经突变而产生，其频率很低。而且由于选择的作用，这种异常表型的存在可能是暂时的。但是一个群体中的两种或多种等位基因中，频率最低的等位基因的频率也不能用突变来说明，且远高于突变率，并可以维持多代不变，称之为平衡多态。

例如，在赤道非洲镰状细胞贫血的发病率高达 4%，因此 *HBS*（致病基因）和 *HBA*（正常基因）的基因频率分别为 0.2 和 0.8。镰状细胞贫血患者一般都在成年前死亡，不会将 *HBS* 基因传给后代，那么 *HBS* 基因的频率就应该逐代缓慢地下降。但是，在这样的群体中，*HBS* 基因的频率能稳定地保持在 0.2 而不降低，是因为杂合的携带者（*HBAHBS*）频率高达 32%，他们对恶性疟原虫感染有较强的抵抗力。而杂合子的血红蛋白结构特点决定其具有抗疟性，因而其适合度高于正常人（*HBAHBA*）。这样，就可以通过杂合子的选择优势来弥补患者的选择劣势，保持群体的遗传平衡。这样的平衡类型为选择间的平衡。

（4）选择压力的变化对遗传平衡的影响：群体的遗传平衡受选择和突变之间平衡的制约，如果选择压力发生变化必然要影响群体的遗传结构。选择压力的变化表现在选择压力的增强和放松。

选择压力增强可使致病基因的频率降低。选择系数越高，选择压力也就越大，致病基因的频率下降得也就越快。对于常染色体显性遗传病，如果选择压力的增强，使患者的适合度为 0，$S = 1$，则群体中致病基因的频率在一代选择后即可降为 0。下一代中的致病基因靠新生基因突变来维持。由于患者的致病基因不能传给后代，因此致病基因的频率迅速降低。对于常染色体隐性遗传病，如果选择压力增强，使患者的适合度为 0，$S = 1$，群体中致病基因的频率也可降低，但速度相当缓慢。这是由于群体中的致病基因只存在于杂合子中，可持续向后代传递，频率逐代降低。

随着医学的发展和医疗诊治技术的进步，遗传病患者可延长生命并生育后代。这就相当于提高了患者的适合度，放松了选择压力。对常染色体显性遗传病，如果是致死的，其发病率完全由突变来维持。若患者治愈后和正常人一样生育后代，经过一代后发病率就增加 1 倍，致病基因的频率每代都按突变率的数值增加。对常染色体隐性遗传病，如果是致死的，即使完全放松选择压力，发病率的上升也很缓慢。

3．遗传漂变　在足够大的群体中，即使有突变和选择的存在，群体也可以保持遗传平衡。但在一个小群体中，由于所生育的子女较少，随机事件可能会使等位基因频率产生相当大的波动，即随机遗传漂变（random genetic drift），简称遗传漂变。遗传漂变是小群体影响群体遗传平衡的结果。

以一种极端情况为例，一个遗传平衡的群体中有一对等位基因 *A*、*a*，频率各为 0.5，群体中基因型有 *AA*、*Aa* 和 *aa* 三种可能性，其频率分别为 1/4、1/2 和 1/4。假设从这个群体中随机抽出一名男性和一名女性到某一岛屿上去，他们婚配的类型及其概率见表 3-5。

表3-5　随机抽选男女的婚配类型及其概率

	AA（1/4）	*Aa*（2/4）	*aa*（1/4）
AA（1/4）	*AA*×*AA*（1/4×1/4）	*AA*×*Aa*（1/4×2/4）	*AA*×*aa*（1/4×1/4）
Aa（2/4）	*AA*×*Aa*（1/4×2/4）	*Aa*×*Aa*（2/4×2/4）	*Aa*×*aa*（2/4×1/4）
aa（1/4）	*AA*×*aa*（1/4×1/4）	*Aa*×*aa*（2/4×1/4）	*aa*×*aa*（1/4×1/4）

他们婚配的各种类型组合和组合概率及后代基因频率见表 3-6。

表3-6　小岛上随机婚配类型和概率及后代基因频率

婚配类型	组合数	概率	后代的等位基因频率	
			A	*a*
AA×*AA*	1	1/4×1/4=1/16	1	0
AA×*Aa*	2	2×1/4×2/4=1/4	0.75	0.25
AA×*aa*	2	2×1/4×1/4=1/8	0.50	0.50
Aa×*Aa*	1	2/4×2/4=1/4	0.50	0.50
Aa×*aa*	2	2×2/4×1/4=1/4	0.25	0.75
aa×*aa*	1	1/4×1/4=1/16	0	1

这对随机抽选夫妇的基因型将决定他们后代的基因频率。由于个体较少，将很难维持等位基因 *A* 和 *a* 的频率各为 0.5 的平衡状态。

遗传漂变是独立于突变和选择的随机效应，对小群体中的等位基因频率的影响要大于大群体中的等位基因频率的影响。例如，当一个小群体中发生新的突变时，其频率在该群体中该基因的所有拷贝中只有一个拷贝。群体越小，对等位基因频率的影响越大，甚至可能使某一等位基因固定而另一等位基因消失；群体越大，对等位基因频率的影响也就越小，越能接近平衡状态。

有一种特殊形式的遗传漂变被称为建立者效应（founder effect）。当一个很小的群体从一个大群体中分离出来后，因为随机的因素一些等位基因的频率可能会与大群体不同。如果小群体中的某个建立者正好携带了一个罕见变异体，那么该变异体在小群体中的频率将远高于原来的大群体，甚至可能成为小群体中的常见变异体。

4．迁移　某一群体的一部分个体因某种原因迁入与其基因频率不同的另一群体中，并杂交定居，称为迁移（migration）。迁移的结果改变了迁入群体的基因频率，这种影响称为迁移压力（migration pressure）。迁移压力的增强可使某些等位基因从一个群体有效地扩散到另一个

Summary

群体中，因此迁移也称为基因流（gene flow）。大规模的迁移会形成巨大的迁移压力，从而引起群体遗传结构的改变。

例如，在欧洲和西亚白人中，PTC 味盲（*tt*）的频率高达 36%，味盲基因（*t*）的频率为 0.60。我国汉族人群中，PTC 味盲的频率为 9%，味盲基因（*t*）的频率为 0.30。而我国宁夏一带的回族人群中，PTC 味盲的频率为 20%，味盲基因的频率为 0.45。这可能是由于欧洲和西亚白种人在唐代沿丝绸之路到长安进行贸易活动，以后又在宁夏一带定居并和汉族通婚后形成的基因流所致。

思考题

1．SNP 和微卫星多态性，哪一个更适用于致病基因的定位克隆？哪一个更适用于亲子鉴定？为什么？

2．高龄父母在其后代的基因组中贡献的突变类型主要是哪一种？

3．在一个群体中三种基因型的频率分别是 *AA* 0.7，*Aa* 0.2，*aa* 0.1。请问该群体是否是遗传平衡群体？

4．Rh 血型主要是由 1 号染色体（1p36.11）上编码 D 抗原的一对等位基因所决定。*DD* 和 *Dd* 均是 Rh 阳性血型，*dd* 是 Rh 阴性血型。Rh 阴性血型的频率在不同种族中有差别：在白种人群中约占 15%，美国黑人中约占 5%。中国汉族人群中约占 0.5%。计算等位基因 *D* 和 *d* 在各种族中的频率。

（叶海虹）

第4章 人类染色体与染色体病

染色体（chromosome）一词是 Waldeyer 于 1888 年提出的，染色体是遗传物质的载体。人类的 24 种染色体（22 种常染色体，2 种性染色体）上共载有 20 000 ~ 25 000 个基因，每条染色体平均携带有 1000 个以上的基因。如果染色体发生数目或结构的异常，哪怕是微小的畸变，都会导致大量基因的增加或丢失，造成许多基因表达和代谢的紊乱而引发疾病。至今为止，人类染色体变异数据库已收录各种染色体异常近 20 000 种，被正式命名的染色体异常综合征有 100 多种。

第一节　人类正常染色体

一、中期染色体的形态结构

在光学显微镜下观察不同细胞周期的染色体，其形态结构处于动态变化的状态。细胞分裂中期的染色体形态结构是最典型的，故常用中期染色体进行染色体研究及临床染色体病的诊断。

每一个中期染色体均由两条染色单体构成，互称为姐妹染色单体（sister chromatid），每一条染色单体由一个 DNA 分子螺旋而成。两条染色单体通过一个着丝粒（centromere）彼此相连，此处相对解旋、浅染并内缢，称主缢痕（primary constriction）（图 4-1A）。着丝粒区有一特殊结构为纺锤丝附着位点，在细胞分裂时与染色体移动有关。若着丝粒缺失，则在细胞分裂时，染色体不能和纺锤丝相连，导致染色体分裂后期延滞而丢失。着丝粒将染色体划分为短臂（p）和长臂（q）两部分，两臂末端各有一个由高度重复的 DNA 序列组成的特化结构，称为端粒（telomere），它可以保护染色体末端不被降解，防止染色体间的非正常连接，其长度的缩短还与细胞衰老有关。每一条染色体需有一个着丝粒和两个端粒才保证其稳定性和完整性。在某些染色体长、短臂上还可见到浅染内缢的区段，称副缢痕（secondary constriction）。人类近端着丝粒染色体短臂的远侧有一以细丝样结构相连的染色体区段称为随体（satellite，s），随体与短臂间的细丝样结构称为随体柄（satellite stalk，stk），实际上也属于副缢痕区，此处是 rRNA 基因存在的部位，其表达产物与构成核仁及维持核仁结构和形态相关，又称为核仁组织者区（nucleolar organizing region，NOR）。在群体中，存在着副缢痕的长短、随体大小和数目的多态性，且按孟德尔方式遗传。

染色体上着丝粒的位置是恒定的。将染色体纵向分为八等份，根据着丝粒的位置，可以将人类染色体分为三类：①中央着丝粒染色体，着丝粒位于或靠近染色体中央（1/2 ~ 5/8），染色体长、短臂长度相近；②亚中央着丝粒染色体，着丝粒略偏向一端（5/8 ~ 7/8），将染色体分为长短明显不同的两个臂；③近端着丝粒染色体，着丝粒靠近一端（7/8 ~ 末端）（图 4-1B）。

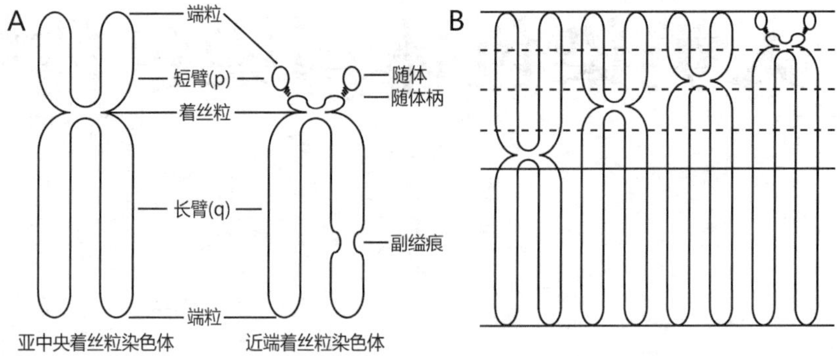

图 4-1 染色体的形态结构

二、非显带染色体

（一）Denver 体制

虽然染色体一词在 1888 年即被提出，但由于染色体研究技术和方法的限制，直到 1956 年，Tjio 和 Leven 才最终确定了人类体细胞中染色体的数目为 46 条。1959 年，在 Lejeune 首次发现唐氏综合征是由于患者比正常人多了一条 21 号染色体后，世界各地才逐渐将人类染色体的研究应用于临床，此后染色体研究技术不断改进，发现与报道的染色体病种也不断增多。为了便于描述病例中染色体的异常，1960 年在丹佛（Denver）召开了第一届国际人类遗传学大会，提出了“关于人类有丝分裂中染色体命名标准系统的提议”，即 Denver 体制，随后在伦敦（1963）、芝加哥（1966）等会议上又经过补充和修订。Denver 体制是 1960 年以后所有有关人类染色体命名、识别和分析的依据基础，被称为自 1960 年以来人类细胞遗传学的奠基石。

（二）非显带染色体核型及识别

根据 Denver 体制，人类体细胞中的 46 条染色体分为 23 对，其中 22 对为男女所共有，称常染色体（autosome）；另外一对与性别有关，称性染色体（sex chromosome）。根据染色体大小递减的顺序和着丝粒的相对位置，Denver 体制将人类体细胞中的 46 条染色体分为 7 个染色体组，依次用字母 A 至 G 标明。常染色体依照长度递减的顺序用数字 1 ～ 22 编号（唯一的例外是 21 号染色体比 22 号染色体短），性染色体用 X 和 Y 表示（表 4-1）。

一个体细胞的全部染色体所构成的图像称核型（karyotype）。将待测细胞的全部染色体按照 Denver 体制经配对、排列，进行识别和判定的分析过程，称为核型分析（karyotype analysis）。Denver 体制对核型的描述中，首先要记录核型中全部染色体的数目（包括性染色体），接着是一个逗号（,），随后是性染色体的组成：

正常男性核型：46,XY

正常女性核型：46,XX

表 4-1 人类染色体分组与形态特征

组别	染色体编号	大小	着丝粒位置	副缢痕	随体
A	1 ～ 3	最大	中央着丝粒	1 号常见	无
B	4 ～ 5	次大	亚中央着丝粒		无
C	6 ～ 12，X	中等	亚中央着丝粒	9 号常见	无
D	13 ～ 15	中等	近端着丝粒		有

续表

组别	染色体编号	大小	着丝粒位置	副缢痕	随体
E	16 ~ 18	小	中央着丝粒（16 号） 亚中央着丝粒（17、18 号）	16 号常见	无
F	19 ~ 20	次小	中央着丝粒		无
G	21 ~ 22，Y	最小	近端着丝粒		21、22 号有 Y 无

三、显带染色体

（一）染色体显带技术

1．Q 带　1968 年，瑞典细胞化学家 Caspersson 用荧光染料芥子喹吖因（quinacrine mustard，QM）处理染色体标本后，在荧光显微镜下发现每条染色体沿其长轴都显示出宽窄和明暗不同的横纹——带（Q 带），首创了染色体 Q 显带技术；1972 年，Caspersson 等发布了第一张人类中期染色体显带照片。人类的 24 种染色体在 Q 带中所显示的带纹都各具特点（带型），每条染色体都可被准确识别和鉴定，甚至微小的染色体结构异常也可被检出。

2．G 带　将染色体标本先经胰蛋白酶、NaOH、柠檬酸盐或尿素等试剂处理，再用 Giemsa 染料染色所显示出的深、浅交替的带，称为 G 带。染色体 G 带可显示出与 Q 带几乎一样的带型模式，其中 G 带中的深带相当于 Q 带的亮带，浅带则相当于 Q 带的暗带。G 显带技术操作简单、带纹清晰、重复性好，标本可长期保存，是目前使用最广泛的一种显带技术（图 4-2）。

3．R 带　染色体标本经热磷酸缓冲液处理，再用 Giemsa 染色后所显示的深、浅交替的带，因其带型恰好与 G 带（或 Q 带）相反，故又称反带（reverse band）。经 G 带（或 Q 带）显带的染色体，其两臂末端均为浅带（或暗带），如发生末端缺失、重排等结构异常则难以发现；而 R 带的染色体末端则为深带（或亮带），如果该部位出现异常则易于识别，所以 R 带主要用于染色体末端缺失和结构重排的研究。

4．特异性显带　另外还有一些能显示特殊染色体结构且仅限于特定带的显带方法：① C 带，可显示染色体的结构性异染色质部分，如人类 1、9、16 号染色体近着丝粒处的副缢痕，以及 Y 染色体长臂的结构性异染色质区，常用于进行染色体多态性的亲源分析、额外或异常染色体来源的研究；② N 带，可使人类体细胞中 5 对近端着丝粒染色体有转录活性的 NOR 出现深染，可用于研究 rRNA 活性及其动态变化，也可观察近端着丝粒染色体的随体是否发生联合，随体联合是造成染色体不分离的原因之一；③ T 带，使一些染色体末端区段特异性深染，可专一显示染色体端粒，应用于识别染色体末端微小畸变。

Q、G、R 显带可以恒定地产生沿整条染色体分布的带，显示人类 24 种染色体的特异性带型，表明带型的客观存在性和真实性，为识别染色体结构畸变提供了分析基础。而 C、N、T 显带方法的出现，更极大地推动了染色体病的细胞学诊断水平。

（二）染色体显带核型的命名

显带技术的应用使每条人类染色体都能得到准确的确认，这就要求对显带染色体有一个统一识别、描述的标准。为便于相互交流，1971 年的巴黎会议及以后的三次标准委员会会议讨论了命名单个染色体、染色体的区和带等改进人类染色体命名的新方法，并于 1977 年斯德哥尔摩会议上整理成文，被命名为“人类细胞遗传学命名的国际体制（An International System for Human Cytogenetic Nomenclature）”，简写为 ISCN（1978）。随着细胞遗传学技术的发展，该命名体制后来经过多次（1981、1985、1991、1995、2005、2009、2013 和 2016 年）修订。

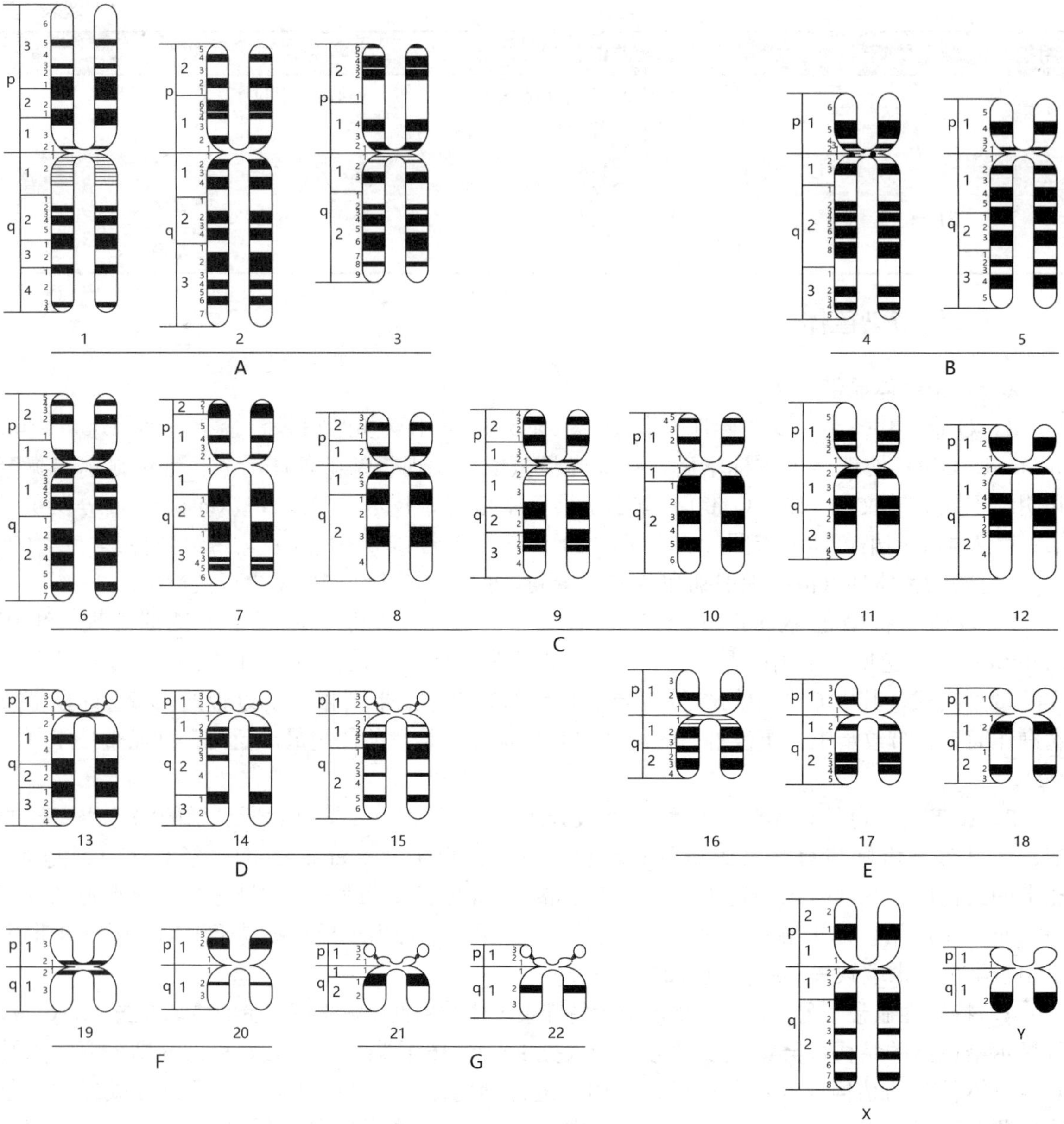

图 4-2　正常男性 G 显带核型模式图

1. 显带染色体界标、区和带的定义　界标（landmark）是指染色体上稳定存在并具有显著形态学特征的结构区域，它包括染色体两臂的末端、着丝粒和某些特殊的带，是识别显带染色体的重要指标。

区（region）是指一条染色体相邻的两个界标间的区域。

带（band）：完整的人类染色体都是由一系列连续的带组成，中间没有不显带的区域。带是染色体中的一个区域，每一条带根据其染色的深浅（亮暗），可以清晰地与邻近的带相区别。

2. 显带染色体区、带的命名　ISCN 规定每条染色体从着丝粒开始沿着臂向远端连续地标记区和带。染色体的短臂和长臂分别用 p 和 q 来表示，着丝粒本身定义为 10，其中面向短臂的部分称为 p10，面向长臂的部分称为 q10。每条臂上与着丝粒相连的区定义为 1 区，由近向远依次定义为 2 区、3 区等。每个区中带的定义也依此原则，即在该区中距着丝粒最近的带定义为 1 带，依次为 2 带、3 带等。作为界标的带属于该界标远端的区，并且被定义为该区的 1 带（图 4-3）。

在描述一个特定的带时，需要下列四项内容：①染色体号；②臂的符号；③区号；④该带在所属区的带号。这些内容需要连续列出，中间没有空格和间断。例如，图 4-3 箭头所示为 1 号染色体短臂 3 区 4 带，书写为 1p34。

应用染色体显带技术可以识别出多种染色体微细结构异常，如染色体的断裂、易位、倒位等。为此 ISCN 提出了一种依据染色体定位的带来描述染色体结构重排和变异的方法，并确立了描述显带染色体和染色体畸变的符号和简写术语体系（表 4-2），以便统一格式。

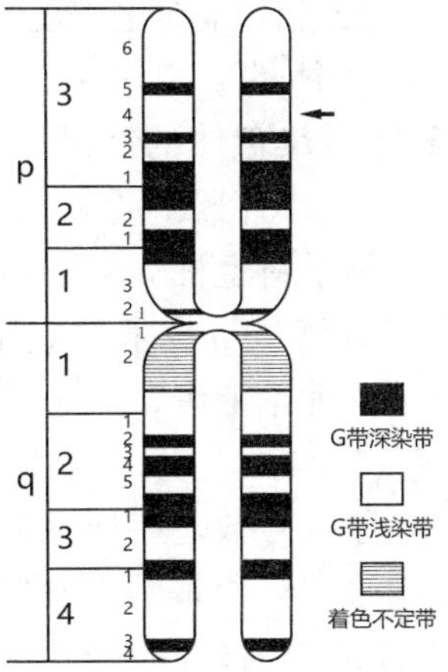

图 4-3　1 号染色体界标、区、带示意图

表4-2　核型分析中常用的符号和术语

符号、术语	说　明	符号、术语	说　明
+ / −	获得 / 丢失	fra	脆性位点
→	从…到…	h	异染色质（结构性的）
:	断裂	i	等臂染色体
::	断裂后重接	ins	插入
,	区分染色体数目、性染色体和染色体畸变	inv	倒位
;	用于染色体结构重排中分开各相关染色体和断裂点	mar	标记染色体
/	用于分开嵌合体各克隆细胞系	mat	母系来源
_	下划线，用于区分同源染色体	mos	嵌合体
( )	括号内为结构重排染色体和断裂点	p	染色体短臂
[ ]	描述细胞数目	pat	父系来源
ace	无着丝粒片段	Ph	费城染色体
c	组成性异常	q	染色体长臂
cen	着丝粒	rcp	相互易位
chi	异源嵌合体	rob	罗伯逊易位
del	缺失	s	随体
der	衍生染色体	stk	随体柄
dic	双着丝粒染色体	t	易位
fem	女性	ter	末端（染色体末端）或端粒

3．染色体高分辨显带及亚带的命名　应用普通 G 显带分析的是细胞分裂中期染色体，在单倍体（22 条常染色体和 X、Y 染色体）上所显示的带的数目仅有 320 条左右。1975 年，Yunis 等建立高分辨显带（high resolution banding）技术，利用前中期和晚前期染色体进行显带处理，使人类染色体显现出 400、550、700、850 条甚至更多的带（图 4-4）。这些带纹都是

由于细长的染色体螺旋化程度相对较低，在中期染色体带纹中融合的带纹被显现出来，极大地提高了染色体的研究水平。例如，唐氏综合征的病因最早是由 Lejeune（1959 年）确定为多了一条 21 号染色体的结果，应用高分辨显带技术则进一步确定唐氏综合征的主要症状只与 21q22.3 这一微小片段的重复相关。这种应用高分辨显带技术研究染色体微细结构及结构改变后遗传效应的学科也称为微细胞遗传学。

由于高分辨显带技术的应用，中期染色体的一条带通常在高分辨染色体中可被分出若干带——亚带。理论上讲，一条带可分割为任意数目的新带，但通常一条带只分割为三条亚带。

ISCN（1981）规定，在 ISCN（1978）中已命名的任何一条带所分出的亚带保持原有的区和带号，在原带号数之后加一个小圆点，并写出每一亚带的号数，其编号原则仍按从着丝粒向臂端序贯编号，如原来的 Xq21 带被分为 3 个亚带，亚带被命名为 Xq21.1、Xq21.2 和 Xq21.3，其中 Xq21.1 靠近着丝粒，Xq21.3 远离着丝粒；如果亚带再予以分割，则只附加数字，中间不插入标点，如 Xq21.3 可进一步分割为 Xq21.31、Xq21.32 和 Xq21.33 等（图 4-4）。

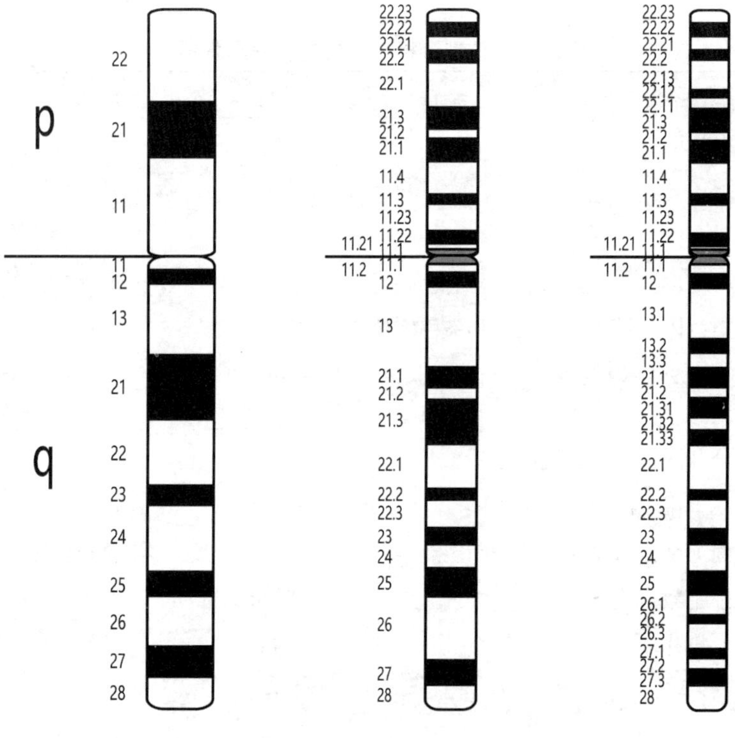

图 4-4　人类 X 染色体 320、550、850 条带模式图

四、性染色质

性染色质（sex chromatin）是性染色体（X 和 Y 染色体）的异染色质在间期细胞核中显示出来的一种特殊结构，包括 X 染色质和 Y 染色质。

（一）X 染色质

1949 年，Barr 等在雌猫神经细胞间期核中发现了一种浓缩小体，直径约为 1μm，但雄猫神经细胞核中却没有这种结构。进一步的研究发现，其他雌性哺乳动物细胞间期核中也同样具有这种显示性别差异的结构，所以将这种结构称为 X 染色质（X chromatin）或 X 小体，又称 Barr 小体（图 4-5）。

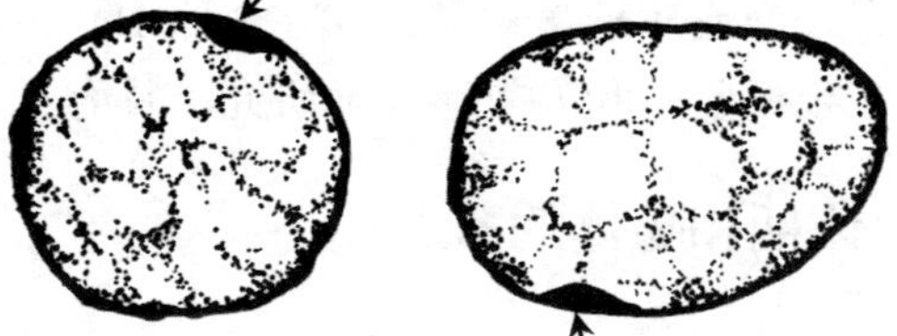

知识拓展：玳瑁猫和 Lyon 假说

图 4-5　X 染色质

1961 年，Lyon 根据对猫和小鼠 X 连锁的毛色基因的遗传学观察，提出了 X 染色体失活的假说，即 Lyon 假说（Lyon hypothesis），来说明 X 染色质形成的机制。Lyon 假说的要点如下：

（1）雌性哺乳动物间期体细胞核内仅有一条 X 染色体有遗传活性，其他的 X 染色体高度螺旋化形成异固缩状态的 X 染色质，在遗传上失去活性。

（2）失活发生在胚胎发育的早期（人胚第 16 天），在此之前体细胞中所有的 X 染色体都具有活性。

（3）X 染色体的失活是随机的。异固缩的 X 染色体可以来自父亲也可以来自母亲。但是，一旦某一特定的细胞内的一条 X 染色体失活，那么由此细胞而增殖的所有子代细胞则总是保持同样的失活特点，即原来是父源的 X 染色体失活，则其子细胞中失活的 X 染色体也是父源的。因此，失活是随机的，也是恒定的。

由于正常女性体细胞中的 1 条 X 染色体发生异固缩而失去了转录活性，这样就保证了男、女性个体 X 染色体上的基因产物在数量上基本一致，称为 X 染色体的剂量补偿（dosage compensation）。需要指出的是，失活 X 染色体上的基因并非都失去了活性，有一部分基因仍保持一定活性。有关数据表明，人类 X 染色体上至少 15% 的基因可能逃避完全失活。因此 X 染色体数目异常的个体在表型上有别于正常个体，如 47,XXY 的个体表现为 Klinefelter 综合征；而 47,XXX 的个体则表现为超雌综合征，而且 X 染色体数目越多，表型的异常越严重。

（二）Y 染色质

Y 染色质（Y chromatin）是正常男性的间期细胞用荧光染料染色后，在细胞核内出现的直径约为 0.3 μm 的强荧光小体，又称 Y 小体。研究发现 Y 染色质实质上是 Y 染色体长臂远端部分的异染色质形成，所以 Y 染色质是男性细胞中特有的。女性细胞中不存在 Y 染色体，因而无 Y 染色质。

间期细胞核内 X 染色质数目比 X 染色体数目少 1，即 X 染色质数 = X 染色体数 − 1，而 Y 染色质数目与 Y 染色体数目相同。例如，核型为 47,XXY 的个体，其 X 染色质与 Y 染色质的数目均为 1；核型为 47,XYY 的个体，其 X 染色质数目为 0，Y 染色质数目为 2。

第二节　染色体多态性

染色体多态性（chromosome polymorphism）又称染色体正常变异，是指在正常人群中存在的一些恒定的染色体微小变异，包括染色体片段的大小或染色体带纹的差异等。这些差异通常不产生遗传效应，不引起机体明显的病理性状，但其发生频率却较高，故被认为是一种多态性。但通过近十几年的研究，越来越多的学者认为染色体多态性具有引起生殖异常等遗传学效应。

染色体多态性常常有如下特征：①集中在某些染色体的特定部位，主要是含有高度重复

DNA 的异染色质区、随体柄和随体，通常仅涉及一对同源染色体中的一个；②不同于染色体畸变，一般不具有明显的临床表型或病理学意义；③在个体中是恒定的，按孟德尔遗传方式遗传，在遗传分析、基因定位、亲权鉴定和人类遗传学研究上具有重要的价值。

一、异染色质区、随体柄和随体的多态性

1．长度的多态性 长度的多态性通常在染色体异染色质区（h），随体（s）或随体柄（stk），相应的符号 h、s、stk 之后加上“+”或“－”号来描述（表 4-3），也以此和由于其他结构异常导致的染色体臂的长度变化加以区分。

表4-3 异染色质区、随体柄和随体长度的多态性

多态描述	说 明
1qh－	1 号染色体长臂异染色质区长度减少
16qh+	16 号染色体长臂异染色质区长度增加
21ps+	21 号染色体短臂随体长度增加
22pstk+	22 号染色体短臂随体柄长度增加
Yqh+	Y 染色体长臂异染色质区长度增加
13cenh+ps+	同一条 13 号染色体着丝粒异染色质区和随体长度都增加
13cenh+，22ps+	13 号染色体着丝粒异染色质区长度增加，22 号染色体随体长度增加
15cenh+mat，15ps+pat	母系遗传的 15 号染色体着丝粒异染色质区长度增加，父系遗传的 15 号染色体随体长度增加

在染色体标本制作和图像采集过程中，可能会出现人为引起的某个染色体长度的改变，因此进行核型分析时，应注意加以鉴别。

2．数目和位置的多态性 上述对染色体异染色质区（h），随体（s）或随体柄（stk）的命名符号，也可以用于描述异染色质区、随体和随体柄数目和位置的变异（表 4-4）。

表4-4 异染色质区、随体柄和随体数目和位置的多态性

多态描述	说 明
21pss	21 号染色体短臂出现双随体
14pstkstk	14 号染色体短臂出现双随体柄
1q41h	1 号染色体短臂 4 区 1 带出现异染色质
9ph	9 号染色体短臂出现异染色质
9phqh	9 号染色体长臂和短臂出现异染色质
Yqs	Y 染色体长臂出现随体

另外，某些染色体的倒位比较常见，在普通人群中的发生率可达 1%，也被认为是一种正常的多态现象，如：

inv(9)(p12q13)　　9 号染色体的臂间倒位

inv(2)(p11.2q13)　　2 号染色体的臂间倒位

二、脆性位点

脆性位点（fragile site）是指在染色体上可遗传的裂隙或不易着色的区域，在此区域经诱

导可能产生染色体断裂。某些脆性位点可以以正常变异的形式存在而不引起异常的临床表型，这些脆性位点和染色体上特定的带相关，以孟德尔共显性方式遗传（表 4-5）。

表4-5　脆性位点

多态描述	说　明
fra(10)(q25.2)	脆性位点位于 10 号染色体 q25.2
fra(10)(q22.1),fra(10)(q25.2)	两个脆性位点位于同一条 10 号染色体上
fra(10)(q22.1),fra(<u>10</u>)(q25.2)	两个脆性位点各自位于 10 号染色体的两条同源染色体上
fra(10)(q25.2),fra(16)(q22.1)	两个脆性位点分别位于 10、16 号染色体上

第三节　染色体畸变

染色体畸变（chromosome aberration）是指染色体发生数目和结构上的异常改变。由于染色体畸变往往导致多个基因的增减或位置变化，扰乱了遗传物质和基因间相互作用的平衡，使细胞的遗传功能受到影响而造成机体不同程度的损害，因此成为染色体病形成的基础。染色体畸变可以发生在身体内任何细胞、个体发育的任何阶段和细胞周期的任何时期，相应地引起不同的后果。生殖细胞和受精卵的染色体畸变可导致流产、死胎或染色体病；而体细胞中发生的某些染色体畸变与肿瘤的发生相关。

一、染色体畸变的原因

造成染色体畸变的原因是多方面的，通常可由电离辐射、诱变剂等理化因素和病毒等生物因子诱发产生。染色体无明显的诱因自行发生的畸变称为自发畸变（spontaneous aberration）；利用各种不同诱变因素，人为引起的畸变称为诱发畸变（induced aberration）。导致染色体发生畸变的原因可能有：

1．物理因素　包括辐射、高热等因素。人类染色体对辐射非常敏感，各种辐射是造成染色体畸变的重要诱因，如 X 线、γ 线、α 和 β 粒子、中子等在减数分裂和有丝分裂细胞周期的任何时期都可造成染色体的断裂。

2．化学因素　许多化学药物可以导致染色体发生畸变，不同化合物导致染色体畸变的机制不同。这些化学药物主要包括烷化剂、核酸类似物、嘌呤、抗生素、硝酸或亚硝酸类化合物，一些抗癌药物（如环磷酰胺）、许多农药（如有机磷杀虫剂）等，还包括各种食品添加剂、防腐剂、保鲜剂以及工业的废水毒物，如苯、甲苯、砷等。

3．生物因素　风疹和肝炎等病毒可以引起染色体发生断裂；麻疹病毒可导致患者淋巴细胞染色体重排、粉碎化或染色体丢失；含有病毒的细胞通常会相互融合形成合胞体，在有丝分裂时形成多极纺锤体。

4．年龄因素　体内非整倍体细胞的发生率随着年龄增长而增加，染色体结构畸变在老年人中更常见；培养的淋巴细胞对一些化学诱变剂（如烷化剂）的敏感性随着年龄的增加而增加；处于减数分裂前期 Ⅰ 双线期的初级卵母细胞在母体内存在时间越长，受内外因素（辐射、药物影响、激素变化以及卵母细胞本身的老化等）的影响越多，越容易造成染色体不分离，因此高龄孕妇生出三体综合征患儿的风险也越大。

5．遗传因素　某些遗传因素与染色体畸变有关。例如，染色体断裂易发生在遗传型染色体的脆性位点上；不同的个体对辐射和化学诱变剂的敏感性存在很大差异；一些常染色体隐性遗传病常导致染色体发生自发断裂，称为染色体不稳定综合征等。近来一些研究表明，可能存在染色体不分离易感基因，使某些个体更易分娩三体后代。

二、染色体数目异常

人类正常生殖细胞精子或卵子各含有23条染色体，称为一个染色体组（chromosome set），而正常体细胞是由精子、卵子结合成的受精卵，再经卵裂发育而成的，故含有46条染色体。通常将含有一个染色体组的精子或卵子称为单倍体（haploid，n），含有两套染色体组的体细胞称为二倍体（diploid，2n）。以二倍体为标准，其体细胞中的染色体数目超出或少于46条，即称为染色体数目异常（chromosome numerical abnormality），包括整倍体异常和非整倍体异常两大类。

（一）染色体数目异常的描述方法

ISCN对常染色体数目异常核型的描述，依次要写明染色体总数（包括性染色体）、性染色体组成、数目异常的染色体序号，将“+”或“－”号置于发生数目异常的染色体之前，用于表示某条特定染色体的增加或缺失；性染色体数目异常核型的描述不使用上述规则，而是按照常规将性染色体的组成直接在染色体总数的后面列出。

嵌合体是指一个个体内同时存在两种或两种以上核型的细胞系。若不同核型的细胞系都来自同一个合子称为同源嵌合体（mosaic），若不同核型的细胞系来自两个或两个以上的合子则称为异源嵌合体（chimera）。涉及含有两种或两种以上细胞系的同源嵌合体核型，正常的二倍体核型一般写在最后面；如果有几个数目异常的细胞系，则依据常染色体的序号排列，而性染色体的数目异常通常排在第一位（表4-6）。

表4-6 染色体数目异常核型描述举例

核型	说明
47,XY,+21	超二倍体核型，男性，有3条21号染色体
45,X	亚二倍体核型，女性，只有1条X染色体
47,XXX	超二倍体核型，女性，有3条X染色体
46,X,+21	假二倍体核型，女性，只有1条X染色体，多了1条21号染色体
71,XXX,+8,+10	超三倍体核型，女性，有4条8号染色体、4条10号染色体，其他染色体均为3条
45,X/46,XX	嵌合体核型，前者为X单体核型，后者为正常女性二倍体核型
47,XX,+14/47,XX,+21	嵌合体核型，前者为14三体核型，后者为21三体核型
47,XXX/47,XX,+21	嵌合体核型，前者为X三体核型，后者为21三体核型

（二）整倍体异常及产生机制

在二倍体基础上，体细胞中染色体的数目以整个染色体组为单位增加或减少，称为整倍体（euploid）异常。从理论上讲，可形成单倍体（n）、三倍体（3n）和四倍体（4n）及以上的多倍体，但到目前为止，除了人的三倍体患儿和少数几例四倍体患儿，尚未发现其他整倍体异常的报道。

三倍体（triploid）是指体细胞中有3个染色体组，即每号染色体都有3条，染色体总数为69条（3n=69）。

怀有三倍体综合征胎儿的孕妇可能患有先兆子痫，其症状包括蛋白尿、水肿、高血压等。由于遗传失衡严重，人类三倍体胚胎通常在怀孕早期流产，能活到出生的三倍体患儿极为罕见，且多为含有二倍体的嵌合体（3n/2n）。

三倍体婴儿的主要症状有心脏病、脑异常发育、囊性肾、神经管缺陷和异常面部特征（眼距宽、鼻根低，畸形耳、小下巴，无眼或小眼，唇腭裂）；几乎所有病例在出生时都可见到大的水泡样变性的胎盘；患儿生命力低下，多在生后几天内死亡。嵌合体患儿比三倍体患儿生存时间长，通常存在智力障碍、发育迟缓、抑郁、癫痫、身材矮小、肥胖等症状。

三倍体的产生机制有双雄受精（diandry）和双雌受精（digyny）两种。

（1）双雄受精：是指两个精子同时进入到一个卵子中，形成核型为 69,XXX、69,XXY 和 69,XYY 的三倍体受精卵。

（2）双雌受精：是指卵子发生的减数分裂Ⅱ时次级卵母细胞由于某种原因未能形成极体，应分给极体的一个染色体组仍留在卵子内，形成了含有两个染色体组的二倍体卵子，这种类型的卵子与正常精子受精后便形成了核型为 69,XXX 和 69,XXY 的三倍体受精卵。

（三）非整倍体异常及产生机制

体细胞中的染色体不是整倍数，而是比二倍体少一条（2n–1）或多一条（2n+1）甚至几条，称为非整倍体（aneuploid）。非整倍体是临床上最常见的染色体异常。

1．非整倍体改变的类型

（1）亚二倍体：当人类体细胞中染色体的总数少于二倍体数时，称为亚二倍体（hypodiploid），缺失一条染色体的那对染色体即构成单体（monosomy）。整条染色体的缺失会引起基因组的严重失衡，从而干扰细胞的正常代谢和发育。所以在常染色体单体中，即便是最小的 21 号、22 号染色体单体病例也难以存活；X 染色体单体的个体绝大多数在胚胎期以流产告终，只有极少部分能够发育到出生，临床上表现为 Turner 综合征。X 单体对个体的危害性相对较轻，这与 X 染色体随机失活（Lyon 化）引起的剂量补偿效应有关。Lyon 化的 X 染色体上仍然有少数基因具有转录活性，这部分基因对女性性腺和第二性征的发育很重要。因此，X 单体患者的个体发育依然是异常的。

（2）超二倍体：当人类体细胞中染色体的总数多于二倍体数时，即某一对同源染色体不是两条，而是三条、四条甚至更多，称为超二倍体（hyperdiploid）。如果某对同源染色体增加了一条，便构成三体（trisomy）。三体是临床上最常见的染色体数目异常，其中最常见的是 21 三体和性染色体三体，其次是 18 三体和 13 三体，较大染色体的三体难以存活，其胚胎发育常以流产而告终。相对于染色体单体，染色体三体临床表现的危害性相对轻一些，这说明机体更难承受因遗传物质减少所带来的基因间的失衡；性染色体三体在临床表现的危害程度明显轻于常染色体三体，这同样可以用 X 染色体的剂量补偿效应来解释。如果某对同源染色体增加了两条或两条以上，即称为多体（polysomy），临床上只能看到性染色体多体的个体，如 48,XXXX。虽然同样涉及 X 染色体的剂量补偿效应，但性染色体增加越多，临床症状也越严重。

（3）复合非整倍体：体细胞内如果有两对或两对以上的同源染色体发生异常，称为复合非整倍体（complex aneuploid）。其中比较特殊的是假二倍体（pseudodiploid），即体细胞中的染色体数目为二倍体，但存在两种或多种染色体的数目增减或结构异常。

2．非整倍体改变的产生机制　染色体非整倍体改变的形成一般与细胞减数分裂或有丝分裂时染色体分离机制异常有关。

（1）染色体不分离：染色体不分离（chromosomal non-disjunction）是指细胞分裂时某些染色体没有按照正常的机制分离，从而造成两个子细胞中染色体数目的不等分配，是染色体非整倍体形成的基本原因。染色体不分离可以发生在减数分裂Ⅰ、减数分裂Ⅱ或有丝分裂过程中，产生的效应各不相同。减数分裂不分离（meiotic non-disjunction）最终可导致单体或三体合子的产生；而发生在卵裂早期的有丝分裂不分离（mitotic non-disjunction）可造成胚胎中嵌合体的出现。

1）减数分裂Ⅰ不分离：指减数分裂后期Ⅰ同源染色体之间发生不分离，此时两同源染色体彼此没有分开，进入同一个子细胞，而减数分裂Ⅱ正常进行。最终形成的成熟配子中或含有分别来自父母的一对同源染色体，使配子中染色体的数目增至 24 条（n+1）；或这一对同源染色体都不存在，配子中染色体只有 22 条（n–1）（图 4-6）。前者在受精后形成的受精卵中出现三条同源染色体，这三条染色体在遗传上的来源不同，分别来自三个不同祖先，其上携带的等位基因可能完全不同。

2）减数分裂Ⅱ不分离：指减数分裂后期Ⅰ同源染色体正常分离，而减数分裂Ⅱ后期两姐妹染色单体间发生不分离。最终形成的成熟配子中有 1/2 为正常（n），1/4 为 24 条（n+1），1/4 为 22 条（n–1）（图 4-7）。但在 n+1 配子中多出的染色体只是父亲或母亲同一染色体的两个拷贝，这两个染色体在遗传上是完全相同的，在受精后形成的三体胚胎中三条同源染色体只来源于两个祖先。因此减数分裂Ⅰ和减数分裂Ⅱ不分离所形成的三体个体中相关染色体的遗传基础是不一样的。

减数分裂不分离一般发生在表型正常的二倍体父母的生殖细胞形成时，这是一种新发生的染色体数目异常，在细胞遗传学上称为初级不分离（primary non-disjunction）。由染色体不分离产生的异常生殖细胞受精后形成的单体个体通常不能存活，一般只能生出三体后代。成活的三体患者在产生配子的减数分裂时，三条染色体会发生 2 ∶ 1 分离，即有一条染色体被分向一极，另外两条则同时被分向另一极，造成 n+1 染色体的配子出现，这种三体亲代在减数分裂时所发生的不分离称为次级不分离（secondary non-disjunction）。理论上讲，三体患者体内生殖细胞形成时应有一半的 n+1 型配子产生，即有 1/2 的概率生出三体后代，但实际上常染色体三体患者一般没有生育能力，故临床上难以见到次级不分离生出的三体患儿。带有三体细胞的嵌合型个体（3n/2n）有可能生下三体后代。

3）有丝分裂不分离：指受精卵、体细胞在有丝分裂过程中发生的染色体不分离。有丝分裂时的染色体不分离方式与减数分裂Ⅱ相同，是姐妹染色单体的不分离，可产生有两种或三种细胞系组成的嵌合体个体。这种嵌合体个体中各细胞系的类型及其数量的比例取决于有丝分裂不分离发生时期的早晚及相应细胞生存能力的高低。如果染色体不分离发生在受精卵的第一次卵裂时期，则会形成含有 45/47 两种非整倍体核型细胞系的嵌合体；若染色体不分离发生在第二次卵裂或以后的有丝分裂过程中，则形成 45/47/46 三种不同核型的嵌合体（图 4-8）。缺失一条常染色体的细胞因生命力差，在胚胎发育过程中难以形成大的细胞群体而被稀释、淘汰，因而一般情况下只能观察到 47/46 核型的嵌合体；但在性染色体嵌合体中，可以看到 45,X/47,XXX/46,XX 核型的存在。

（2）染色体丢失：染色体丢失（chromosome loss）是指在细胞分裂的中期至后期阶段，某一条染色体的着丝粒未能与纺锤丝相连，因而在后期不能被拉向细胞的任何一极；或者某条染色体在向一极移动时，由于某种原因导致移动迟缓，称后期延迟（anaphase lag），导致该染

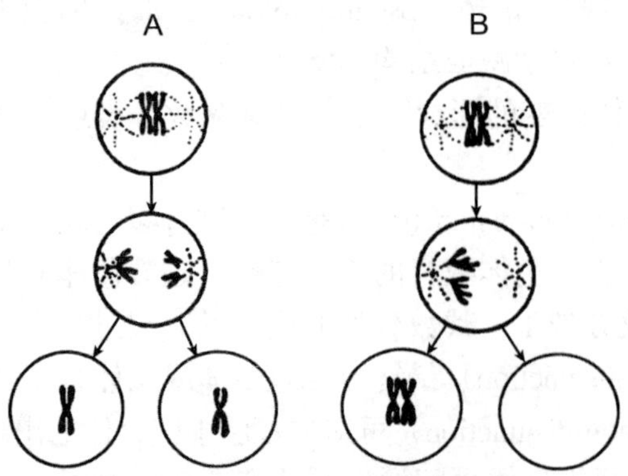

图 4-6　减数分裂Ⅰ不分离示意图

A．正常减数分裂Ⅰ；B．减数分裂Ⅰ不分离

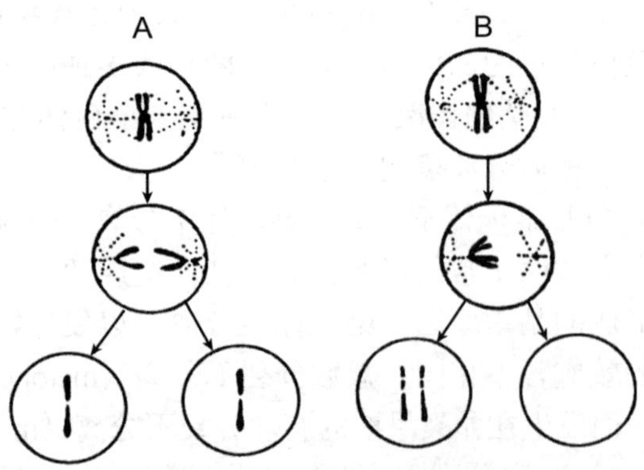

图 4-7　减数分裂Ⅱ不分离示意图

A．正常减数分裂Ⅱ；B．减数分裂Ⅱ不分离

色体不能随其他染色体一起被包围在新的细胞核内。这种滞留在细胞质中的染色体最终会被分解而丢失，使分裂后的一个子细胞因缺少一条染色体而成为亚二倍体。

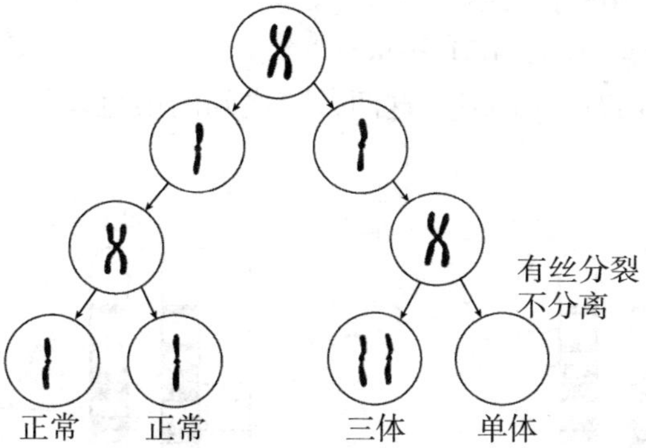

图 4-8　卵裂早期染色体的不分离与嵌合体的形成

三、染色体结构畸变

导致染色体结构畸变（structural aberration）的基础是染色体发生断裂及断裂后的异常重接。某条染色体在电离辐射、化学诱变剂及生物等因素的作用后发生断裂，可形成无着丝粒的染色体断片，如果断片在原位重接，则不会产生遗传效应；如果染色体发生断裂后没有发生重接或没有在原位重接，就会形成各种不同的染色体结构畸变，这个过程称为染色体重排（chromosomal rearrangement）。染色体结构畸变如果未造成遗传物质的缺失或重复，就称之为平衡的染色体结构畸变；如果造成细胞内遗传物质的缺失或重复，就被称为不平衡的染色体结构畸变。

（一）染色体结构畸变的描述方法

ISCN 有两套体系来描述染色体的结构畸变：

1．简式　简式体系通过描述断裂发生的区和带来描述染色体断裂和重排的本质。用简式描述衍生染色体时，需依次写明如下内容：①染色体总数；②性染色体组成；③畸变类型的符号（一个字母或三联字母）；④在括号内写明受累的染色体序号；⑤在接着的另一括号内以符号注明受累的染色体断裂点。

2．详式　详式体系不仅能确定染色体重排的类型，还可以通过描述其带的组成来描述染色体结构畸变。用详式描述衍生染色体时，用于描述断裂的方法与确定重排的符号和简式体系是相同的，即简式的①、②、③和④项内容仍适用，不同的是在最后的括号中，不仅要描述染色体的断裂点，还要描述衍生染色体带的组成。

（二）常见的染色体结构畸变及描述

染色体结构畸变只有在染色体显带标本上才能识别。临床上常见的染色体结构畸变主要有：缺失、倒位、易位、插入、环状染色体、双着丝粒染色体、等臂染色体等。

1．缺失　缺失（deletion）指染色体某处发生断裂后，产生的无着丝粒片段丢失所形成的一种结构畸变。缺失可分为末端缺失和中间缺失两种类型，一般用符号 del 来表示。

（1）末端缺失：染色体长臂或短臂发生断裂后，断裂点远端无着丝粒片段丢失，称为末端缺失（terminal deletion）。

简式：46,XX,del(1)(q21)

详式：46,XX,del(1)(pter→q21:)

1 号染色体长臂 2 区 1 带（1q21）发生断裂，断裂点远侧片段 q21→qter 丢失，余下的染色体由完整的 1 号染色体短臂和着丝粒到 1q21 的部分长臂组成（图 4-9A）。

(2) 中间缺失：指染色体长臂或短臂内发生两次断裂，两个断裂点之间的片段丢失，而近侧端和远侧端重接，称为中间缺失（interstitial deletion）。

简式：46,XX,del(1)(q21q31)

详式：46,XX,del(1)(pter→q21::q31→qter)

断裂点和重接点位于 1q21 和 1q31，这两条带之间的染色体片段已经缺失（图 4-9B）。

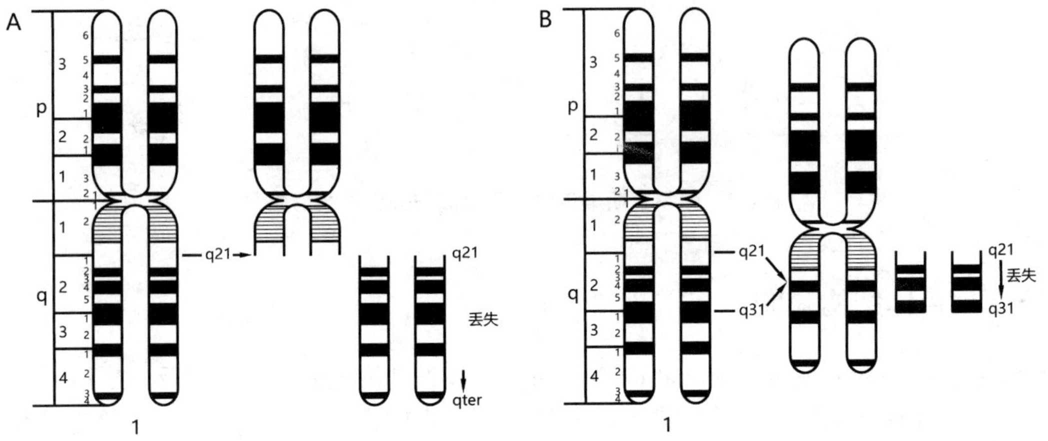

图 4-9　染色体缺失

A．末端缺失；B．中间缺失

2．倒位　倒位（inversion）是指一条染色体发生两次断裂，两断裂点中间片段旋转 180°后发生重接。倒位可分为臂内倒位和臂间倒位两种类型，一般用符号 inv 来表示。

(1) 臂内倒位：臂内倒位（paracentric inversion）是指一条染色体的长臂或短臂内发生二次断裂后，中间片段旋转 180° 后重接所形成的倒位。

简式：46,XX,inv(1)(q21q31)

详式：46,XX,inv(1)(pter→q21::q31→q21::q31→qter)

断裂和重接发生于 1q21 和 1q31，首先列出离着丝粒更近的断裂点。1q21 和 1q31 之间的染色体片段仍存在，但重接后带序发生了颠倒（图 4-10A）。

(2) 臂间倒位：臂间倒位（pericentric inversion）是指一条染色体的长臂和短臂各发生一次断裂后中间片段旋转 180° 后重接而形成的倒位。

简式：46,XX,inv(1)(p31q21)

详式：46,XX,inv(1)(pter→p31::q21→p31::q21→qter)

断裂和重接发生于 1p31 和 1q21，首先列出短臂的断裂位点。重接后这一片段的带序发生了颠倒（图 4-10B）。

3．易位

(1) 相互易位：两条染色体分别发生一次断裂，相互交换片段后重接称为相互易位（reciprocal translocation）。易位的结果是形成两条衍生染色体，一般用符号 t 表示。

简式：46,XY,t(2;5)(q21;q31)

详式：46,XY,t(2;5)(2pter→2q21::5q31→5qter;5pter→5q31::2q21→2qter)

断裂和重接发生在 2q21 和 5q31，两个断裂点的远端片段相互交换、重接（图 4-11）。涉及两条或多条染色体的结构畸变，通常将序号小的染色体首先列出；若易位中有性染色体参与，则首先列出性染色体。

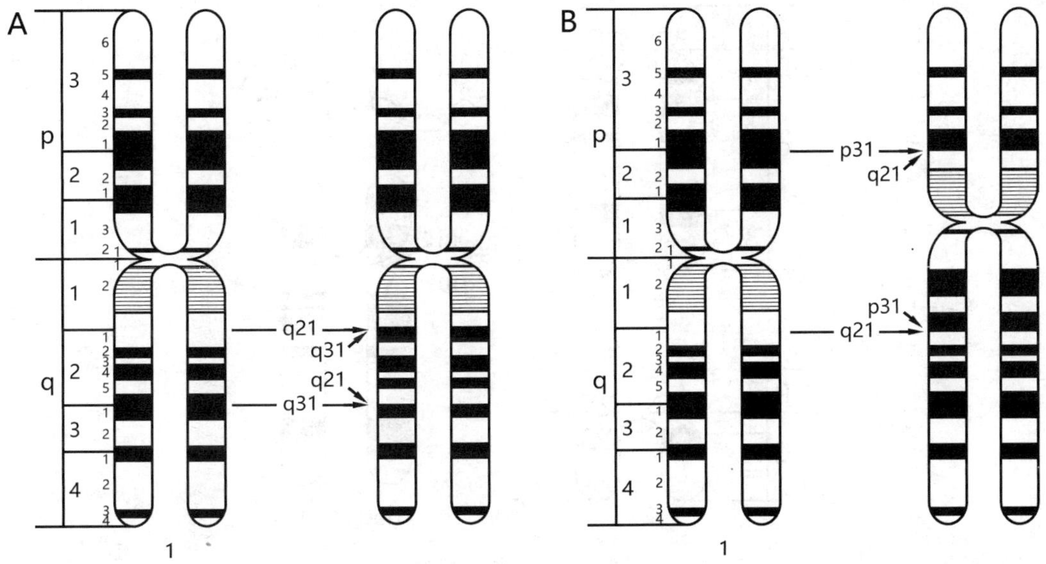

图 4-10　染色体倒位

A. 臂内倒位；B．臂间倒位

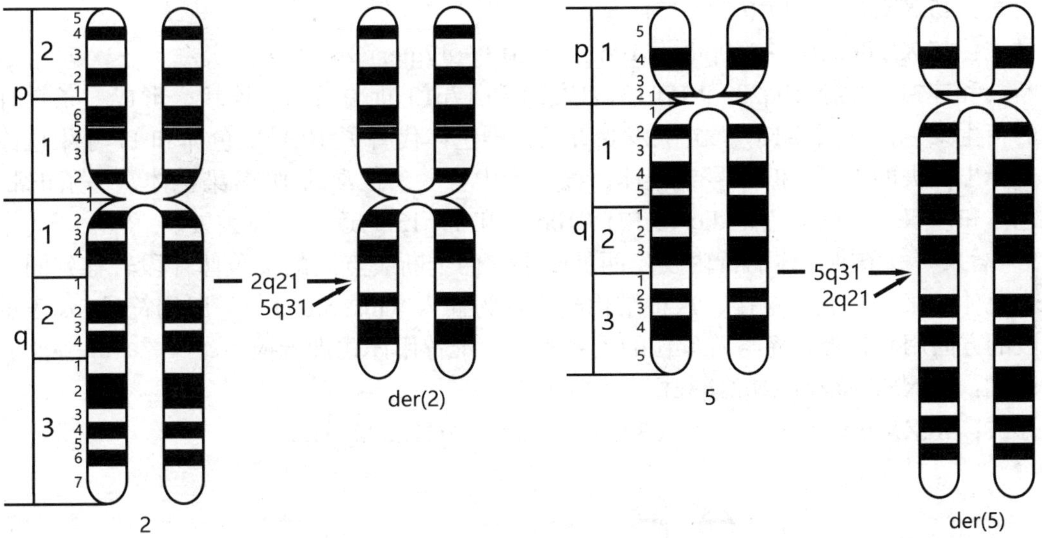

图 4-11　2 号染色体和 5 号染色体之间相互易位

（2）罗伯逊易位：罗伯逊易位（Robertsonian translocation）是指由近端着丝粒染色体（13-15 和 21-22 号染色体）的长臂通过着丝粒融合产生的一种特殊类型的易位，该易位通常带有染色体短臂的丢失。可使用符号 rob 或 der 对这种易位进行描述。

简式：45,XX,rob(14;21)(q10;q10)

　　　45,XX,der(14;21)(q10;q10)

断裂和重接发生于 14 号染色体着丝粒 14q10 带和 21 号染色体着丝粒的 21q10 带（图 4-12）。衍生染色体已代替了一条 14 号和一条 21 号染色体，所以不需要标出丢失的染色体。该核型包括一条正常的 14 号染色体，一条正常的 21 号染色体，以及一条 der(14;21)，14 号染色体短臂和 21 号染色体短臂丢失。

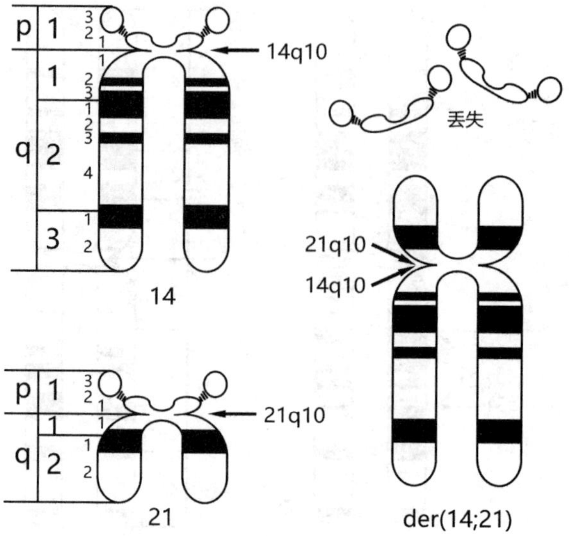

图 4-12 罗伯逊易位

4．双着丝粒染色体 指两条染色体分别发生一次断裂后，两个具有着丝粒的染色体的两臂断端相连接，即可形成一条双着丝粒染色体（dicentric chromosome）。双着丝粒染色体一般记为一条染色体，一般用符号 dic 表示，也可以用 der 代替 dic。

简式：45,XX,dic(10;17)(q23;p13)

详式：45,XX,dic(10;17)(10pter→10q23::17p13→17qter)

断裂和连接发生于 10q23 和 17p13，10q23 和 17p13 断端间相互连接，形成一条具有双着丝粒的衍生染色体（图 4-13）。由于该双着丝粒染色体代替了 10 号染色体和 17 号染色体，因此不再标出丢失的 10 号和 17 号染色体，该核型中有一条正常的 10 号染色体，一条正常的 17 号染色体和该双着丝粒染色体 dic(10;17)，10q23 和 17p13 的远端片段丢失。

5．插入 一条染色体的臂内发生两处断裂，两个断裂点间的染色体片段转移到同一条或另一染色体的某一断裂处重接，这种结构畸变称为插入（insertion），一般用符号 ins 表示。插入片段的方向用其条带顺序与着丝粒的关系表示，推荐用详式进行描述。

简式：46,XX,ins(2)(p21q21q32)

详式：46,XX,ins(2)(pter→p21::q32→q21::p21→q21::q32→qter)

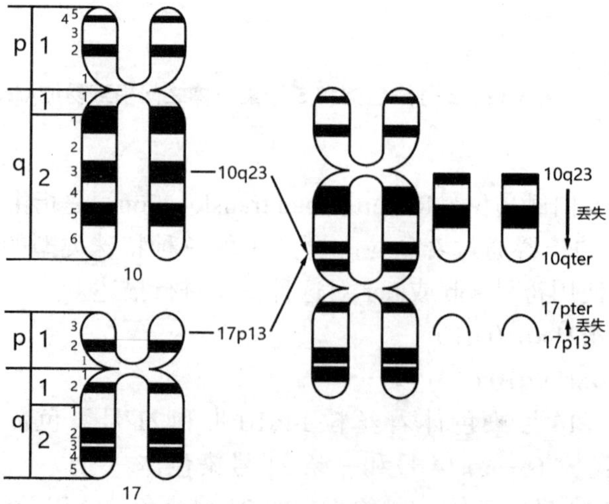

图 4-13 双着丝粒染色体

染色体长臂 2q21 和 2q32 之间的片段插入到短臂的 2p21 位置，插入后片段的方向保持不变，即 2q21 比 2q32 离着丝粒更近（图 4-14A）。

简式：46,XX,ins(2)(p21q32q21)

详式：46,XX,ins(2)(pter→p21::q21→q32::p21→q21::q32→qter)

断裂和重排的带与上述核型相同，染色体长臂 2q21 和 2q32 之间的片段插入到短臂的 2p21 位置，但是插入后该片段相对着丝粒的方向发生了倒位，即 2q21 比 2q32 离着丝粒更远（图 4-14B）。

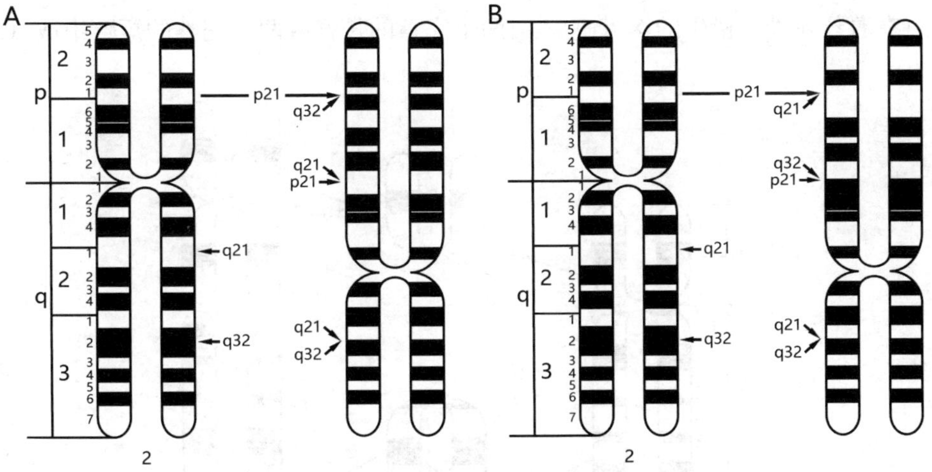

图 4-14　插入

6．环状染色体　一条染色体的长、短臂同时各发生一次断裂后，含有着丝粒片段的长、短臂的断端相接，即形成环状染色体（ring chromosome）（图 4-15）。环状染色体可以由一条或多条染色体组成，一般用符号 r 表示。

简式：46,XX,r(2)(p21q31)

详式：46,XX,r(2)(::p21→q31::)

断裂发生于 2p21 和 2q31，这些断裂点的以远片段丢失，2p21 与 2q31 断端间重接形成环状染色体。

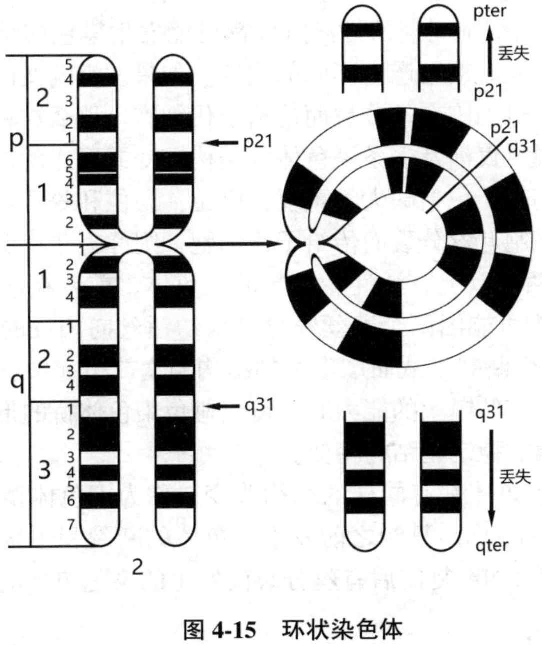

图 4-15　环状染色体

7．等臂染色体 等臂染色体通常是着丝粒分裂异常造成的。在正常的细胞分裂中期时，连接两个姐妹染色单体的着丝粒进行纵裂，形成两条各具有长、短臂的染色体。如着丝粒横裂，将形成两条只由长臂或只由短臂组成的等臂染色体（isochromosome）。一般用符号 i 描述等臂染色体，依据等臂染色体的形态，其断裂点定位于着丝粒 p10 或 q10。

简式：46,X,i(X)(q10)

详式：46,X,i(X)(qter→q10::q10→qter)

或者

简式：46,X,i(X)(p10)

详式：46,X,i(X)(pter→p10::p10→pter)

断裂点在着丝粒处，衍生的 X 染色体由两个完整的长臂或两个完整的短臂组成（图 4-16）。

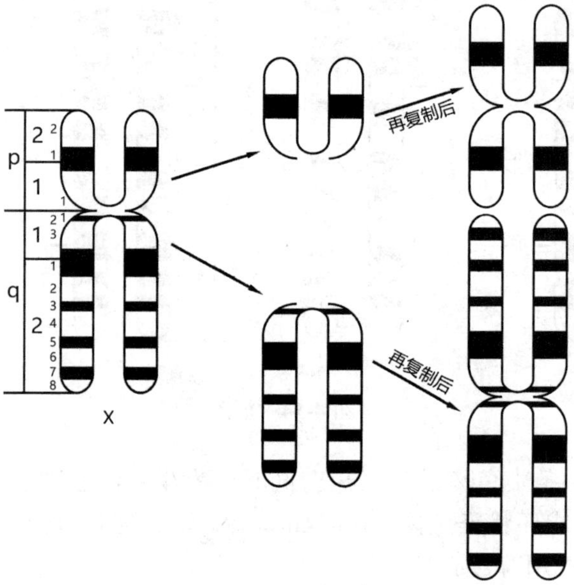

图 4-16　等臂染色体

（三）染色体结构畸变的传递

1．有丝分裂的传递 在细胞周期的任何阶段都可能发生染色体结构畸变，不同类型的结构畸变发生在细胞分裂的不同时期会产生不同的改变。如果发生畸变的染色体可以在子细胞中继续存在，即能够稳定地通过细胞有丝分裂而传给子代细胞，那么这种结构畸变就称为稳定型染色体结构畸变。一般来说，仅涉及一条染色体的结构畸变或形成的畸变仅具有一个有活性着丝粒的都属于稳定型结构畸变，包括缺失、重复、倒位、易位和等臂染色体等。有些发生畸变的染色体不能稳定地通过细胞有丝分裂而传给子代细胞，则称为非稳定型染色体结构畸变。例如，无着丝粒断片和具有两个以上有活性着丝粒的染色体，前者在细胞有丝分裂的后期常不能定向运动而丢失，后者则可能因两个着丝粒分别被纺锤丝向相反的两极拉动形成染色体桥（chromosome bridge）而发生断裂，从而产生新的结构畸变或引起细胞死亡。双着丝粒染色体如果其中一个着丝粒失去附着纺锤丝的能力时，可以避免染色体桥的形成，此时也是稳定型染色体畸变。环状染色体也属非稳定型结构畸变。

染色体的两条姐妹染色单体都有同样的结构改变，称为染色体型畸变（chromosome-type aberration），通常是染色体在 DNA 复制之前发生染色体的断裂和重接，经过复制在随后的细胞分裂时产生的改变；而在 DNA 复制后有丝分裂前发生的染色单体的断裂和重接，则只能看到染色体的一条染色单体有结构改变，则称为染色单体型畸变。染色单体型畸变再经一次有丝分裂后的 S 期复制即转变为染色体型畸变。

2．减数分裂的传递　如果细胞内一对同源染色体中的一条发生了平衡易位或倒位畸变，另一条正常，称为结构杂合体（structural heterozygote）。减数分裂 I 时，结构杂合体的两条同源染色体为了能实现同源片段的联会，需要形成某些特殊的结构，在经过减数分裂后可能产生不平衡的配子，进而造成流产或后代染色体病的发生。

（1）倒位：具有倒位染色体但表型正常的个体，称为平衡倒位携带者。在形成生殖细胞的减数分裂 I 过程中，倒位的染色体片段为了能与同源染色体上的相应片段联会，会形成特有的倒位环（inversion loop）。经过在倒位圈内非姐妹染色单体之间的交换，理论上可形成 4 种不同的配子：一种含有正常染色体；一种含有倒位染色体；另两种由于倒位片段和另一正常染色体的相应片段发生了交换，可形成两种均带有部分重复及部分缺失的重排染色体的配子。

对于臂间倒位（图 4-17A）这两种异常的染色体各有一个着丝粒，属稳定型畸变可往后代传递，其遗传效应取决于重复和缺失片段的长短及其所含基因的致死效应。一般来说倒位片段越短，则其重复和缺失的部分越长，形成配子和合子正常发育的可能性越小，临床上表现为婚后不育、早期流产和死胎的比例越高，娩出子女的可能性越低；而倒位片段越长，则其重复和缺失的部分越短，其配子和合子发育的可能性越大，娩出畸形胎儿的危险性也越高。对于臂内倒位（图 4-17B）来说，除了形成正常染色体和倒位染色体外，还可能形成双着丝粒染色体和无着丝粒片段，不能稳定地遗传。因此，必须加强平衡倒位携带者的检出及携带者妊娠时的产前诊断，以防止染色体综合征患儿的出生。

（2）相互易位：对于相互易位来说，如果仅有位置的改变而没有明显的染色体片段的增减，那么通常不会引起明显的遗传效应，即对个体的发育一般无严重影响，这种易位称平衡易位（balanced translocation）。具有平衡易位染色体但表型正常的个体称为平衡易位携带者。在一般人群中，平衡易位携带者的比例可达 2‰，即 250 对夫妇中就有一个这样的个体。

平衡易位携带者自身表型虽然是正常的，但在其配子发生过程中由于同源染色体间的同源片段要进行配对，故发生相互易位的两对同源染色体会共同联会形成四射体（图 4-18）。该四射体在后期 I 时，有可能发生多种情况的分离，如对位分离、邻位 -1 式分离、邻位 -2 式分离

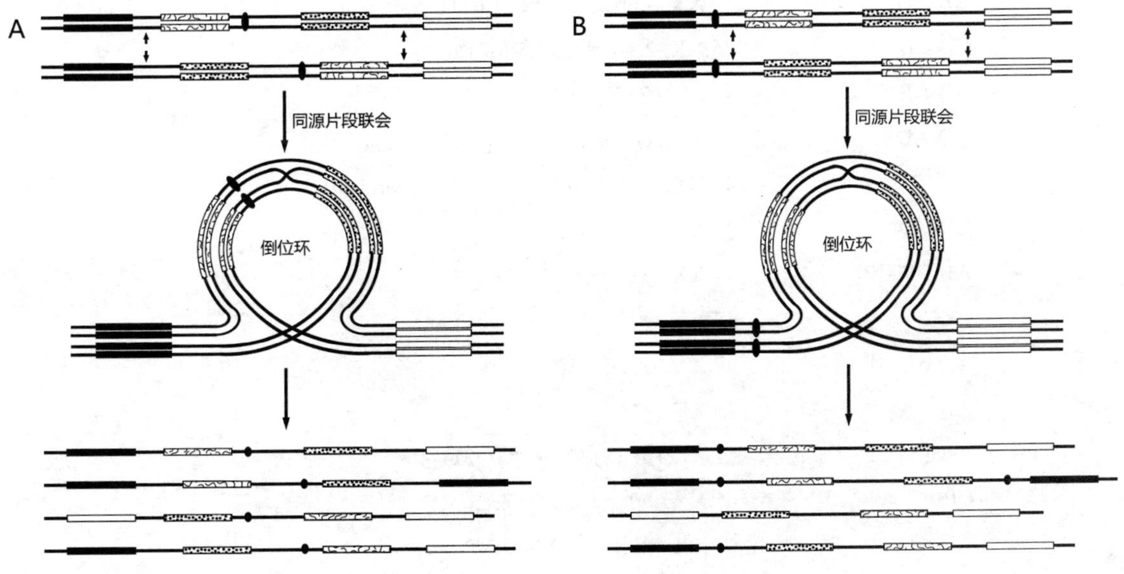

图 4-17　倒位在减数分裂时导致重组染色体出现

A．臂间倒位；B．臂内倒位

以及 3:1 分离，再加上非姐妹染色单体之间的交叉互换，理论上可形成 18 种配子，其中仅有一种是正常的，一种是平衡易位染色体，其余 16 种配子均为不平衡即异常的。这些配子与正常配子受精后所形成的合子，只有一种可发育成完全正常的个体，一种为平衡易位携带者，其余 16 种大部分都将形成单体或部分单体、三体或部分三体患胎而导致流产、死胎或染色体病患儿（表 4-7）

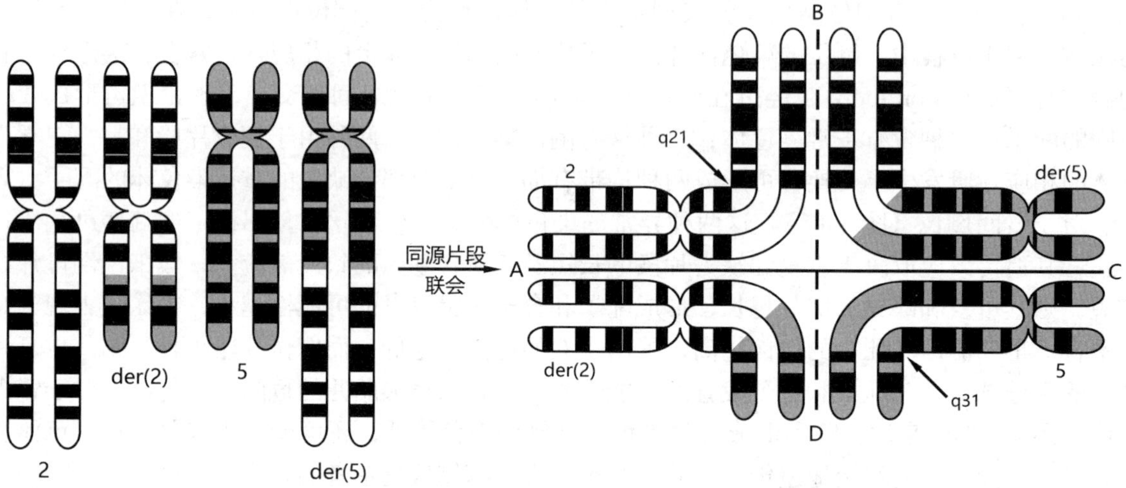

图 4-18　相互易位的染色体在中期Ⅰ形成四射体图解

——：邻位 -1 分离；……：邻位 -2 分离

表4-7　平衡易位携带者产生的18种配子与正常配子受精后所形成的合子类型

分离类型	分离图解	可能的女性合子的核型
对位	AB CD	46,XX
	AD CB	46,XX,t(2;5)(q21;q31)
邻位 -1	AB CB	46,XX,der(5)t(2;5)(q21;q31)
	AD CD	46,XX,der(2)t(2;5)(q21;q31)
邻位 -2	AB AD	46,XX,+der(2)t(2;5)(q21;q31),-5
	CD CB	46,XX,-2,+der(5)t(2;5)(q21;q31)
	AB AB*	46,XX,+2,-5
	AD AD*	46,XX,der(2)t(2;5)(q21;q31),+der(2)t(2;5),-5
	CB CB*	46,XX,-2,der(5)t(2;5)(q21;q31),+der(5)t(2;5)
	CD CD*	46,XX,-2,+5
3 ：1	AB CD CB	47,XX,+der(5)t(2;5)(q21;q31)
	AD	45,XX,der(2)t(2;5)(q21;q31),-5
	AD CD CB	47,XX,t(2;5)(q21;q31),+5
	AB	45,XX,-5
	AB AD CD	47,XX,+der(2)t(2;5)(q21;q31)
	CB	45,XX,-2,der(5)t(2;5)(q21;q31)
	AB AD CB	47,XX,+2,t(2;5)(q21;q31)
	CD	45,XX,-2

*：着丝粒与交换点之间的片段发生交换

（3）罗伯逊易位：罗伯逊易位导致两条近端着丝粒染色体发生着丝粒融合而形成一条新的衍生染色体，所以体细胞内的染色体总数为 45 条，但由于丢失的染色体短臂主要携带的是编码 rRNA 基因，遗传效应不明显，因此被认为是一种平衡的结构畸变。我们以 14 号和 21 号染色体罗伯逊易位为例，阐述罗伯逊易位携带者在减数分裂过程中的分离情况。

染色体罗伯逊易位携带者在生殖细胞形成的减数分裂Ⅰ过程中，所涉及的 14 号、21 号以及 der(14;21) 三条染色体会出现联会。该联会复合体在后期Ⅰ时三条染色体会出现 1 ∶ 2 分离，其结果可能形成 6 种不同的配子，在与正常的个体婚配后，可形成 6 种核型的受精卵（图 4-19）：①正常二倍体核型；②平衡易位携带者核型；③易位型唐氏综合征核型；④ 21 单体核型；⑤ 14 三体核型；⑥ 14 单体核型。前 3 种核型出生后分别为正常个体、平衡易位携带者和易位型唐氏综合征患者，而后 3 种核型的胚胎基本发生流产而不能存活。21 号染色体与 13、15 和 22 号染色体之间发生的罗伯逊易位也将产生类似的情况。

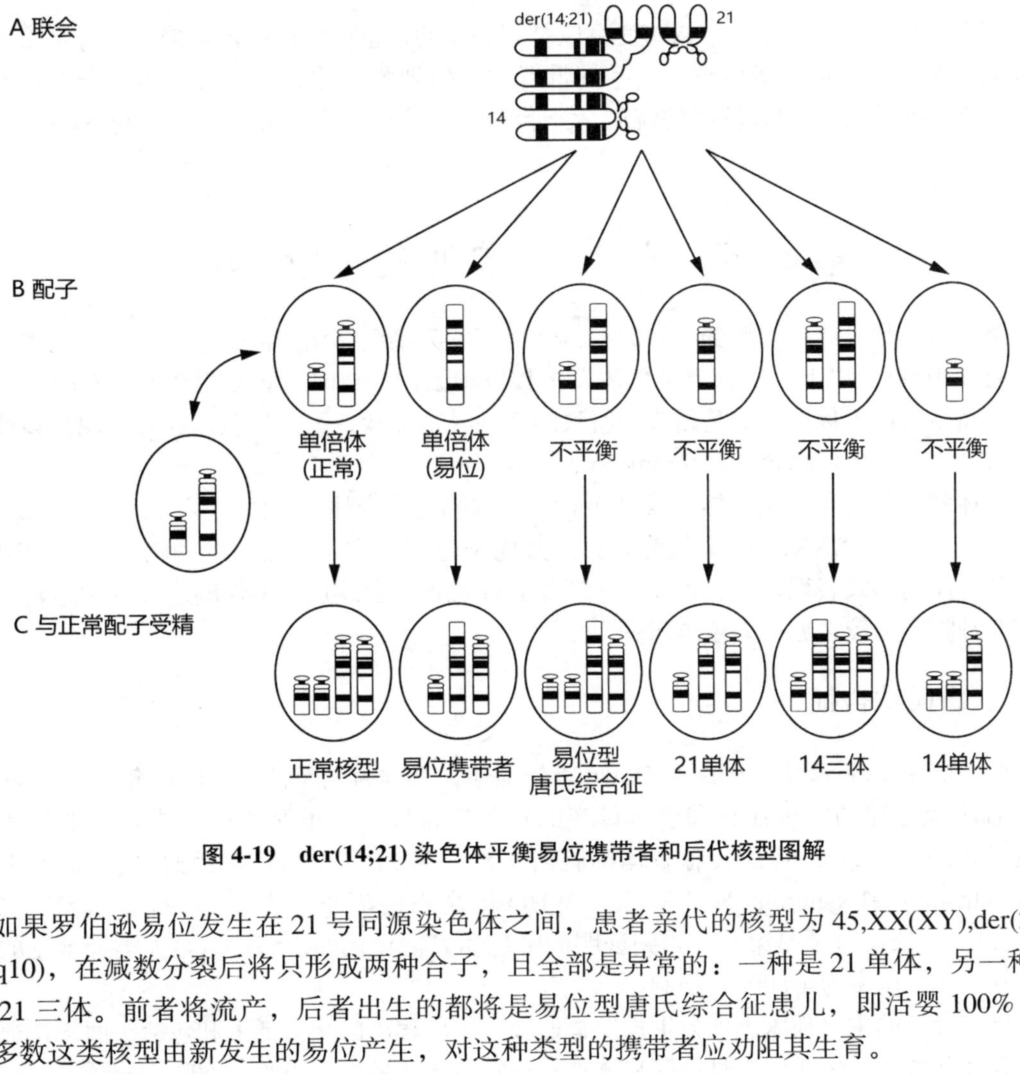

图 4-19　der(14;21) 染色体平衡易位携带者和后代核型图解

如果罗伯逊易位发生在 21 号同源染色体之间，患者亲代的核型为 45,XX(XY),der(21;21)(q10;q10)，在减数分裂后将只形成两种合子，且全部是异常的：一种是 21 单体，另一种为易位型 21 三体。前者将流产，后者出生的都将是易位型唐氏综合征患儿，即活婴 100% 受累。绝大多数这类核型由新发生的易位产生，对这种类型的携带者应劝阻其生育。

四、染色体畸变的后果

（一）自然流产

染色体畸变是造成自然流产的重要原因。据统计在流产儿中约 50% 有染色体异常。各种三体加在一起约占染色体异常总数的 52%，但不同染色体的三体在活婴和流产儿中的分布差异较大：16 三体在流产儿中最多（占染色体异常流产儿的 15%），但在出生儿中却未被检出过；性染色体的三体在自然流产儿中很少见，他们多数可以活到出生。染色体单体中以 X 单体最多，接近 20%，其中 99% 以上的 X 单体胚胎以自然流产而告终。流产儿中多倍体也很常见，其中三倍体约占 15%，四倍体约占 5%。

（二）先天缺陷

各种染色体异常胚胎只有少数能够出生，可以大致分为四种类型：单体、三体、部分单体和部分三体。他们会表现出各种各样的临床症状，并常以综合征的方式表现出来。常染色体病主要表现为先天缺陷，基本特点为生长发育迟缓、智力低下和特征性异常体征；性染色体病主要表现为青春期后性征和生育能力的异常，并可能伴有内、外生殖器的异常或畸形。最常见的染色体异常是三体，其中以 21 三体和性染色体三体最多；单体主要是 X 单体。性染色体异常发生率较高，与性染色体异常胚胎流产率较低有关。以在世界上出现 3 例相同的染色体畸变并具有基本相同的症状、体征为确定一个综合征的标准，目前已确定了 100 余种染色体综合征。

（三）携带者

携带者个体带有的染色体结构畸变可以是新突变的，也可以是遗传而来，后者是因为携带者个体的双亲之一是携带者所致。这些携带者的生殖细胞在减数分裂时可能会产生不平衡的配子，因此他们在婚后常有较高的流产、死胎和新生儿死亡率，并有可能生育各种染色体病患儿。

第四节　临床上常见的染色体病

人类染色体数目或结构畸变导致的遗传性疾病称为染色体病。由于平均每条染色体含有的基因数目在 1000 个以上，所以当染色体发生数目和结构畸变时，必然累及多个基因的增加或减少，从而使机体出现由这些基因改变所致的多种异常性状，因此染色体病常表现为多种临床症状，故又称为染色体综合征（chromosome syndrome）。

染色体病中最常见的是三体，或是伴有正常细胞的嵌合体。三体主要以 21 三体、18 三体和 13 三体、XXY、XXX、XYY 最为常见。其他染色体异常主要是以结构畸变所致的部分三体和部分单体的形式表现，性染色体异常还伴有性发育不全或造成两性畸形及性别逆转。下面将介绍几种临床上较常见的染色体病。

一、唐氏综合征

该综合征在 1866 年由英国医生 Down 首先描述，又称为先天愚型；1932 年，Waardenburg 根据患者千篇一律的临床症状和患者母亲的年龄通常较大，推测该病可能是由染色体畸变引起的；1959 年，Lejeune 证实患者体细胞内多出一条 21 号染色体，因此又被称为 21 三体综合征（trisomy 21 syndrome）；1965 年，WHO 将这一病症正式命名为唐氏综合征（Down syndrome）。唐氏综合征是第一个得到证明的染色体异常导致的疾病，也是人类最常见的染色体病，新生儿发病率为 1/800 ~ 1/600。

唐氏综合征的主要临床表现为生长发育迟缓、不同程度的智力低下和包括头面部特征在内的一系列异常体征。患儿出生时身高和体重较正常新生儿偏低，吸吮、吞咽十分缓慢，且患儿的生长发育均落后于同龄儿童。患者多为轻度到中度的智力低下，且其智力随着年龄的增长而逐步降低，生活自理能力较弱。患者呈现特殊面容：面圆且扁平、眼距宽、眼裂狭小、外眼角上斜、内眦赘皮、鼻根低平、外耳小、耳郭常低位或畸形、舌大外伸、流涎等。患者同时还伴有其他的症状或体征：肌张力低下；四肢短小、手短宽而肥、第五手指因中间指骨发育不良而只有一条指横褶纹，第一、二趾间距宽；皮肤纹理异常（通贯手，atd 角增大等）；患者 IgE 水平较低，容易发生呼吸道感染；白内障发病率较高；90% 的患者有明显的听力丧失，通常是传导型的；30% ～ 40% 的患者患有先天性心脏病，特别是房室间隔缺损；白血病的发病风险是正常人的 10 ～ 20 倍，急性巨核细胞白血病的发病风险是正常人的 200 ～ 400 倍；存活至 30 岁以上的患者将出现阿尔茨海默病（Alzheimer 病）的病理表现。既往患者的生存期很短，随着治疗和护理条件的改善，患者寿命已明显增加。男性患者往往不育；女性患者偶能生育，并有可能通过 21 号染色体的次级不分离而将此病遗传给下一代。

唐氏综合征的主要诊断依据是染色体检查。患者体细胞中有多余的 21 号染色体或 21 号染色体的部分片段存在。其核型有以下 3 种：

1．21 三体　患者的核型为 47,XX(XY),+21，该核型在所有患者中占 95%。多出的 21 号染色体多起源于减数分裂时 21 号染色体不分离，95% 的病例来源于母亲，其中又有 80% 是减数分裂 I 时的不分离。这种不分离的发生率随母亲年龄的增大而增高（图 4-20）。

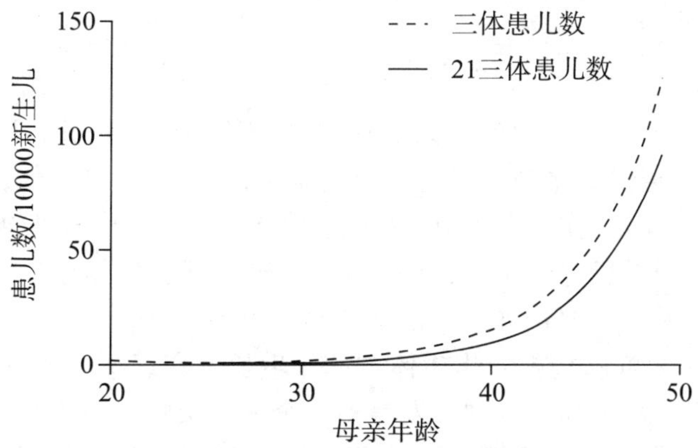

图 4-20　母亲年龄与三体综合征发生率的关系

2．嵌合型　如果 21 号染色体不分离发生在卵裂早期的有丝分裂时，就会造成 47,XX(XY),+21/46,XX(XY) 的嵌合型。依据异常的细胞系所占的比例和它们在体内分布的差异，临床症状有重有轻，差别较大。总的来讲嵌合型患者的症状轻于单纯 21 三体患者，在 21 三体细胞比例很小（如小于 9%）的情况下，其表型可能与常人无异。

3．易位型　易位型患者具有典型的唐氏综合征临床症状，但其核型中多余的不是完整的 21 号染色体，而是 21q 经罗伯逊易位与另一近端着丝粒染色体形成的衍生染色体。患者体细胞中的染色体数仍保持 46 条，属于假二倍体。常见的是 21 号染色体与 D 组染色体的罗伯逊易位，少数是 21 号与 G 组染色体的罗伯逊易位，其中以 der(14;21)(q10;q10) 最为常见。患者的核型为 46,XX(XY),der(14;21)(q10;q10),+21，患者核型包括一条由 14 号染色体和 21 号染色体长臂组成的衍生染色体 der（14；21），还有一条附加的 21 号染色体（该获得性染色体用 +21 表示）。

与单纯性 21 三体不同，易位型患者的父母多为年轻夫妇。如果为罗伯逊易位携带者的亲代传递，则该病的发病有明显的家族倾向，不但罗伯逊易位携带者本身如再生子女有复发危险，他（她）的兄弟姐妹也有可能是携带者，他们的子女也具有较高的发病风险。

案例：唐氏综合征患儿的年轻父母

研究表明唐氏综合征的主要症状只与 21q22.3 这一微小片段的重复相关，即只要 21q22.3 多出一个拷贝就可以导致唐氏综合征。

二、Edwards 综合征

1960 年，Edwards 首先描述一个患者具有一条额外的 E 组染色体，因此称为 Edwards 综合征（Edwards syndrome）；到 1964 年才确定多出的是一条 18 号染色体，故又称为 18 三体综合征（trisomy 18 syndrome）。本病的发病率在新生儿中为 1/5000 ~ 1/4000，男女发病率之比为 1 ： 4，这可能与男性胚胎不易发育至出生有关。大多数 18 三体的胚胎发生流产，50% 患儿的平均寿命不到两个月，90% ~ 95% 的患儿在一年内死亡，但有个别个体存活数年甚至十年以上。

18 三体综合征基本特点为患者生命力严重低下，多发畸形，生长、运动和智力发育迟缓。其异常表型多种多样，主要包括：小头畸形、枕骨突出；眼裂小、内眦赘皮；畸形耳、耳位低；小颌畸形；唇裂或腭裂；胸骨短；特殊握拳姿势：第 2、5 指压在第 3、4 指之上；摇椅样畸形足；95% 有先天性心脏病，是患儿死亡的主要原因。

患者的核型 94% 为 47,XX(XY),+18；其余为嵌合型：47,XX(XY),+18/ 46,XX(XY)；极少数为易位型。18 三体的产生多由母亲卵母细胞减数分裂时发生的 18 号染色体不分离所致，高龄妇女容易生出患儿。嵌合型患者的症状相对较轻，且发病与母亲的年龄无关。

三、Patau 综合征

1960 年，Patau 首先描述一个具有一条额外的 D 组染色体的患儿，因此称为 Patau 综合征（Patau syndrome）；后来通过显带技术确定多出的染色体为 13 号染色体，所以又称 13 三体综合征（trisomy 13 syndrome）。在新生儿中统计的发病率差异较大，在 1/29 000 ~ 1/5000 之间。13 三体综合征是一种严重的染色体疾病，99% 的 13 三体胚胎将会流产。出生患儿有 45% 在一个月内死亡，接近 70% 在 6 个月内死亡，活到成年者极为罕见。

13 三体综合征的主要症状包括：出生体重低、生长发育迟缓、严重智力发育障碍；中枢神经系统严重发育缺陷，视觉和嗅觉神经发育不完全；小头畸形；小眼球或无眼球；畸形耳、耳位低；小颌畸形；唇裂、腭裂或唇腭裂；多指、特殊握拳方式；摇椅样畸形足；多囊肾；无脾或有副脾；80% 患先天性心脏病；男性有隐睾，女性多有双角子宫及卵巢发育不全。

患者的核型 75% 为 47,XX(XY),+13；5% 是嵌合型；20% 为易位型，多为 der(13;14) 的罗伯逊易位。13 三体的出生率与母亲年龄呈正相关，而易位型多为年轻母亲所生，她们常有流产史。

四、特纳综合征

1938 年，Turner 首先描述该综合征，因此称为特纳综合征（Turner syndrome）。患者为女性表型，身材矮小、蹼颈、肘外翻；原发闭经，第二性征发育不良；1954 年，Polani 发现患者的 X 染色质呈阴性；1959 年，Ford 等证实患者的核型为 45,X，即较正常女性少了一条 X 染色体。该病发病率为 1/5000 ~ 1/2000。

患者常在出生时或青春期发育之前表现异常，其主要症状包括：儿童期身材发育缓慢、缺乏青春期发育，使成年身材显著矮小，仅在 120 ~ 140 cm 之间；耳位低；颈蹼；后发际低；盾状胸、乳距宽；婴儿期的手、足淋巴水肿；第四掌骨缩短。第二性征发育差，表现为成年外阴幼稚、阴毛稀少、乳房不发育、子宫发育不良，卵巢呈条索样，镜检卵巢无卵泡，因此也称为卵巢发育不全综合征；原发闭经，不育。患者常合并心血管畸形；少数患者智力发育迟缓，一些个体空间感知能力差。

特纳综合征患者可有不同的核型，其共同之处是有 X 染色体缺失或部分片段的缺失。临床中最常见的染色体核型为 45,X，占全部患者的 50% 以上，具有以上所述的各种症状。其病因为减数分裂过程中 X 染色体不分离，其中 80% 源于父亲的减数分裂不分离；嵌合体核型的比例也较高，主要有 45,X/46,XX、47,XXX/45,X、47,XXX/45,X/46,XX，还有 45,X 细胞系和 X

染色体结构异常的细胞系形成的嵌合体等，约占全部患者的 30%；另一种较为常见的核型是 X 等臂染色体，包括 46,X,i(X)(q10) 和 46,X,i(X)(p10)，患者表型近似于 45,X，但 46,X,i(X)(p10) 个体没有身材矮小，有条索状卵巢和原发闭经等症状，说明 X 染色体的短臂单体决定了身材矮小和该综合征主要症状；而 X 染色体长臂缺失则与性腺发育不全和不育有关。

特纳综合征的治疗原则主要是对症治疗。从青春期开始使用雌激素治疗能够促进第二性征的发育或改善，并可以通过人工周期的方法模拟月经来潮；患者还应该尽早接受生长激素替代治疗，促进患者身高的增长，改善身材矮小的问题。但由于卵巢功能障碍，即使能够通过人工周期使月经来潮，特纳综合征患者也没有正常的排卵功能，因此不具有生育能力。

五、Klinefelter 综合征

1942 年，Klinefelter 等首先描述该综合征，因此称为克兰费尔特综合征（Klinefelter syndrome）；1956 年，Bradbury 等发现患者体细胞内 X 染色质呈阳性；1959 年，Jacob 等证实患者的核型为 47,XXY，即较正常男性多出一条 X 染色体，因此又称 47,XXY 综合征或 XXY 综合征。男性发病率为 1/1000 ~ 1/500，在男性精神发育异常患者中的发生率约为 1%，在男性不育患者中占 10%。

大多数患者在幼年期和儿童期都没有明显异常，在青春期后期开始睾酮生成低于正常，引起睾丸发育不良，所以又称先天性睾丸发育不全综合征，其各种临床症状也在青春期之后开始逐渐显现。本病以睾丸发育障碍和不育为主要临床特征，患者身材瘦长、体力较差；睾丸小或隐睾，精曲小管萎缩并呈玻璃样变性、缺乏生成精子的能力，因而不育；睾酮水平低下导致第二性征发育不良，患者体征呈女性化倾向，大部分人喉结不明显、无胡须、体毛稀少，阴毛呈女性分布、稀少或无毛，皮下脂肪丰富、皮肤细嫩，部分患者乳房轻微发育；少数患者有轻度到中度智力障碍，存在语言困难和阅读障碍；一些患者有社交障碍，显示出害羞、焦虑和（或）抑郁。

患者的主要核型为 47,XXY，少数为嵌合型，还可见 48,XXXY、48,XXYY、49,XXXXY 等。一般来讲，核型中 X 染色体数量越多，表现的症状越严重。例如，49,XXXXY 的个体除了上述症状更为明显外，还有严重智力低下，并伴有小头、颈蹼、腭裂、桡尺骨连合、肘外翻、膝外翻、脊柱畸形等异常。而嵌合型的症状相对较轻且不典型，当正常细胞所占比例较大时，患者一侧的睾丸可正常发育并能生育。47,XXY 产生于减数分裂时性染色体的不分离，其中 60% 是母亲的染色体不分离，大多数不分离发生在减数分裂 I。与常染色体三体相似的是，患儿出生的风险随母亲年龄的增加而增大。

六、X 三体综合征

X 三体综合征（triple X syndrome）也称 XXX 综合征，于 1959 年由 Jacob 等首先报道，并称之为“超雌症”。X 三体综合征是一种女性常见的性染色体异常，新生儿中发生率在 1/1000 左右，但在女性精神病患者中可高至 4/1000。

大多数 X 三体个体表型正常，但发育较早、平均身高较正常女性高；平均智商比正常人群低 10 ~ 15，但不同个体之间的差别非常大；部分患者有语言学习障碍、人际关系不良；有患精神性疾患的倾向；离开学校后生活质量会提高。

多数患者的核型为 47,XXX；少数为 47,XXX/ 46,XX 嵌合型，其体细胞中可检测到两个 X 染色质。理论上 X 三体个体在减数分裂时会由于次级不分离生育 47,XXX 或者 47,XXY 的后代，但实际上她们生育染色体数目异常后代的概率与正常人几乎没有差别。虽然 X 三体个体生育能力基本正常，但由于她们卵巢早衰的现象比较普遍，所以应在最适生育年龄段

生育后代。

七、XYY 综合征

XYY 综合征（XYY syndrome）是 1961 年由 Sandburg 对一个唐氏综合征患者双亲的染色体检查中偶然发现的。XYY 在男性中的发生率大约为 1/1000，且与双亲年龄无关。

多数 47,XYY 男性有正常的寿命和生活；睾酮水平正常，性征和生育能力一般正常；少数患者有性腺发育不良、隐睾、尿道下裂和不育；47,XYY 男性最大的特点是身材高大，因而在高身材人群中的检出率明显增加；有些 47,XYY 男性有轻度智力低下，存在学习困难；部分个体有社会适应不良、人格异常和行为问题，具有攻击性和冲动性的性格倾向。

47,XYY 的核型来源于父亲 Y 染色体减数分裂不分离，但他们生育染色体数目异常患儿的概率并不比正常男性高。此外，少数个体的核型为 47,XYY/46,XY，是胚胎早期有丝分裂不分离的结果。

八、猫叫综合征

猫叫综合征（Cri-du-chat syndrome）在 1963 年由 Lejeune 首先报道，为第 5 号染色体短臂部分缺失所致，又称 $5p^-$ 综合征，是一种部分单体综合征，是染色体结构畸变综合征中发病率较高的一种类型。发病率在 1/50 000 ～ 1/20 000，在智力低下人群中约占 1%，女孩发病多于男孩。

本病最具特征性的特点是患儿的哭声高亢，类似猫的叫声。其他主要症状有：生长发育迟缓、严重的精神运动和智力低下；小头畸形；满月脸；眼距较宽、外眼角下斜、斜视、内眦赘皮；耳低位；小颌畸形；肌张力低下；先天性心脏病等。多数患者可活至儿童期，少数可活至成年。随着年龄的增长，猫叫似的声音会消失，脸型也变狭长。

大多数病例是父母生殖细胞中新发生的染色体结构畸变所引起，约有 12% 是双亲之一产生不平衡配子所引起。研究表明患者高音调的哭声被定位于 5p15.3，其他症状则定位于 5p15.2。

九、22q11 微缺失综合征

22q11 微缺失综合征（22q11 microdeletion syndrome）是最常见的染色体微缺失综合征，新生儿中的发病率约为 1/5000。

根据患者的典型临床表现如特殊面容、智力障碍、生长发育迟缓、腭裂、胸腺发育不良、先天性心脏病和低钙血症等症状可以较为容易做出 22q11 微缺失综合征的诊断。如果患者以免疫缺陷和低钙血症为突出表现应考虑为 DiGeorge 综合征（DiGeorge syndrome，DGS）；如果以认知、精神异常为突出表现，伴有特殊面容、心脏流出道异常、腭异常和胸腺发育不良，应考虑为腭心面综合征（velocardiofacial syndrome，VCFS）；如果以特殊面容和心脏流出道畸形为突出表现应考虑为椎干异常面容综合征（conotruncal anomaly face syndrome，CAFS）。当患者症状不典型时，应与其他染色体病或可引起多发畸形的单基因病进行鉴别诊断，如 Smith-Lemli-Opitz 综合征、Alagille 综合征和 CHARGE 综合征等。

22q11 微缺失综合征是由染色体 22q11.2 区域杂合性缺失或关键基因突变而引起的。90% 的缺失片段大小为 3 Mb，7% ～ 8% 的缺失片段为 1.5 Mb，还有一部分是非典型的小片段缺失或 *TBX1* 基因点突变。绝大多数病例为散发，少数家族性病例表现为常染色体显性遗传方式。

大多数 22q11 微缺失综合征患儿是新发生的，其父母再次生育风险较低。但少数存在生殖腺嵌合和低比例的体细胞嵌合情况的双亲，后代再发风险比正常人群高；约 10% 的患者是由于双亲之一也携带 22q11 缺失，其再发风险为 50%。由于存在家族遗传的可能，应对生育过该综合征患儿的父母进行相应的检测，同时无论父母检测结果正常与否，再次妊娠时均应行产前诊断。

十、Y 染色体微缺失综合征

Y 染色体微缺失综合征（Y chromosome microdeletion syndrome）中最常见的类型是 Y 染色体长臂 Yq11 区域的微缺失，又称 Yq11 微缺失综合征。与睾丸生精障碍相关的无精子症因子（azoospermia factor，AZF）基因即定位于该区域。10% ~ 15% 的无精症病例和 5% ~ 10% 的严重少精症病例都发现 AZF 区域的新生缺失突变，通过检查发现这些患者存在多种微缺失类型，缺失区域存在三个与精子生成相关的基因片段，即 *AZFa*、*AZFb* 和 *AZFc*，它们之中任何一个出现缺失都有可能导致生育能力下降或不育，其中 *AZFc* 区域的缺失是男性生精障碍最常见的病因。

Summary

思考题

1．什么是三倍体异常？产生的机制有哪些？

2．如何区分一个三体患者的发生机制是源于减数分裂 I 不分离还是减数分裂 II 不分离。

3．平衡倒位携带者在其生殖细胞生成时会遇到什么样的问题。从临床医学的角度看，倒位携带者的倒位区长一些好还是短一些好。

4．罗伯逊易位携带者在其生殖细胞生成时会遇到什么样的问题，会产生哪些后果？

5．嵌合型特纳综合征患者常见的核型有 45,X/46,XX；47,XXX/45,X；47,XXX/45,X/46,XX，请解释他们各自的发生机制。

（陈　峰　彭翠英）

第5章 单基因遗传病

单基因遗传是指某种性状或疾病的遗传受一对等位基因控制。有许多人类的性状或遗传病可以用经典遗传学的基本理论来解释和分析，例如，人类耳垂的有无、血型的遗传、各种显性或隐性遗传病的遗传等。这类遗传方式符合孟德尔遗传定律，故又称为孟德尔遗传（Mendelian inheritance）。

第一节　单基因遗传病概述和系谱分析法

一、单基因遗传病概述

1．基因座（locus） 是基因组中任何一个已经确定的位置上的基因或基因的一部分或具有调控作用的DNA序列。每个遗传基因座上存在有特定的基因。任何正常个体的同源染色体相同的位置上具有同样的遗传基因座。

2．等位基因（allele） 是在同源染色体的特定基因座上的不同形式的基因，它们影响同一类表型，但产生不同的表型效应。等位基因的存在决定了群体中不同个体之间的差异。

3．复等位基因（multiple alleles） 是在群体中，一个基因座上的等位基因数目有三个或三个以上。但对每个个体而言，只有一对同源基因座，故只能拥有一组复等位基因中的两个相同的或不相同的等位基因。

4．基因型（genotype） 一个个体的遗传结构或组成，一般由特定基因座上的等位基因构成。一个基因座的基因一般是成对存在的，这两个基因分别来自父母，共存于一个细胞内。但男性X染色体上的基因一般是单个存在的。

5．表型（phenotype） 是基因型所表达的、能够显示出的遗传性状。除了能够直接观察到的性状外，借助各种手段检测到的结果，例如，细胞的形态、酶的活性、化验的结果等都属于某种基因型所决定的表型。

6．纯合子（homozygote） 一个基因座上由两个相同的等位基因组成的基因型，则该基因座为纯合的，这样的个体叫纯合子，一般写为*AA*或*aa*。

7．杂合子（heterozygote） 一个基因座上的两个等位基因是不相同的，则该基因座是杂合的，这样的个体叫杂合子，一般写为*Aa*。

8．显性（dominant） 如果一个等位基因在杂合状态下可以决定性状，则由这一等位基因所决定的、在杂合子中表现出的性状为显性。

9．隐性（recessive） 如果一个等位基因在杂合状态下不能决定性状，则这一等位基因所决定的性状是隐性的。隐性性状只有在决定该性状的基因为纯合状态时才表现出来。

用英文字母表示基因时，一般用大写字母表示决定显性性状的基因，小写字母表示决定隐性性状的基因。

二、系谱分析法

由于人类遗传性状或疾病不能像动植物那样通过杂交实验研究其遗传规律，因而必须采取合适的方法研究人类遗传方式。系谱分析法就是其中最常用的方法。系谱（pedigree）是指某种遗传病患者与家庭各成员相互关系的图解。系谱中不仅包括患病个体，也包括全部健康的家庭成员。通过对性状在家系后代的分离或传递方式来推断基因的性质和该性状向某些家系成员传递的概率，这种方法称为系谱分析法（pedigree analysis）。

进行系谱分析时，首先从先证者开始着手调查家族中各成员的情况，然后根据被调查者的亲缘关系和健康状况，用特定的系谱符号绘成系谱图，系谱中常用的符号见图 5-1。根据绘制的系谱进行分析，以确定所发现的某一特定性状或疾病的可能遗传方式，从而对家系中其他成员的发病情况做出预测。先证者（proband）是指家系中被医生或研究者发现的第一个患病个体或具有某种性状的成员。在进行系谱分析时应注意：①对家族中各成员的发病情况，不应只凭患者或其亲属的口述，应进行检查，以求准确无误；②全部调查工作除要求信息准确外，还要注意患者的年龄、病情、死亡原因和近亲婚配等情况；③在调查过程中，调查的人数越多越好。判断一种性状的遗传方式往往需要分析具有同一遗传性状的许多家系，并进行统计学分析，才能得到可靠而准确的结论。

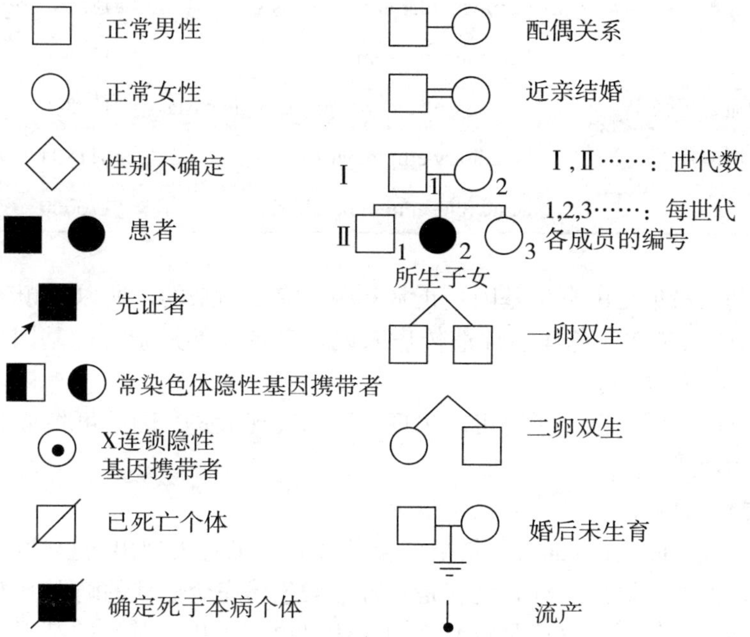

图 5-1　系谱中常用符号

第二节　单基因遗传病的基本遗传方式

由单基因突变所致的疾病称为单基因遗传病。在单基因遗传病中，根据决定某一疾病的基因是在常染色体上还是性染色体上，以及该基因是显性还是隐性，可将人类单基因遗传病分为以下几类：常染色体显性遗传、常染色体隐性遗传、X 连锁显性遗传、X 连锁隐性遗传、Y 连锁遗传和线粒体遗传（见第六章）。

一、常染色体显性遗传

控制一种性状或疾病的基因位于 1 ～ 22 号常染色体上，基因的性质为显性基因，其遗传方式称为常染色体显性（autosomal dominant，AD）遗传。

常染色体显性遗传病举例见表 5-1。

表5-1　常染色体显性遗传病举例

疾病中文名称	疾病英文名称	OMIM	基因定位
短指（趾）症 A1 型	brachydactyly，type A1	#112500	2q35
成骨不全 I 型	osteogenesis imperfecta，type Ⅰ	#166200	17q21.33
成年多囊肾病	adult polycystic kidney disease	#173900	16p13.3
神经纤维瘤 I 型	neurofibromatosis，type Ⅰ	#162200	17q11.2
结节性硬化症	tuberous sclerosis	#191100	9q34.13
家族性腺瘤性息肉综合征 1 型	familial adenomatous polyposis 1	#175100	5q22.2
肌强直性营养不良 1 型	dystrophia myotonica 1	#160900	19q13.32
特发性肥大性主动脉瓣下狭窄	supravalvular aortic stenosis	#185500	7q11.23
Fechtner 综合征	Fechtner syndrome	#153640	22q12.3
遗传性出血性毛细血管扩张	hereditary hemorrhagic telangiectasia	#187300	9q34.11
遗传性球形红细胞增多症	hereditary elliptocytosis	#611804	1p35.3
急性间歇性卟啉症	acute intermittent porphyria	#176000	11q23.3

人类的致病基因最早是由野生基因（正常基因）突变而来的，所以其频率很低，大多介于 0.001 ～ 0.01。因此，对常染色体显性遗传病来说，患者大都是杂合的基因型（*Aa*），很少看到纯合基因型（*AA*）的患者。

由于各种复杂的原因，杂合子有可能出现不同的表现形式，因此可将常染色体显性遗传分为以下几种不同的形式。

（一）完全显性遗传

完全显性（complete dominance）是指杂合子（*Aa*）患者表现出与显性纯合子（*AA*）患者完全相同的表型，例如，短指（趾）症就是一种常染色体完全显性的畸形，患者由于指骨（或趾骨）短小或缺如，致使手指（或足趾）变短。假设决定短指（趾）的基因为显性基因 *A*，正常指（趾）为隐性基因 *a*，则短指（趾）症患者基因型应为 *AA* 或 *Aa*。完全显性则指 *Aa* 与 *AA* 的表型不能区分，实际上绝大多数短指（趾）症的基因型是 *Aa*，而不是 *AA*。这是因为按照孟德尔分离定律，基因型 *AA* 中的两个 *A*，必然一个来自父方，一个来自母方。也就是说，只有父母都是短指（趾）症患者时才有可能生出 *AA* 型子女，而这种婚配的机会毕竟是极少的，故绝大多数短指（趾）症患者为 *Aa*。如果患者（*Aa*）与正常人（*aa*）婚配，其所生子女中，大约有 1/2 是患者（图 5-2），也就是说，每生一个孩子，都有 1/2 的可能性是短指（趾）症的患儿。

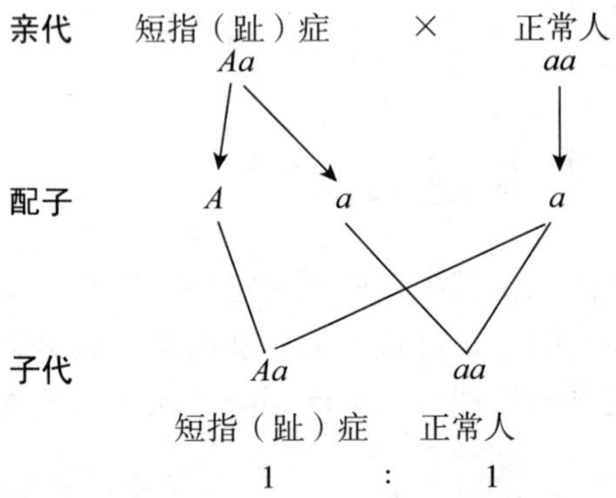

图 5-2　短指（趾）症与正常人婚配图解

图 5-3 是一例常染色体完全显性遗传病的典型系谱。常染色体完全显性遗传有如下特点：①致病基因位于常染色体上，男女发病机会均等；②系谱中可看到本病的连续传递现象，即连续几代都有患者；③患者的双亲中必有一方为患者，但绝大多数为杂合子，患者的同胞中约有 1/2 患病；④患者（杂合子）的子女中，约有 1/2 将患病，也可以说患者婚后每生育一次，都有 1/2 的风险生出该病的患儿；⑤双亲都无病时，子女一般不患病，只有在基因突变的情况下，才能看到子女患病的病例。

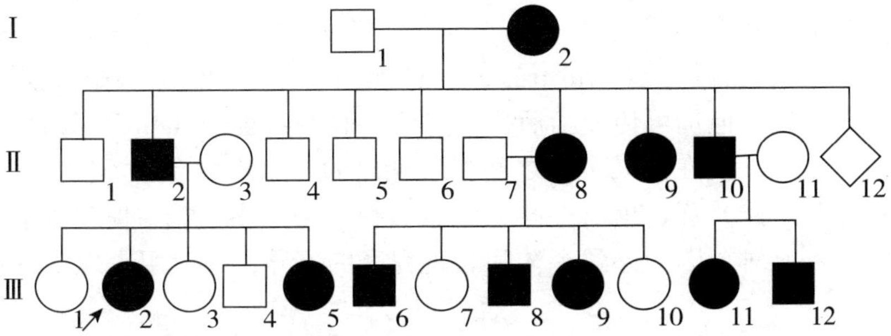

图 5-3 短指（趾）症的系谱

（二）不完全显性遗传

不完全显性（incomplete dominance）也称为半显性（semi-dominance）。这种遗传方式是指杂合子的表型介于显性纯合子与隐性纯合子的表型之间，也就是说，在杂合子中，隐性基因的作用也有一定程度的表现，这种遗传方式叫做不完全显性遗传。

软骨发育不全是不完全显性遗传病。本病纯合子（*AA*）患者病情严重，多在胎儿期或新生儿期死亡，而杂合子（*Aa*）患者在出生时即有体态异常，表现出躯体矮小、躯干长、四肢短粗、下肢向内弯曲、头大前额突出等症状。主要是由于长骨骨骺端软骨细胞形成及骨化障碍，影响了骨的生长所致。

一个软骨发育不全患者（*Aa*）与正常人婚配，每生一个孩子有 1/2 的可能性是软骨发育不全患者（*Aa*），1/2 的可能性是正常人（*aa*）。如果两个软骨发育不全患者婚配，后代中约 1/4 的可能性为正常人（*aa*），2/4 的可能性为杂合子患者（*Aa*），1/4 的可能性为纯合子患者（*AA*），纯合子患者死于胚胎或早期夭折（图 5-4）。

（三）不规则显性遗传

在一些常染色体显性遗传病中，杂合子由于某种原因不表现出相应的症状，或即使发病，病情程度也有所差异，使传递方式表现出不规则，称不规则显性（irregular dominance）遗传。

在不规则显性遗传中，带有显性基因的某些个体，本身虽然不表现出显性性状，但他们却可以生出具有该性状的后代。多指（趾）是不规则显性遗传的典型实例。图 5-5 是一个多

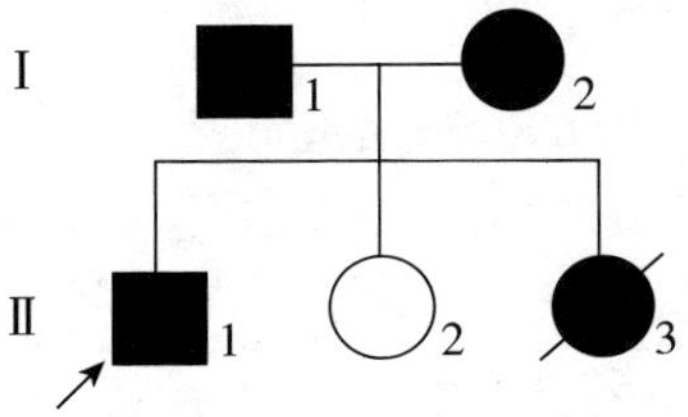

图 5-4 1 例软骨发育不全的系谱

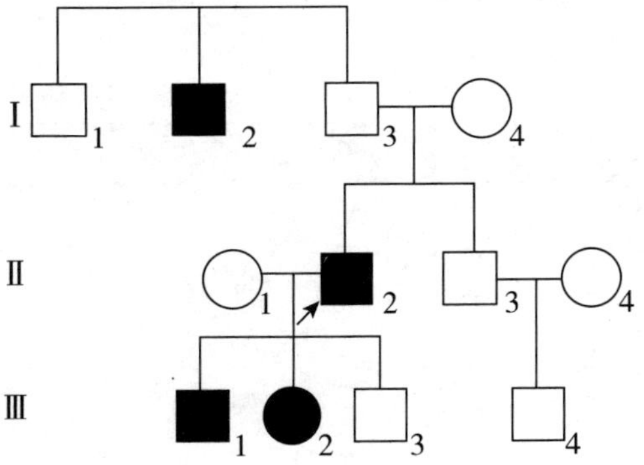

图 5-5 多指（趾）症 A_1 型的系谱

指（趾）的系谱，先证者（$Ⅱ_2$）患多指（趾）症，其后代3个儿女中2个是多指（趾）患者，$Ⅱ_2$的基因型一定是杂合子，$Ⅱ_2$的父母表型均正常，那么$Ⅱ_2$的致病基因到底是来自父亲还是来自母亲？从系谱特点可知，$Ⅱ_2$的致病基因是来自父亲（$Ⅰ_3$），这可从$Ⅱ_2$的二伯父（$Ⅰ_2$）为多指（趾）患者而得到旁证。$Ⅰ_3$带有的显性致病基因由于某种原因未能得到表达，所以未发病，但有1/2的可能性向下一代传递这个致病基因，使下一代表现出多指（趾）症状。

显性基因在杂合状态下表达相应性状的比率，常用外显率（penetrance）来衡量，即指在有致病基因的一个群体中，表现出相应病理表型人数的百分率。例如，在10名杂合子（*Aa*）中，只有8名形成了与基因（*A*）相应的性状，就认为显性基因*A*的外显率为80%。那些未外显的杂合子（*Aa*），称为钝挫型（form fruste）。钝挫型的存在，使家系中出现隔代遗传。钝挫型的致病基因虽未表达，但仍可传递给后代。另外，有些杂合子（*Aa*），显性基因*A*的作用虽然能表现出相应的性状，但在不同个体之间，表现出的轻重程度有所不同，可有轻度、中度、重度的差异。如多指（趾）症，就有多指（趾）数目不一，多出指（趾）的长短不等的现象。这种杂合子（*Aa*）因某种原因而导致个体间表现程度的差异，一般用表现度（expressivity）来表示。

外显率与表现度是两个不同的概念，前者是说明基因表达与否，是群体概念；后者说明的是在某种原因的作用下表达的程度不同，是个体概念。

表现度不一致和不完全外显产生的原因还不十分清楚，不同个体所具有的不同的遗传背景和生物体的内外环境对基因表达所产生的影响，可能是引起不规则显性遗传的重要原因。影响显性基因表达的遗传背景主要是由于细胞内存在修饰基因（modifier gene）。有的修饰基因能增强主基因的作用，使主基因所决定的性状表达完全；有的修饰基因能减弱主基因的作用，使主基因所决定的性状得不到表达或表达不完全。此外，各种影响性状发育的环境因素可能作为一种修饰因子影响主基因的表达，从而起到修饰的作用。

（四）共显性遗传

一对等位基因之间，彼此没有显性和隐性的区别，在杂合子状态时，两种基因的作用都能表达，分别独立地产生基因产物，形成相应的表型，这种遗传方式称为共显性遗传（codominance）。ABO血型的遗传可作为共显性遗传的实例。ABO血型的基因已定位于第9号染色体上的9q34.2位点，在这一基因座位上，由*A*、*B*和*O*三种基因组成复等位基因。基因*A*对基因*O*为显性，基因*B*对基因*O*也是显性，基因*A*和基因*B*为共显性。基因型*AA*和*AO*都决定红细胞膜上抗原A的产生，这种个体为A型血；基因型*BB*和*BO*都决定红细胞膜上抗原B的产生，这种个体为B型血；基因型*OO*则只有H物质的产生而不产生抗原A和抗原B，这种个体为O型血；基因型*AB*决定红细胞膜上有抗原A和抗原B，故这种个体为AB型血，为共显性遗传。

根据孟德尔分离定律的原理，已知双亲血型，就可以推测出子女中可能出现的血型和一般不可能出现的血型（表5-2），这在法医学的亲权鉴定中有一定作用。

表5-2 双亲和子女之间血型遗传的关系

双亲的血型	子女中可能出现的血型	子女中不可能出现的血型
A×A	A，O	B，AB
A×O	A，O	B，AB
A×B	A，B，AB，O	—
A×AB	A，B，AB	O
B×B	B，O	A，AB

续表

双亲的血型	子女中可能出现的血型	子女中不可能出现的血型
B×O	B，O	A，AB
B×AB	A，B，AB	O
AB×O	A，B	AB，O
AB×AB	A，B，AB	O
O×O	O	A，B，AB

此外，人类 MN 血型系统也属共显性遗传。

（五）延迟显性遗传

延迟显性（delayed dominance）是指某些带有显性致病基因的杂合子，在生命的早期不表现出相应症状，当达到一定年龄时，致病基因的作用才表现出来。亨廷顿病就是一种延迟显性遗传的疾病，杂合子在青春期一般不发病，20 岁发病的很少，大多于 30 ～ 45 岁发病，60 岁有 94% 发病。患者有大脑基底神经节变性，主要损害在尾状核、壳核和额叶。患者有进行性加重不自主的舞蹈样运动和智能障碍，舞蹈动作快，常累及躯干和四肢肌肉，并可合并肌强直。随着病情加重，可出现语言不清和精神症状，并有智能衰退，最终成为痴呆。

本病的致病基因位于 4p16.3 位点，已被克隆。这一基因的编码区内有一个 CAG 三核苷酸的串联重复顺序。正常人重复 9 ～ 34 次，患者则重复 36 ～ 120 次。CAG 重复次数增多的基因即致病基因。致病基因在世代的遗传过程中不稳定，在由父亲向后代传递时有 CAG 重复次数不断增多的倾向，因而造成后代发病年龄逐渐提前且病情逐代加重的情况。

本病的致病基因如果是从父亲传来，患者的发病年龄低，可在 20 岁前发病且病情严重；如果致病基因是从母亲传来，则患者发病晚，多在 40 岁以后发病且病情较轻。目前可采用 PCR 方法检测个体 CAG 三核苷酸的重复次数，用于产前诊断和杂合子个体发病前的确认。

二、常染色体隐性遗传

控制一种遗传性状或疾病的隐性基因位于 1 ～ 22 号常染色体上，这种遗传方式称为常染色体隐性（autosomal recessive，AR）遗传。由隐性致病基因纯合所引起的疾病称为常染色体隐性遗传病。常染色体隐性遗传病举例见表 5-3。

表5-3　常染色体隐性遗传病举例

疾病中文名称	疾病英文名称	OMIM	染色体定位
苯丙酮尿症	phenylketonuria	#261600	12q23.2
丙酮酸激酶缺乏症	pyruvate kinase deficiency	#266200	1q22
尿黑酸尿症	alcaptonuria	#203500	3q13.33
半乳糖血症	galactosemia	#230400	9p13.3
肝豆状核变性	Wilson disease	#277900	13q14.3
黏多糖贮积症Ⅰ型	mucopolysaccharidosis type Ⅰ	*252800	4p16.3
囊性纤维变性	cystic fibrosis	#219700	7q31.2，19q13.2，1q23.3
血色素沉着症	hemochromatosis	#235200	6p22.2，20p12.3

续表

疾病中文名称	疾病英文名称	OMIM	染色体定位
β 地中海贫血	beta-thalassemia	#613985	11p15.4
镰状细胞贫血	sickle cell anemia	#603903	11p15.4
Tay-Sachs 病	Tay-Sachs disease	#272800	15q23
同型胱氨酸尿症	homocystinuria	#236200	21q22.3
先天性肾上腺皮质增生	congenital adrenal cortical hyperplasia	#201910	6p21.33
Ⅱ型白化病	albinism type Ⅱ	#203200	16q24.3

（一）AR 病的系谱特征

在常染色体隐性遗传病家族中，当个体处于杂合子状态时，由于有显性基因的存在，隐性致病基因的作用不能表现，所以杂合子不发病，但是却可将致病基因遗传给后代。这种表型正常而带有致病基因的杂合子称为携带者（carrier）。只有当隐性基因处于纯合状态时，隐性基因所控制的性状才能表现出来，因此临床上所见到的常染色体隐性遗传病患者，往往是两个携带者婚配的子女。

白化病是一种常见的常染色体隐性遗传病，由于患者体内编码酪氨酸酶的基因发生突变，酪氨酸酶缺乏而导致黑色素的合成发生障碍，从而引起白化病。临床上患者虹膜淡红色、皮肤呈白色或淡红色、毛发因缺乏黑色素呈银白或淡黄色。现以 *a* 表示该病的致病基因，其等位的正常基因为 *A*，当一对夫妇均为携带者时，他们的后代将有 1/4 的可能是白化病患儿，3/4 的可能为表型正常的个体，在表型正常的个体中，有 2/3 的可能为白化病基因携带者（图 5-6）。

图 5-7 是 1 例白化病的系谱，系谱中的$Ⅳ_2$的父母$Ⅲ_1$和$Ⅲ_2$的表型都正常，但都是肯定携带者，基因型为 *Aa*，同样$Ⅰ_1$和$Ⅰ_2$也都是肯定携带者。$Ⅳ_1$的表型正常，但她的基因型可能是 *AA* 或 *Aa*，而是 *Aa* 的可能性为 2/3。

常染色体隐性遗传病可表现出如下特点：①由于致病基因位于常染色体上，因而致病基因的遗传与性别无关，男女发病机会均等；②系谱中看不到连续遗传现象，常为散发，有时系谱中只有先证者一个患者；③患者的双亲往往表型正常，但他们都是致病基因的肯定携带者，患者的同胞中约有 1/4 的可能将会患病，3/4 为正常，在表型正常的同胞中有 2/3 是可能携带者，在小家系中有时看不到准确的发病比例，如果将相同婚配类型的小家系合并起来分析，就会看到近似的发病比例；④近亲婚配后代发病率比非近亲婚配发病率高。这是由于近亲之间从共同的祖先同时得到致病基因的可能性较大。

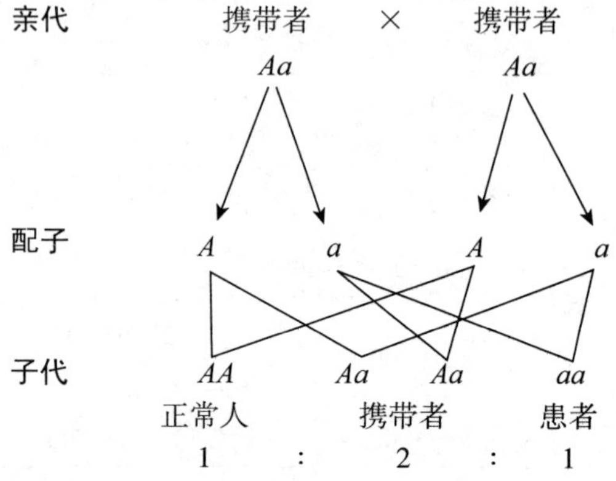

图 5-6 白化病携带者婚配图解

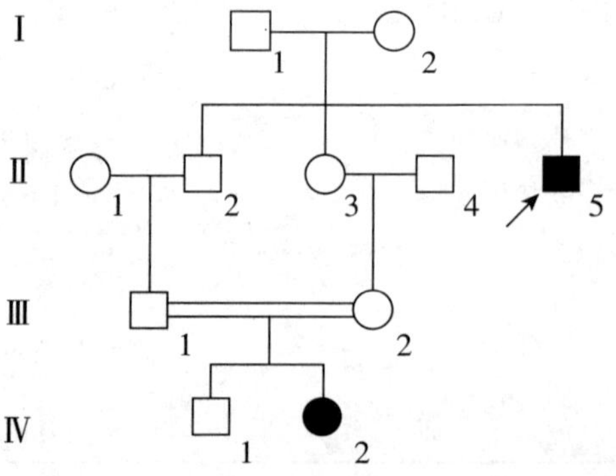

图 5-7 白化病的系谱

（二）AR 病分析时应注意的两个问题

1．患者同胞的发病比例偏高的问题　在实际观察中，AR 病患者同胞中的发病比例往往高于理论上的 1/4，这主要是选样偏倚造成的。

当一对夫妇都是肯定携带者，他们只生一个孩子，如果这个孩子无病（概率为 3/4）就不会到医院来就诊，将被漏检；如果这个孩子患病（概率为 1/4），将被检出。所以，在多个只生一个孩子的家庭中统计，子女中的患病比例为 100%。

如果一对夫妇都是肯定携带者，他们共生两个孩子时，这两个孩子都正常的概率为 3/4 × 3/4 ＝ 9/16，将会被漏检。两个孩子中有一个孩子患病的概率为（1/4 × 3/4）＋（3/4 × 1/4）=6/16，将被检出；两个孩子都患病的概率为 1/4 × 1/4=1/16，也将被检出。因此，总的来看，在共生两个孩子的家庭中，子女患 AR 病的比例不会是 1/4，而是近于 1/2。因此，在计算 AR 病的发病比例时，需要用一定方法校正，才能得到后代中的相应发病比例。常用的方法是 Weinberg 先证者法，校正公式为：

$$C=\frac{\Sigma a(r-1)}{\Sigma a(s-1)}$$

这里，C 为校正比值，*a* 为先证者人数，*s* 为同胞组中的人数，*r* 为先证者同胞中（包括先证者）受累的人数。

表 5-4 为苯丙酮尿症患者同胞中的发病比例。在 11 个家庭中，总计 23 名同胞中有患者 14 人，发病比例为 14/23=0.609，即超过 1/2。Weinberg 先证者法的基本原理是把先证者除去，仅计算先证者同胞间的发病比例。表 5-4 中的资料表明：

$$C=\frac{\Sigma a(r-1)}{\Sigma a(s-1)}=\frac{3}{12}=0.25$$，即 1/4。符合 AR 病的复发风险比例。

表5-4　苯丙酮尿症患者同胞中发病比例的校正（Weinberg 先证者法）

	s	*r*	*a*	*a*（*r*-1）	*a*（*s*-1）
	1	1	1	0	0
	1	1	1	0	0
	1	1	1	0	0
	1	1	1	0	0
	2	1	1	0	1
	2	1	1	0	1
	2	2	1	1	1
	3	1	1	0	2
	3	1	1	0	2
	3	2	1	1	2
	4	2	1	1	3
Σ	23	14	11	3	12

2．近亲婚配子女中患病风险增高的问题　医学遗传学上通常将 3 ~ 4 代内有共同祖先的一些个体称为近亲（consanguinity）。近亲个体之间的婚配称为近亲婚配（consanguineous marriage）。近亲婚配明显提高 AR 病的发病风险，这是因为 AR 病发病的前提是婚姻的双方带有同样的致病基因。这在随机婚配时发生的概率很低，但如果是两个有血缘关系的个体婚配，

由于他们之间存在共同祖先，他们身上可能带有从共同祖先分两条路线传递而来的共同基因，他们的后代发生等位基因纯合的可能性明显增大。

不同个体之间的亲缘关系用亲缘系数（coefficient of relationship）来衡量。亲缘系数是指两个有共同祖先的个体在某一基因座上具有相同等位基因的概率。一个人的亲属可分血亲和姻亲两类，前者是指具有共同祖先的亲属；而后者之间的亲属关系由家族成员的婚姻关系而确定，如一个人的嫂子、婶婶、姑夫等。根据亲缘系数的大小，可将血亲分成不同的亲属级别：一级亲属（first degree relatives），包括一个人的父母、子女、同胞，他们之间的亲缘系数为1/2，也可以说他们体内的所有基因中有半数是相同的。父亲或母亲在生育子女时，将自己一半的基因传给子女，因此父母和子女之间总有半数基因相同。在生育下一个子女时，父母又各自将传给上一个子女所有基因的约一半加上没有传给上一个子女基因的一半向下传递，因此这先后两个子女（即同胞）的基因中将有一半的概率是相同的，即亲缘系数也是1/2。与父母和子女之间1/2的亲缘系数不同的是，这1/2仅仅是一种概率估计，实际情况有可能大于或小于1/2。二级亲属（second degree relatives）：亲缘系数为1/4的亲属，包括一个个体父母的父母、子女的子女、父母的同胞和同胞的子女等。如一个人的爷爷、舅舅、侄子等为二级亲属。三级亲属（third degree relatives）：亲缘系数为1/8的亲属。如曾祖父母、曾孙（女）、祖父母的同胞、同胞的孙子、堂兄弟姐妹、表兄弟姐妹等。其他亲属级别依此类推。亲属级别每远一级，亲缘系数即减少一半。一卵双生子个体之间的亲缘系数为1，即他（她）们之间的所有基因都是相同的。

在表兄妹结婚时，由于他们之间的亲缘系数为1/8，即体内有1/8的基因相同，因此如果表兄妹中有一人是某种AR病的携带者，则另一方带有同样致病基因的概率为1/8。因两携带者婚姻的后代发病率为1/4，故两表兄妹结婚后其后代的发病风险为$1\times1/8\times1/4=1/32$。但如果一个携带者不是近亲结婚，对方也是携带者的概率为群体中携带者频率，这一频率往往是很低的。假设群体中携带者的频率为1/100，则携带者非近亲结婚其后代的发病概率为$1\times1/100\times1/4=1/400$。这一发病率是表兄妹结婚发病风险的1/12。因此近亲婚配可增加群体中隐性遗传病的发病率。而且常染色体隐性遗传病愈少见，群体中携带者的频率愈低，近亲婚配后代的相对发病风险愈高，一些罕见AR病患者往往是近亲结婚产生的。

三、X连锁显性遗传

一些遗传性状的基因位于X染色体上，这些基因在上下代之间随着X染色体而传递。这种遗传方式称为X连锁遗传（X-linked inheritance）。男性只有一条X染色体，Y染色体上缺乏相应的等位基因座，因此男性X染色体基因基本不存在杂合状态。X染色体基因所决定的表型在男性身上都能完全充分地表现出来，可以通过统计男性发病率来了解X连锁致病基因在群体中的频率。所以将男性称为半合子（hemizygote），就是指男性细胞内X染色体上的基因不是成对存在的。X连锁遗传中，父亲的X染色体上的基因只能传给女儿，不能传给儿子，母亲的X染色体上的基因既可传给女儿，也可传给儿子。因此，男性的X连锁基因只能从母亲传来，将来只能传给自己的女儿，称为交叉遗传（criss-cross inheritance）。交叉遗传和男性半合子的特点决定了X连锁遗传病在男女发病率和遗传特点上不同于常染色体遗传病。

如果控制一种显性性状的基因位于X染色体上，其遗传方式称为X连锁显性（X-linked dominant，XD）遗传。由X染色体上显性致病基因引起的疾病称为X连锁显性遗传病。

X连锁显性遗传病举例见表5-5。

表5-5 X连锁显性遗传病举例

疾病中文名称	疾病英文名称	OMIM	染色体定位
抗维生素 D 佝偻病	vitamin D-resistant rickets	#307800	Xp22.11
口面指综合征 I 型	orofaciodigital syndrome Ⅰ	#311200	Xp22.2
鸟氨酸氨甲酰基转移酶缺乏症（高氨血症 I 型）	ornithine transcarbamylase deficiency	#311250	Xp11.4
色素失调症	incontinentia pigmenti	#308300	Xq28
X 连锁 Alport 综合征	Alport syndrome，X-linked	#301050	Xq22.3

在 XD 中，女性有两条 X 染色体，其中任何一条带有致病基因都会患病，如果是纯合子患者则病情更为严重。男性只有一条 X 染色体，如果带有致病基因也会患病，而且病情严重。总的来看，这类疾病的女性发病率约为男性的 2 倍。

抗维生素 D 佝偻病是一种 X 连锁显性遗传病。患者由于肾小管对磷酸盐的重吸收障碍，所以血磷水平低，肠道对磷、钙的吸收不良而影响骨质钙化，因此形成抗维生素 D 佝偻病。这种抗维生素 D 佝偻病不仅出现在婴儿期，在整个儿童期都存在，甚至在青春期仍在进展。患者可有 O 形腿、骨骼发育畸形、多发性骨折、行走困难和生长缓慢等症状。女性杂合子患者病情较轻，有时只有血磷低而无明显佝偻病骨骼变化。

如果用 X^A 表示抗维生素 D 佝偻病基因，X^a 表示相应的正常等位基因。男性患者与正常女性婚配后，子女中女儿都将患病，儿子均正常（图 5-8）。

女性患者（杂合子）与正常男性婚配后，子女中各有 1/2 的患病风险（图 5-9）。

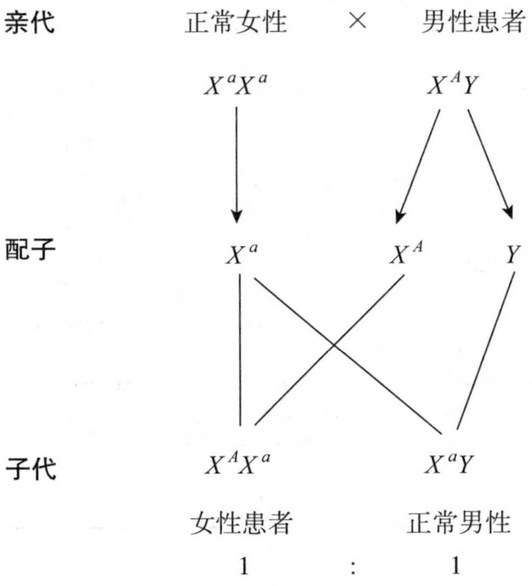

图 5-8 抗维生素 D 佝偻病男性患者与正常女性婚配图解

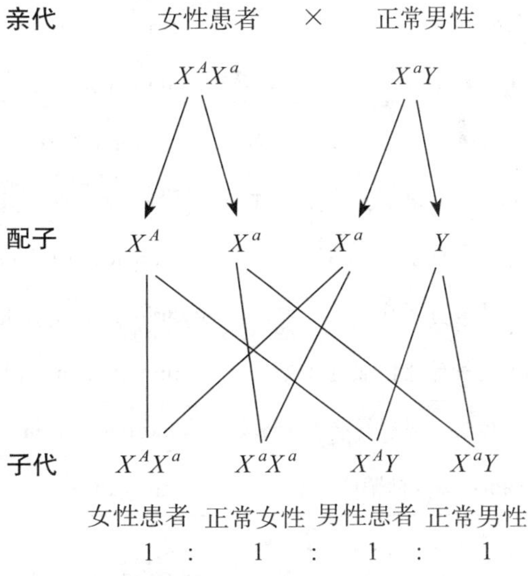

图 5-9 抗维生素 D 佝偻病女性患者与正常男性婚配图解

图 5-10 是一例抗维生素 D 佝偻病的系谱，先证者 $Ⅲ_4$、其妹妹 $Ⅲ_7$ 以及他们母亲 $Ⅱ_3$ 都是患者，他们的同胞中，男女各有 1/2 患病。$Ⅱ_2$ 是一名男性患者，其 3 个女儿 $Ⅲ_1$、$Ⅲ_2$、$Ⅲ_3$ 都受本病所累。$Ⅱ_2$、$Ⅱ_3$ 的致病基因一定是从他们的母亲 $Ⅰ_2$ 传来，不过她已故多年而无从确认。因此，这一系谱完全符合 X 连锁显性遗传的特征。

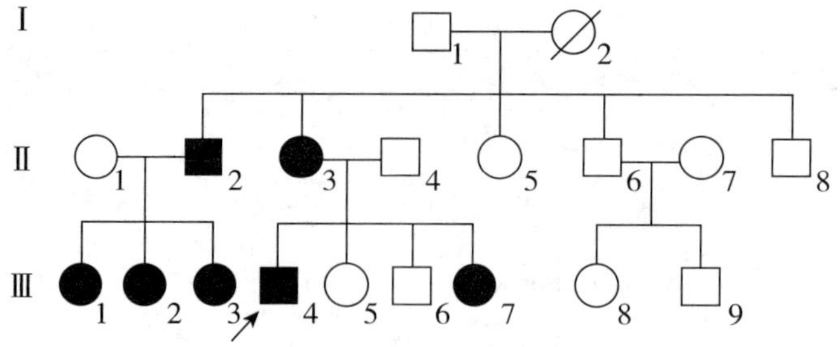

图 5-10　抗维生素 D 佝偻病的系谱

X 连锁显性遗传病系谱的特点如下：①系谱中女性患者多于男性患者，女性患者的病情可较轻；②患者的双亲中，必有一方也是该病患者；③男性患者的后代中，女儿都将患病，儿子都正常；④女性杂合子患者的后代中，子女各有 1/2 患病风险；⑤系谱中可看到连续几代都有患者，呈连续传递。

四、X 连锁隐性遗传

控制一种隐性性状的基因位于 X 染色体上，其传递方式称为 X 连锁隐性（X-linked recessive，XR）遗传。由 X 染色体上隐性致病基因引起的疾病称为 X 连锁隐性遗传病。

X 连锁隐性遗传病举例见表 5-6。

表5-6　X连锁隐性遗传病举例

疾病中文名称	疾病英文名称	MIM	染色体定位
红绿色盲	color blindness	303800	Xq28
鱼鳞癣	ichthyosis	308100	Xp22.31
血友病 B	hemophilia B	306900	Xq27.1
无汗性外胚层发育不良症	ectodermal dysplasia 1	305100	Xq13.1
肾性尿崩症	diabetes insipidus，nephrogenic X-linked	304800	Xq28
慢性肉芽肿病	granulomatous disease	306400	Xp11.4
无丙种球蛋白血症 I 型	immunodeficiency with hyper-IgM，type 1	308230	Xq26.3
雄激素不敏感综合征	androgen insensitivity syndrome	300068	Xq12
Fabry 病（糖鞘脂贮积症）	Fabry disease	301500	Xq22.1

红绿色盲是一种 X 连锁隐性遗传病，决定于 X 染色体上（Xq28）紧密连锁的两个基因座位，即红色盲基因和绿色盲基因，它们连锁在一起传递，一般将它们综合在一起总称为红绿色盲基因。

用 X^b 代表红绿色盲基因，X^B 代表相应的正常等位基因。女性有两条 X 染色体，杂合状态时（X^BX^b）为携带者，只有纯合时（X^bX^b）才患红绿色盲。男性则只有一条 X 染色体，所以他只能有一个相应的基因。因此，在 XR 中，男性只要 X 染色体上有致病基因（X^bY），即患红绿色盲。所以，男性的患病率即为致病基因的频率。相反，女性的患病率为致病基因频率的平方，即男性患病率的平方。

如果男性红绿色盲患者与正常女性婚配后，所生子女中女儿都将是红绿色盲的携带者，儿子的色觉都将正常（图 5-11）。这里，男性患者的致病基因只传给女儿，不传给儿子。

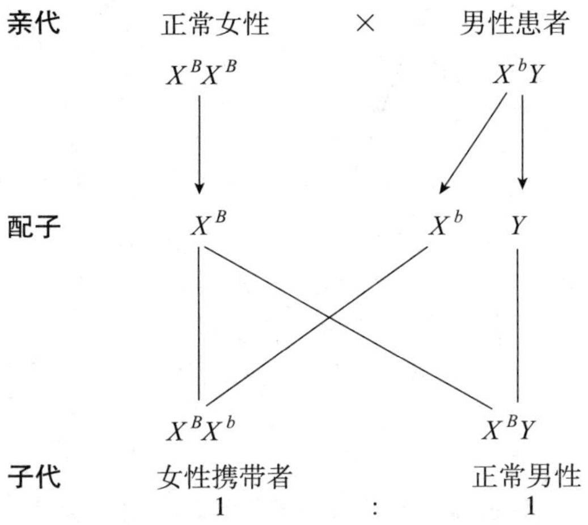

图 5-11　男性红绿色盲与正常女性婚配图解

如果一个色盲女性携带者与正常男性婚配后，他们的子女中女儿 1/2 正常，1/2 为携带者，儿子将有 1/2 患红绿色盲（图 5-12）。儿子的致病基因是从携带者母亲传来。

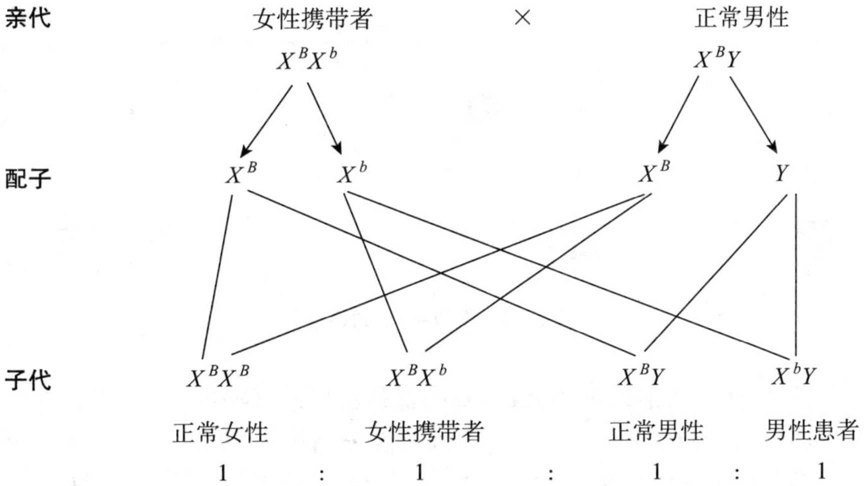

图 5-12　色盲女性携带者与正常男性婚配图解

女性携带者如果与男性红绿色盲者婚配后，子女中女儿将有 1/2 为红绿色盲，1/2 为携带者；儿子将有 1/2 为红绿色盲（图 5-13）。

X 连锁隐性遗传病系谱的特点如下：①人群中男性患者远多于女性患者，在一些致病基因频率低的疾病中，往往只有男性患者；②双亲无病时，儿子可能发病，女儿则不会发病，这表明患儿的致病基因是从携带者母亲遗传而来，其女儿也有 1/2 的可能性为携带者；③由于交叉遗传，男性患者的兄弟、外祖父、舅父、姨表兄弟、外孙、外甥都有发病风险；④如果女性是患者，其父亲一定是患者，母亲一定是携带者或患者。

图 5-14 是一个血友病 A 的系谱。本病患者血浆中缺少凝血因子Ⅷ或抗血友病球蛋白（AHG），所以凝血发生障碍，皮下、肌肉内反复出血而形成瘀斑，下肢各关节腔内出血可使关节呈僵直状态，颅内出血可导致死亡。

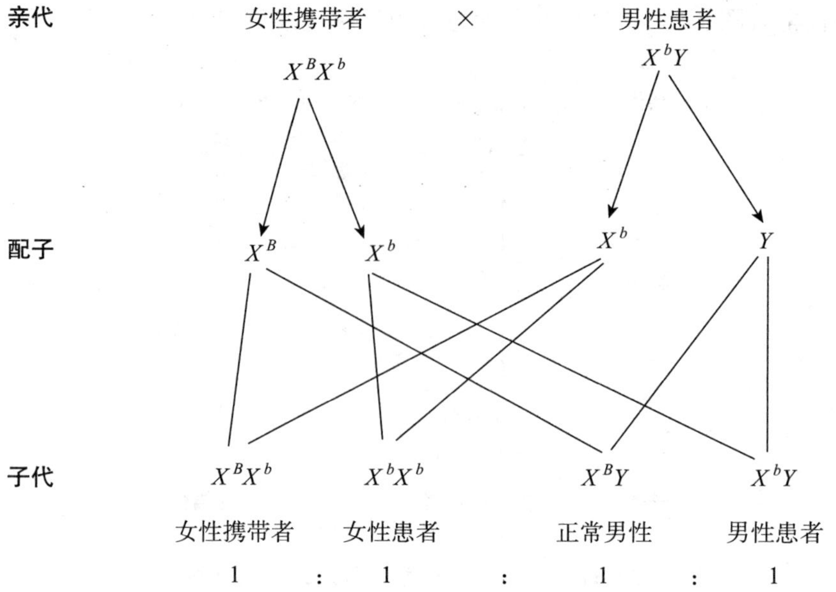

图 5-13 女性携带者与男性红绿色盲婚配图解

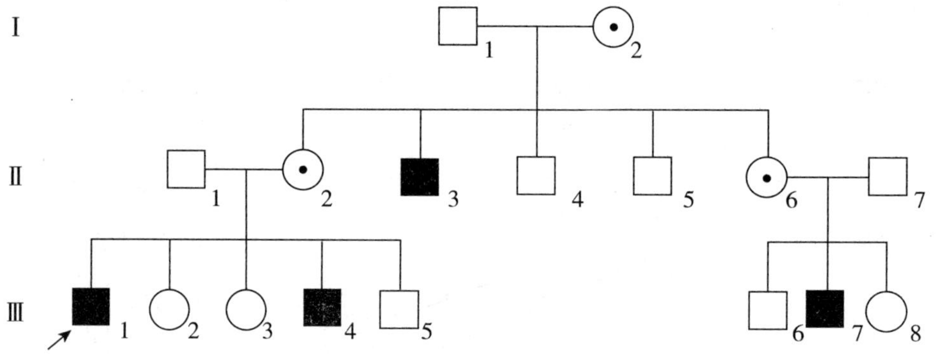

图 5-14 血友病 A 的系谱

系谱中先证者Ⅲ$_1$和他的弟弟Ⅲ$_4$的致病基因都是从母亲（携带者）传来，他们的舅父Ⅱ$_3$、姨表兄弟Ⅲ$_7$都是血友病 A 的患者，他们的致病基因分别从Ⅰ$_2$和Ⅱ$_6$传来。在这个系谱中，患者都是男性，患者父母都无病，但其致病基因都是从母亲传来。系谱完全符合 X 连锁隐性遗传特征。本系谱中，Ⅲ$_2$、Ⅲ$_3$、Ⅲ$_8$各有 1/2 的概率为携带者，她们将来婚后可能生出血友病 A 的患儿。

五、Y 连锁遗传

如果决定某种性状或疾病的基因位于 Y 染色体上，其遗传方式称为 Y 连锁遗传（Y-linked inheritance）。Y 连锁基因将随 Y 染色体进行传递，因为女性没有 Y 染色体，既不传递有关基因，也不出现相应的遗传性状或遗传病。所以在 Y 连锁遗传中，有关基因由男性向男性传递，父传子、子传孙，又称为全男性遗传（holandric inheritance）。

睾丸决定因子基因（*TDF*）已定位于染色体 Yp11.2，它决定未分化性腺发育成睾丸。如果该基因发生点突变或缺失，将导致性腺发育不全。患者核型虽为 46,XY，但性腺呈条索状，无副性征发育。无精子因子基因（*AZF*）已定位于染色体 Yq11.23，它控制精子发生，该区如有 200 kb 的缺失，则导致无精子或严重精子减少。

外耳道多毛症即是一种 Y 连锁遗传病，患者全为男性，表现为青春期外耳道中可长出 2 ～ 3 cm 的丛状黑色硬毛，常可伸出耳孔之外，患者的儿子、孙子均具有这一性状，而系谱中女性均无此性状。

案例：逐渐丧失行走能力的男孩

第三节　影响单基因遗传病分析的因素

一、遗传异质性

知识拓展：MN 血型系统

在遗传学中，基因型决定表型。但表型相同的个体，可能具有不同的基因型。即一种性状可以由多个不同的基因控制。这种现象称为遗传异质性（genetic heterogeneity）。由于遗传基础不同，它们的遗传方式、发病年龄、病情严重程度以及复发风险等都可能不同。遗传异质性又可进一步分为等位基因异质性（allelic heterogeneity）和基因座异质性（locus heterogeneity）两类。

等位基因异质性是指同一基因座上发生的不同突变，使同一疾病的不同的发病家系带有不同类型的突变。例如，β 地中海贫血是一种构成血红蛋白的 β 珠蛋白肽链合成量下降、α 珠蛋白肽链相对过剩并沉积于红细胞所造成的溶血性贫血，呈常染色体隐性遗传或不完全显性遗传，现已证明有多种突变可以导致 β 地中海贫血。由于基因突变类型众多，患者的临床表现程度有较大的差异。实际上大多数重症患者都为两种致病基因的杂合子，他们从父母那里分别继承了不同的致病等位基因，因此该病表现出等位基因异质性。

基因座异质性是指发生在不同基因座上的突变所造成的表型效应相同或相似。如先天性聋哑存在明显的遗传异质性，大部分的非综合征性耳聋（non-syndromic hearing loss，NSHL）为单基因病，占遗传性耳聋的 70%，按遗传方式分为 AD、AR、XL 和线粒体遗传，其中 AR 遗传的占 80%。目前已定位的非综合征性遗传性耳聋基因位点有 110 多个，其中 30 多个已被克隆，包括 16 个 AD 遗传基因，18 个 AR 遗传基因，2 个 XR 遗传基因，5 个既表现为 AD 遗传又表现为 AR 遗传基因。因此，常可见到 2 个先天性聋哑患者婚配后生出并不聋哑的孩子，就是由于父母的聋哑基因不在同一基因座所致。由此可见，先天性聋哑具有高度的遗传异质性。如 *aaBB*（聋哑）×*AAbb*（聋哑）→ *AaBb*（正常）。

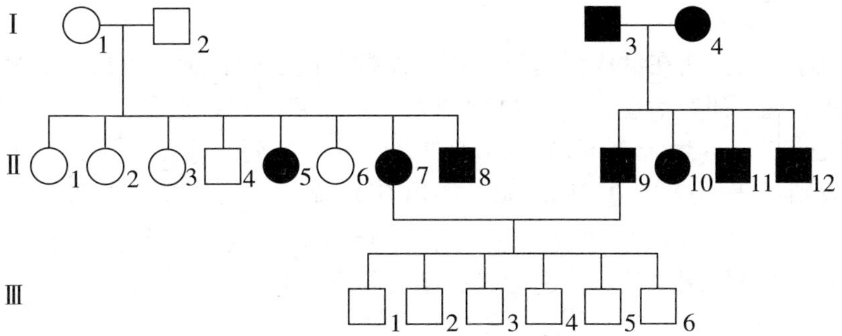

图 5-15　先天性聋哑遗传异质性的图解

图 5-15 表示父亲 Ⅱ_9 由致病基因（*aa*）致先天性聋哑，母亲 Ⅱ_7 是由另一对致病基因（*bb*）致先天性聋哑，由于两个人的聋哑基因不在同一基因座上，故他们婚配后子代中并不出现聋哑的孩子。

事实上，很多遗传病都存在遗传异质性。随着对疾病认识的不断深入，许多疾病又被分为不同的亚型。例如，成骨不全分为Ⅰ型、Ⅱ型、Ⅲ型、Ⅳ型等。血友病分A型和B型，都为X连锁隐性遗传。并指除Ⅰ型外，还有Ⅱ型至Ⅴ型。白化病除Ⅰ型外，还有酪氨酸酶阳性的Ⅱ型，都属AR。遗传性肾炎除XD的类型外，还有AD的类型。抗维生素D佝偻病除XD型外，还有AD型和AR型。由此可见，遗传异质性是遗传病的普遍现象。

二、基因多效性

基因多效性（pleiotropy）是指一个基因决定或影响多个性状的形成。如苯丙酮尿症是一种遗传性代谢病。患者由于苯丙氨酸羟化酶基因突变，表现出既有智力发育障碍，也有毛发淡黄、肤色白皙，甚至汗液和尿液有特殊的腐臭味。造成这种多效性的原因，是由于基因产物在机体内复杂代谢的结果。在生物体的发育过程中，基因的作用是通过控制新陈代谢的一系列生化反应从而决定性状的形成。一方面是基因产物（蛋白质或酶）直接或间接控制和影响不同组织和器官的代谢功能，即所谓的初级效应，如上述的苯丙酮尿症即是如此。另一方面是在初级效应的基础上通过连锁反应引起一系列的次级效应。例如，镰状细胞贫血，由于存在异常血红蛋白（HbS）引起红细胞镰变，这是初级效应；红细胞镰变后使血液黏滞度增加、局部血流停滞、各组织器官的血管梗死、组织坏死，导致各种临床表现，这些临床表现都是初级效应（镰变）后引起的次级效应。

三、遗传印记

按照孟德尔遗传定律，当一个性状从亲代传给子代，无论携带这个性状的基因或染色体来自父方或母方，所产生的表型效应是相同的。但临床上发现同一基因的改变，由于亲代的性别不同，传给子女时可以引起不同的效应，产生不同的表型现象，称为遗传印记（genetic imprinting），又称基因组印记（genomic imprinting）或亲代印记（parental imprinting）。例如，亨廷顿病的基因如果经母亲传递，则其子女的发病年龄与母亲的发病年龄相近；如果经父亲传递，则其子女的发病年龄比父亲的发病年龄有所提前，有10%左右的患者在20岁以前发病，且病情严重。导致遗传印记的原因是DNA的甲基化修饰，详细解释请见第十一章表观遗传学。

四、遗传早现

在家系中，有些遗传病在世代传递过程中，发病年龄逐代提前和（或）病情逐代加重，这种现象称为遗传早现。研究表明，遗传早现现象与不稳定、可扩展的三核苷酸重复序列有关。例如，强直性肌营养不良患者有不稳定的 $(CTG)_n$ 重复序列，重复次数可达50～80次，而正常人重复次数则低于30次。据Penrose（1948年）统计，亲代强直性肌营养不良患者的平均发病年龄为38岁，子代患者平均发病年龄仅为15岁，发病年龄提前了23年。此外，亨廷顿病和脊髓小脑性共济失调的父源传递者也有遗传早现现象。

五、限性遗传

某种性状或疾病的基因位于常染色体上，其性质可以是显性或隐性，但由于基因表达的性别限制，只在一种性别中表现，而在另一性别中则完全不能表现，但这些基因均可传给下一代，这种遗传方式称限性遗传（sex-limited inheritance）。例如，子宫阴道积水由常染色体隐性基因决定。隐性纯合子中，女性可表现出相应的症状，男性虽有这种基因，却不表现该性状，但这些基因可传给后代。限性遗传可能主要是由于解剖学结构上的性别差异造成，也可能受性激素分泌的性别差异限制，故只限于某一性别发病，再如男性的前列腺癌和男性青春期早熟也属限性遗传。

六、从性遗传

从性遗传和性连锁遗传的表现都与性别有密切的关系，但它们是两种截然不同的遗传现象。性连锁遗传的基因位于性染色体上，而从性遗传的致病基因位于常染色体上，可为显性或隐性基因。这种常染色体上的基因所控制的性状，在表型上受性别影响而显出男女分布比例或基因表现程度差异的现象，称为从性遗传（sex-influenced inheritance；sex-conditioned inheritance）。

原发性血色病可作为从性遗传的实例。它是一种遗传性铁代谢障碍的疾病。其特征为含铁血黄素在组织中大量沉积，造成多种器官损害，典型症状是皮肤色素沉着、肝硬化、糖尿病三联综合征。由于此病是在铁质蓄积达到 10 ～ 35 g 时才产生症状，所以症状发生较迟，80% 病例在 40 岁以后发病。本病为常染色体隐性遗传，但男患者比女患者多 10 ～ 20 倍，这是因为女性通过月经、流产、妊娠、哺乳等生理或病理性失血导致铁质丢失，减轻了铁质的沉积，故难以表现铁质沉着症状。

遗传性秃顶为常染色体显性遗传病，男性明显多于女性。杂合子的男性会出现秃顶，表现为头前部至头顶的头发进行性对称性脱落，仅枕部及两侧颞部保留头发。而女性杂合子不出现秃顶。经研究表明，秃顶基因能否表达还要受到雄性激素的影响。如果带有秃顶基因的女性，体内雄性激素水平升高也可出现秃顶。这点可作为诊断女性是否患某种疾病的辅助指标。因为肾上腺肿瘤可产生大量雄性激素，导致秃顶基因的表达。

七、X 染色体失活

Lyon 假说认为女性两条 X 染色体在胚胎发育早期就随机失活了其中一条，即为 X 染色体失活（X-chromosome inactivation）。假如某女性为 X 连锁隐性遗传病杂合子（X^AX^a），如果半数以上细胞中带有突变基因 X^A 的那条 X 染色体失活，则表型是患者，但病情比 X^aY 的男性轻。例如，Duchenne 型肌营养不良的男性患者的杂合子母亲也可受累。

八、拟表型

拟表型（phenocopy）又称表型模拟，是指由于环境因素的作用使某一个体的表型与某一特定基因突变所产生的表型相同或相似。例如，由于常染色体隐性遗传所致的先天性聋哑和由于使用药物（链霉素）引起的聋哑都表现出相同的聋哑症状，这种由于药物引起的聋哑即为拟表型。拟表型是由于环境因素的影响，并非生殖细胞中基因本身发生的改变所致，因此这种聋哑不会遗传给后代。

知识拓展：原发性血色病

第四节　单基因遗传病的复发风险估计

遗传病的复发风险是指家庭中有遗传病患者时，其有亲缘关系的亲属再患同样疾病的可能性。单基因遗传病的复发风险估计主要是依据家系调查得到的有关资料，按照孟德尔遗传的基本定律进行基因型分析，再辅以对某些遗传病的特殊考虑，如外显率、从性遗传等，必要时还要借助一些数学方法进行概率运算，以求准确地得出不同亲属的复发风险，供患者、家属和医生参考。

一、亲代基因型确定时后代发病风险的估计

如果双亲的基因型通过他们本人或家庭其他成员的患病情况可准确估计，则根据遗传病的不同遗传方式可以推算子女的复发风险。例如，当双亲之一患 AD 病时，此时双亲的基因型是可以确定的，即 $Aa \times aa$。在外显完全的情况下，子女的复发风险为 1/2；在外显不完全时，则子女的复发风险为 1/2 乘以外显率。各种单基因遗传病的复发风险在基本遗传方式一节中都已做了分析，这里不再赘述。需要注意的只是在一些特殊的基因型或特殊的婚配形式下，复发风险的估计需要做具体运算。例如，常染色体显性遗传病的纯合子患者由于相应的两个基因座上都为致病基因，能将致病基因传给后代，所以后代一定发病。再如，常染色体隐性遗传病患者与携带者结婚，按照分离定律，他们的子女将有一半机会受累。

二、亲代基因型可做概率估计时后代发病风险的估计

亲代的基因型不能确定，但可以根据家庭成员的发病情况运用遗传定律推算出某种基因型的概率，可运用概率的乘法原则做发病风险的概率估算。例如，如果一女性的父母表型正常，但有一个患 Duchenne 型肌营养不良（XR）的兄弟，我们只能估算出这一女性是这一致病基因携带者的概率为 1/2。如她确实是携带者，则她婚后如果生育儿子，其儿子的发病风险为 1/2。但她是携带者的概率只是 1/2，所以她儿子的发病风险应为 $1/2 \times 1/2=1/4$。

常染色体隐性遗传病患者近亲结婚后代发病风险的估计问题，首先需分别估算婚姻双方各自是携带者的概率，然后估算他们同是携带者的概率，最后再乘以携带者婚配后代的发病概率 1/4，即为近亲结婚后代的发病风险。

前已述及，对常染色体隐性遗传病来讲，即使家系中无患者，近亲婚配后代的发病风险，也明显高于非近亲婚配。如果在家系中已有了先证者，就要根据先证者来计算发病风险，由于先证者在家庭中的辈分、地位的不同，计算出的发病风险可有很大的差异。

在图 5-16 中，$Ⅲ_2$ 与 $Ⅲ_3$ 是表兄妹，他们婚后子女患病的风险会怎样？已知 $Ⅳ_1$ 为先证者，那么 $Ⅲ_1$ 是肯定携带者，$Ⅲ_2$ 是 $Ⅲ_1$ 的同胞，他是携带者的概率为 1/2；$Ⅲ_3$ 是 $Ⅲ_1$ 的姑表妹，她是携带者的概率为 1/8。$Ⅲ_2$ 和 $Ⅲ_3$ 婚后所生子女中发病的风险将为 $1/2 \times 1/8 \times 1/4 = 1/64$。如果群体中携带者的概率为 1/50，$Ⅲ_2$ 和 $Ⅲ_3$ 都非近亲结婚，则 $Ⅲ_2$ 的子女发病风险为 $1/2 \times 1/50 \times 1/4 = 1/400$。$Ⅲ_3$ 的子女发病风险为 $1/8 \times 1/50 \times 1/4=1/1\,600$。

假设如图 5-17 中，先证者是 $Ⅲ_1$ 的叔父 $Ⅱ_5$，那么，$Ⅲ_1$ 与表妹 $Ⅲ_2$ 婚后，子女的发病风险又如何？因为 $Ⅱ_5$ 是患者，那么 $Ⅰ_1$ 和 $Ⅰ_2$ 都是肯定携带者，因此，推算出 $Ⅱ_2$、$Ⅱ_3$ 是携带

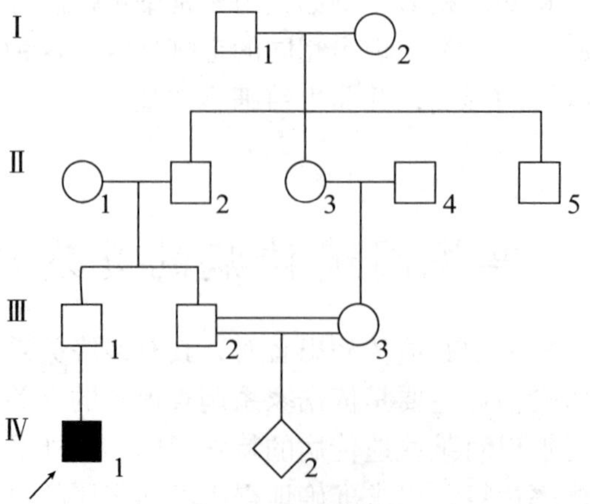

图 5-16　近亲婚配的系谱（1）

者的概率均为 2/3，$Ⅲ_1$、$Ⅲ_2$ 是携带者的概率均为 1/3。他们婚后所生子女的发病风险将为 1/3 × 1/3 × 1/4=1/36。如果他们都非近亲婚配，则子女的发病风险为 1/3 × 1/50 × 1/4=1/600。

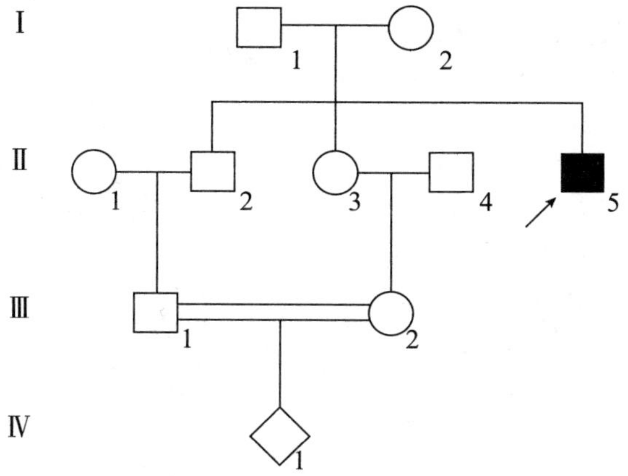

图 5-17　近亲婚配的系谱（2）

假设如图 5-18 中，$Ⅲ_2$ 的姐姐 $Ⅲ_1$ 为先证者，$Ⅲ_2$ 与表妹 $Ⅲ_3$ 结婚后，子女的发病风险又怎样？$Ⅲ_1$ 为患者，$Ⅲ_2$ 为携带者的概率为 2/3；$Ⅱ_2$ 为肯定携带者，$Ⅱ_3$ 为携带者的概率为 1/2，$Ⅲ_3$ 为携带者的概率为 1/4。$Ⅲ_2$ 与 $Ⅲ_3$ 婚后所生子女中的发病风险将为 2/3 × 1/4 × 1/4=1/24。

Summary

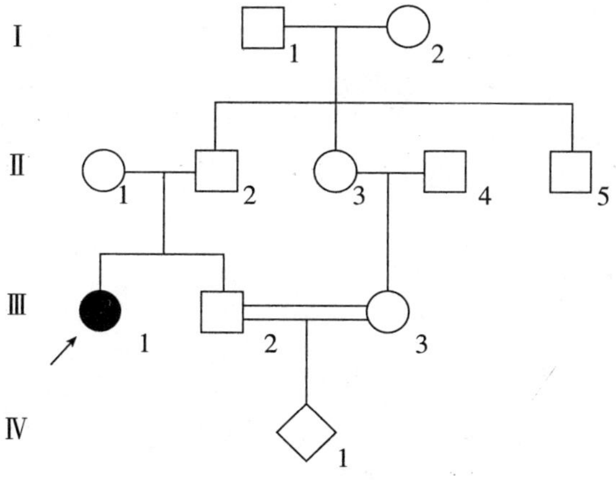

图 5-18　近亲婚配的系谱（3）

思考题

1．简述 AD、AR、XD、XR 遗传病的系谱特点。

2．一个人为 M 型和 O 型血型，他与一个 MN 型和 B 型血型的人婚配后，所生子女的血型及比例如何？

3．王某的舅父患先天性聋哑（AR），假设群体中先天性聋哑携带者的频率是 1/50，王某如果和他的姑表妹结婚，子女中患先天性聋哑的风险是多少？王某如果和他的姨表妹结婚，子女中患先天性聋哑的风险是多少？

4．男性王某，其父母、祖父母、外祖父母表型都正常，他和他的弟弟都患红绿色盲，他的姨表兄弟患红绿色盲的风险是多少？他的外甥患该病的风险又是多少？

5．根据你所学的遗传学知识解释以下情况：①双亲全为聋哑，但其后代正常；②双亲全正常，其后代出现聋哑；③双亲全为聋哑，其后代全为聋哑。

（雷宇华　杨向竹）

第6章 线粒体遗传病

线粒体（mitochondria）是真核细胞的能量代谢中心。自从1894年德国生物学家Altmann在动物细胞质内发现线粒体以来，人们对线粒体的结构、功能及其与疾病关系的认识逐渐深入。1963年Nass首次在鸡卵母细胞中发现线粒体中存在DNA；同年，Schatz分离到完整的线粒体DNA（mitochondrial DNA，mtDNA），从而开始了人类对mtDNA的探索。因为细胞呼吸作用中的氧化还原（oxidation-reduction）反应在线粒体中进行，并在此过程中产生大量能量（ATP）供给整个细胞利用，所以线粒体被称为细胞的氧化中心和动力工厂。有性生殖中受精方式的限制决定了线粒体遗传属母系遗传。早期曾有学者提出某些疾病可能是细胞质遗传所致，但直到1988年Wallace等通过研究线粒体DNA突变和Leber遗传性视神经病之间的关系，才明确地提出线粒体DNA突变可引起人类的疾病。此后的近30年中，这一领域的研究迅猛发展，目前已发现人类100余种疾病与线粒体DNA突变有关。

第一节　线粒体DNA的结构特点与遗传特征

一、线粒体基因组的结构特点

线粒体是真核细胞核外唯一含有DNA的细胞器，它存在于所有的组织细胞中。Anderson等在1981年发表了完整的人线粒体DNA（mtDNA）序列。mtDNA是一个长16 569 bp的双链闭环DNA分子（图6-1），不与组蛋白结合。其外环为重（H）链，H链富含鸟嘌呤（G）；内环为轻（L）链，富含胞嘧啶（C）。mtDNA含有37个基因，编码13种蛋白质、22种tRNA和2种rRNA，其中H链编码12种蛋白质、12S rRNA、16S rRNA 和14种tRNA；L链编码1种蛋白质和8种tRNA。mtDNA编码的13种蛋白质分别为细胞色素C氧化酶复合体（复合体Ⅳ）催化活性中心的3个亚基（COⅠ、COⅡ、COⅢ）；ATP酶复合体（复合体Ⅴ）F_0的两个亚基（A6和A8）；NADH-CoQ还原酶复合体（复合体Ⅰ）的7个亚基（ND1、ND2、ND3、ND4L、ND4、ND5和ND6）；泛醌-细胞色素C还原酶复合体（复合体Ⅲ）中的1个亚基（细胞色素b）。

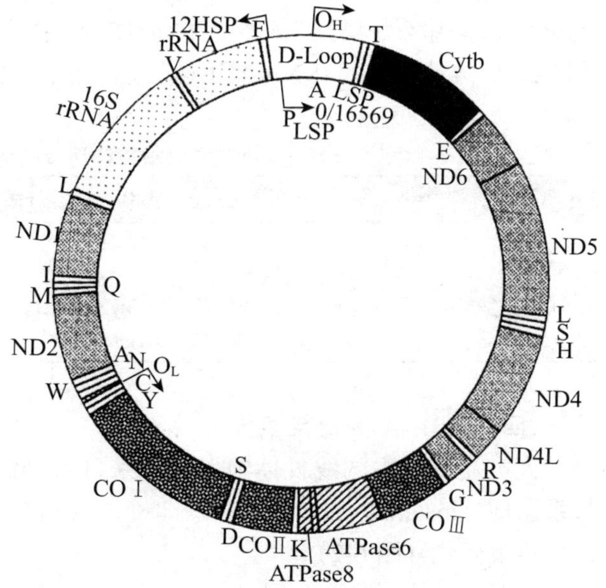

图6-1　线粒体DNA结构模式图

mtDNA无内含子，表现出高度的“经济性”，即各基因之间部分区域重叠。唯一的非编码区是 1122 bp 的 D- 环，它包含 mtDNA 重链复制起始点、轻重链转录的启动子以及四个高度保守的序列，其中四个高度保守序列分别位于 213 ~ 235 bp、299 ~ 315 bp、346 ~ 363 bp 以及终止区 16 147 ~ 16 172 bp。mtDNA 具有两个复制起始点，分别起始复制 H 链和 L 链。它的转录是由位于 D 环区的两个启动子同时开始的。

与核 DNA 不同，mtDNA 很少有重复基因或非编码基因。由于缺少组蛋白的保护，且线粒体内没有 DNA 损伤修复系统，因此 mtDNA 易发生突变，且突变难以修复，极易通过复制将突变传到子代细胞中。此外，每一个细胞中含有数百个线粒体，每个线粒体内含有 2 ~ 10 个拷贝的 mtDNA 分子，由此每个细胞可具有数千个 mtDNA 分子，从而使细胞 mtDNA 分子具有了异质性。

二、线粒体基因组的遗传特征

（一）mtDNA 的半自主性

与诸如溶酶体和过氧化物酶体等膜囊结构的细胞器相比，线粒体具有自己的遗传物质，mtDNA 能够独立地复制、转录和翻译，因此有人将线粒体 DNA 称为第 25 号染色体或 M 染色体。但大多数线粒体氧化磷酸化酶蛋白的亚单位由核 DNA 编码，mtDNA 只能指导合成 13 种与呼吸链 - 氧化磷酸化系统相关的蛋白质亚基，其功能又受核 DNA 的影响，因此只能称其为一种半自主复制体，即在线粒体中，核 DNA 与 mtDNA 共同协调来完成细胞的能量代谢活动。

（二）mtDNA 的高突变率

由于 mtDNA 缺乏组蛋白的保护，且线粒体中没有 DNA 损伤修复系统，因此 mtDNA 突变率比核 DNA 突变率高 10 ~ 20 倍。mtDNA 高突变率是造成个体及群体中其序列差异较大的原因。任何两个人的 mtDNA，平均每 1000 个碱基对中就有 4 个不同。人群中含有多种中性突变到中度有害的突变，且有害的 mtDNA 突变在不断增加。由于有害的 mtDNA 突变容易通过细胞溶酶体的选择性自体吞噬（autophage）被清除，因此，虽然 mtDNA 的突变很普遍，但线粒体遗传病并不常见。近年来的一些研究表明，在核基因组中存在指导线粒体基因突变修复的基因存在，其遗传学意义还有待于深入研究。

（三）mtDNA 的遗传密码的特殊性

线粒体的遗传密码与核基因的通用密码不完全相同，如 UGA 在 mtDNA 中编码色氨酸，而非终止信号；AGG 和 AGA 在通用密码中编码精氨酸，在 mtDNA 中为终止密码子；AUA 在通用密码中编码异亮氨酸，在 mtDNA 中编码甲硫氨酸（表 6-1）。核基因密码有 32 种 tRNA，而线粒体中的 tRNA 兼用性较强，仅用 22 种 tRNA 就可识别多达 48 种密码子。

表6-1　哺乳动物线粒体遗传密码与“通用”遗传密码的差异

密码子	“通用”遗传密码编码	线粒体遗传密码编码
UGA	终止密码	色氨酸（Trp）
AUA	异亮氨酸（Ile）	蛋氨酸（Met）
AGA，AGG	精氨酸（Arg）	终止密码

（四）mtDNA 为母系遗传

人类受精卵中的线粒体绝大部分来自卵母细胞，也就是说来自母系。这种传递方式称为母系遗传（maternal inheritance），即母亲将 mtDNA 遗传给她的子女，但只有女儿能将 mtDNA 遗传给下一代（图 6-2）。

精子的结构分为头和尾两部分，尾又分为中段、主段和末段三部分。精卵结合时，精子提

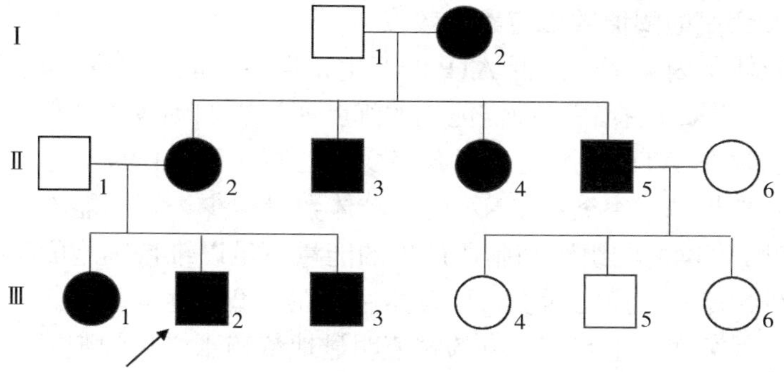

图 6-2　线粒体母系遗传系谱图

供的几乎只是细胞核。而线粒体一般集中分布在精子尾部的中段，在受精过程中不能进入卵细胞，构成受精卵中的细胞质几乎全部来自卵细胞，而受精卵中来源于精子的 mtDNA 对表型没有明显作用。这也导致了线粒体遗传病的家系模式与经典孟德尔遗传病的家系模式不同。因此，如果家族中发现一些成员具有相同的临床症状，而且是从受累的女性传递下来，就应考虑可能是由于 mtDNA 突变造成的。通过对 mtDNA 的序列分析可以确定是哪一种类型的基因突变。

（五）mtDNA 的同质性与异质性

在正常的细胞或组织中，如果所有 mtDNA 分子都是一致的，称为同质性（homoplasmy）。如果 mtDNA 发生突变，造成同一细胞或组织中具有两种或两种以上的 mtDNA 共存（野生型与突变型共存），称为异质性（heteroplasmy）。

（六）mtDNA 的随机分离与抽样 - 扩增

在细胞的有丝分裂和减数分裂中，突变型和野生型 mtDNA 都要经过复制随细胞的分裂发生分离，随机进入子代细胞，造成子代细胞中携带不同比例的 mtDNA 分子，进而导致细胞中 mtDNA 异质性发生变化。人类受精卵中含有约 100 000 个 mtDNA，在受精卵卵裂及早期胚胎细胞快速有丝分裂过程中，mtDNA 并不复制，而只是随机分布到子代细胞中，使细胞中的 mtDNA 数目减少到 1000 个，甚至更少。这样，经过早期胚胎细胞分裂，在女性子代原始性腺细胞中只存在受精卵中的少数 mtDNA 拷贝。如果某些生殖细胞碰巧携带一种突变的 mtDNA，则由其产生的成熟的卵细胞中，突变的 mtDNA 的比例相应增高，这样就会导致受精后的个体携带高比例的突变 mtDNA，这个过程称为抽样 - 扩增（sampling-amplification）效应（图 6-3）。

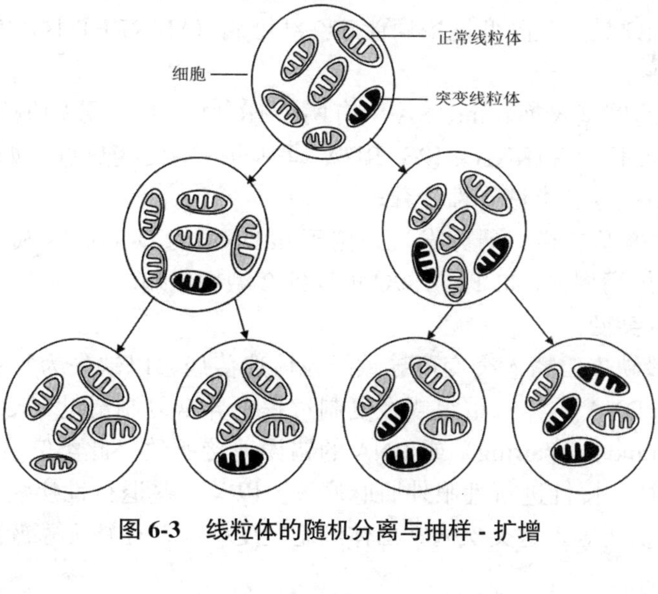

图 6-3　线粒体的随机分离与抽样 - 扩增

（七）mtDNA 突变的阈值效应与累加效应

如果一种线粒体基因突变会降低 ATP 的产生，那些需能高又含有同质性突变线粒体 DNA 的细胞就会遭受更为严重的损害，而需能低的细胞所受影响则较小；如果在异质性细胞中一种线粒体基因突变会降低 ATP 的产生，那么突变型与野生型 mtDNA 的比例将决定该细胞是否会出现能量短缺：如果携带突变型 DNA 的线粒体数量很少，则产能不会受到明显影响；当携带较高比例突变型 mtDNA 的组织细胞所产生的能量不足以维持细胞的正常功能时，就会出现异常的性状，即线粒体病。换句话说，线粒体病存在表型表达的阈值。

这种线粒体基因突变产生有害影响的阈值明显地依赖于受累细胞或组织对能量的需求。因此，那些需能高的组织器官，如脑、骨骼肌、心脏和肝，更容易受到 mtDNA 突变的影响。如果细胞中携带有两种或多种 mtDNA 突变，则可以观察到突变引起的对表型的累加效应。如 Leber 遗传性视神经病即表现有此现象，突变种类越多，病情越严重。

第二节　线粒体基因突变与常见的线粒体病

1962 年，Lufe 等发现一位年轻的瑞典妇女伴有异常增高的基础代谢率，同时伴有线粒体 DNA 结构异常和氧化磷酸化功能异常。这是人类首次认识到线粒体与人类疾病的发生相关。自 1988 年 Wallace 报道了首例 mtDNA 突变导致的线粒体病以来，已经确认了 mtDNA 有 621 种点突变和 151 种缺失、插入、倒位和重排与线粒体遗传病有关，涉及多种系统紊乱。线粒体突变的临床症状主要包括肌病、脑病、痴呆、肌阵挛性癫痫、耳聋、失明、贫血、糖尿病及大脑供血异常等。

一、线粒体基因突变的类型

（一）碱基置换

1．mRNA 基因的碱基置换　mtDNA 的 mRNA 基因的点突变，绝大多数是错义突变，导致氨基酸发生改变，主要与脑脊髓性及神经性疾病有关。如 Leber 遗传性视神经病、神经病伴运动性共济失调和视网膜色素变性或 Leigh 综合征等。

2．蛋白质生物合成基因突变

（1）tRNA 基因的碱基置换：tRNA 基因的点突变可以引起其结构异常，从而影响线粒体的蛋白质生物合成，导致线粒体遗传病。mtDNA 的 tRNA 基因点突变与线粒体遗传病发生的机制尚未明了。如 mt-tRNA$^{Leu(UUR)}$ 基因的 A3243G 异质性突变，可引起线粒体肌病脑病伴乳酸性酸中毒及卒中样发作综合征、慢性进行性眼外肌麻痹、心肌病或糖尿病伴耳聋；mt-tRNA^{Lys} 基因的 A8344G 是与肌阵挛性癫痫伴碎红纤维病（MERRF）［OMIM# 545000］相关的最常见的 mtDNA 突变。

（2）rRNA 基因的碱基置换：mtDNA 中有两个 rRNA 基因，分别编码线粒体核糖体的重要组成部分 12S rRNA 和 16S rRNA。12S rRNA 基因的一些突变热点，如 A1555G、T961C 和 C1494T 等能够引起氨基糖苷类诱导性耳聋。

（3）调控序列的碱基置换：研究发现，位于 mtDNA 的 D-loop 区域的调控序列发生碱基置换，也与线粒体遗传病相关，如 T16 189C 可导致 2 型糖尿病。

（二）缺失、插入突变

mtDNA 的大片段缺失、插入突变可导致线粒体遗传病，以缺失为常见（图 6-4）。该类突变产生的原因多由 mtDNA 的异常重组或在复制过程中异常复制滑动（replication slipping）和脱链误配（slipped strand mispairing）或 RNA 的错误剪接所致。此类突变常导致神经性疾病，如卡恩斯 - 塞尔综合征、慢性进行性眼外肌麻痹等，以及一些退行性疾病，如帕金森病、阿尔茨海默病、亨廷顿舞蹈病等。这类疾病常由体细胞突变引起，往往无家族史，呈散发性。

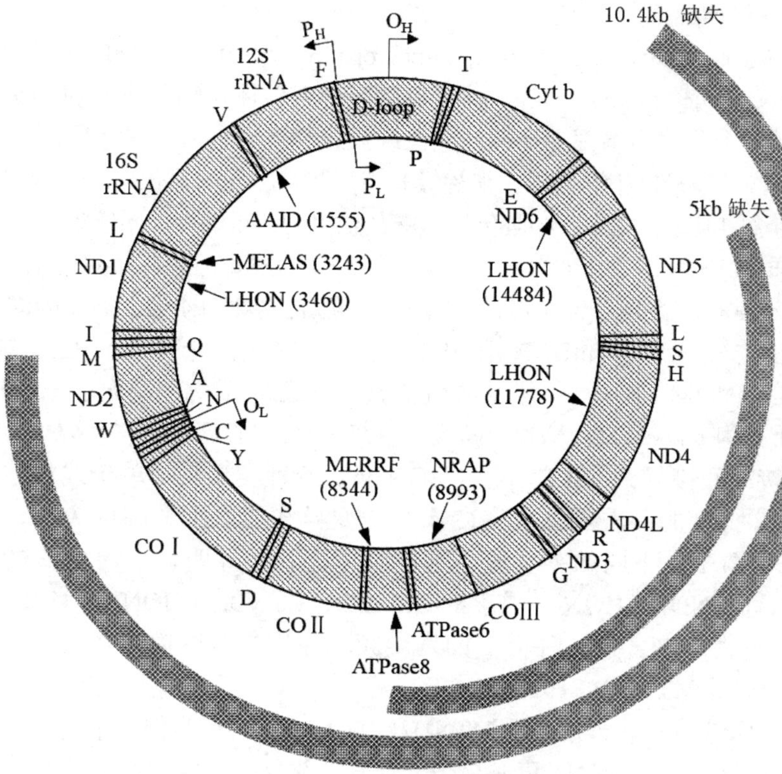

AAID：氨基糖苷类诱导性耳聋　　MELAS：线粒体肌病脑病伴乳酸性酸中毒及卒中样发作

LHON：Leber遗传性视神经病　　MERRF：肌阵挛性癫痫伴碎红纤维病

NARP：神经病伴运动性共济失调和视网膜色素变性

图 6-4　常见线粒体遗传病的碱基置换和缺失突变位置

（三）mtDNA 拷贝数目突变

mtDNA 拷贝数目突变是指 mtDNA 拷贝数低于正常。这种突变较少，仅见于一些致死性婴儿呼吸障碍、乳酸性酸中毒或肝、肾衰竭的病例。

二、常见的线粒体遗传病

线粒体病（mitochondrial disease）广义上是指以线粒体功能异常为病因的一大类疾病，包括线粒体基因组、核基因组的遗传缺陷造成的疾病。狭义的线粒体病仅指 mtDNA 突变所致的线粒体功能障碍。通常所指的线粒体病是狭义上的，也称其为线粒体遗传病。

mtDNA 突变在许多疾病中都存在，包括具有母系遗传特征的疾病、中老年发作的一些退行性疾病甚至衰老本身。在很多家庭中，线粒体病无疑是母系遗传的，但由于突变型 mtDNA 所占比例不同，家族成员的临床表型可以从正常表型到非常严重的综合征，并且发病年龄也不尽相同。只有细胞中突变型线粒体达到一定比例，线粒体产生能量的能力下降到一定的阈值时，细胞才会丧失其正常的功能。高度依赖于氧化磷酸化的高需能组织器官，如神经系统和心脏，在 mtDNA 发生突变时遭受的损害更为严重。需要注意的是，由于线粒体基因组复制与传递存在随机性，因此线粒体遗传病有时又不完全符合母系遗传方式。

mtDNA 突变引起的线粒体病是一种多系统疾病，临床表型复杂多样。由于中枢神经系统和骨骼肌对能量的依赖性最强，所以病变主要累及这两类系统。而且临床症状的形成与严重程度依赖于多种因素，包括胚胎发育早期线粒体突变基因组的复制分离程度、突变的线粒体基因在某一特定组织中存在的比例以及在临床上出现异常之前组织中突变的 mtDNA 所需达到的阈值水平等。

（一）Leber 遗传性视神经病

Leber 遗传性视神经病（Leber hereditary optic-neuropathy，LHON）[OMIM# 535000] 又称 Leber 视神经萎缩（Leber optic atrophy），是一种罕见的眼部线粒体疾病。典型的 LHON 首发症状为视物模糊，随后的几个月之内出现无痛性、急性或亚急性视力丧失，通常是两眼同时受累，或是一只眼睛发病不久，另一只也相继受累。视神经和视网膜神经元的退化是 LHON 的主要病理特征，另外还有周围神经的退化、震颤、心脏传导阻滞甚至更为严重的神经系统疾病；视力丧失，以中央视觉缺失为特征。LHON 多发于青壮年，通常为 27 ~ 34 岁，但发病年龄范围可从儿童时期一直到 70 岁。该病通常存在性别差异，男性患病风险一般是女性的 4 倍，但原因尚不清楚。

1988 年 Wallace 首先发现患者 mtDNA 第 11 778 位点的 G 转换成了 A（G11 778A），使 NADH 脱氢酶亚单位 4（ND4）第 340 位氨基酸由精氨酸变成组氨酸。迄今为止，研究发现 9 种编码线粒体蛋白质的基因（*ND1*、*ND2*、*COⅠ*、*ATPase6*、*COⅢ*、*ND4*、*ND5*、*ND6*、*Cyt b*）的 31 种突变，直接或间接导致了 LHON。LHON 分为两种类型：①单个线粒体突变就足以导致 LHON 表型；②少见的、需要二次突变或其他变异才能产生的临床表型，但其发病的生物学基础尚不完全清楚。不同的突变所引起的临床症状差异明显，约 96% 的病例由以下三种错义突变引起，MTND4*LHON 11 778A，占 69%；MTND6*LHON 14 484C，占 14%；MTND1*LHON 3460A，占 13%。这三种突变的发生频率在世界范围内存在很大差异，如北欧、澳大利亚和亚洲主要是 MTND4*LHON 11 778A。

线粒体遗传病的名称包括三个部分，以 MTND4*LHON11 778A 为例：第一部分 MTND4，MT 表示线粒体，ND4 表示 NADH 脱氢酶亚单位 4；第二部分，星号之后，使用了描述疾病临床特征的字母缩略词，LHON 表示 Leber 遗传性视神经病；第三部分，11 778A 表示 mtDNA 第 11 778 位置的碱基置换为 A。

LHON 的致病性突变会影响线粒体氧化磷酸化作用和产生 ATP 的能力，最主要的受累对象是那些对氧化磷酸化依赖性较强的组织，如中枢神经系统（包括脑和视神经）。LHON 也存在视觉恢复（自愈）的可能性，但也因突变类型不同而不同，仅 4% 的 11 778A 患者在发病约 36 个月后能恢复，37% 的 14 484C 患者 16 个月后能恢复，而 22% 的 3460A 患者 68 个月后能恢复。目前，临床上没有对 LHON 有效的治疗药物，其自愈的机制也尚未明了。

（二）MELAS 综合征

案例：Leber 遗传性视神经病

MELAS 综合征即线粒体肌病脑病伴乳酸酸性中毒及卒中样发作综合征（mitochondrial myopathy，encephalopathy，lactic acidosis and stroke-like symptoms，MELAS）[OMIM# 540 000]，是最常见的母系遗传线粒体病。发病年龄在 2 ~ 15 岁，也可发生于成人。MELAS 综合征的临床症状主要涉及中枢神经系统的功能，包括复发性休克、头痛、癫痫、共济失调、偏瘫、偏盲、皮质盲和偶发呕吐等。乳酸性酸中毒是由于乳酸浓度的增加而导致血液 pH 下降和缓冲能力降低。在 MELAS 综合征患者中，异常的线粒体不能够代谢丙酮酸，导致大量丙酮酸生成乳酸，使后者在血液和体液中累积。MELAS 综合征患者的一个特征性病理变化就是在脑和肌肉的小动脉和毛细血管壁中有大量形态异常的线粒体聚集。

导致 MELAS 综合征的突变 80% 发生在线粒体 $tRNA^{Leu(UUR)}$ 基因上，常见的位点是 A3243G，命名为 MTTL1*MELAS3243G。一般情况下 A3243G 是异质性的，当 A3243G 突变的异质性达到 40% ~ 50% 的时候，就有可能出现眼肌麻痹、神经性耳聋和肌病；当肌肉组织中 A3243G 突变的异质性超过 90% 时，复发性休克、痴呆、癫痫和共济失调的发病风险就会增加。此外，MELAS 综合征还可发生在 $tRNA^{Leu(UUR)}$ 基因内的 3252、3271 和 3291 位点上，以及线粒体 $tRNA^{Val}$（MTTV）与 *MTCO3* 基因上。

（三）MERRF 综合征

MERRF 综合征即肌阵挛性癫痫伴碎红纤维病，是一种罕见的、异质性母系遗传病。具有多系统紊乱的症状，包括肌阵挛性癫痫的短暂发作、不能够协调肌肉运动（共济失调）、肌细胞减少（肌病）、轻度痴呆、耳聋、脊髓神经的退化等。碎红纤维主要是指聚集在肌细胞中的大量的团块状异常线粒体，电子传导链中复合物Ⅱ的特异性染料能将其染成红色。一般来讲，MERRF 是线粒体脑肌病的一种，包括线粒体缺陷和大脑与肌肉功能的变化。在严重的 MERRF 患者大脑的卵圆核和齿状核中发现神经元的缺失，并且在小脑、脑干和脊髓等部位也可观察到上述现象。MERRF 病一般在童年时初发，病情可持续若干年。

80% ~ 90% 的 MERRF 患者携带有 MTTK*MERRF8344G 突变。其中的 MT 表示线粒体，第二个 T 表示 tRNA 基因，K 表示赖氨酸（Lys）。即线粒体基因组的 $tRNA^{Lys}$ 基因 8344 位的 A 被 G 置换，由于该突变涉及所有 mtDNA 编码基因的表达，将产生多个缺陷的呼吸链酶复合物，最突出的是 NADH-CoQ 还原酶和细胞色素 C 氧化酶（cytochrome C oxidase，COX）。

MERRF 综合征的发病阈值与年龄有关。20 岁以下的个体，神经和肌肉细胞中 A8344G 突变达到 95% 以上才会出现典型的 MERRF 症状；60 岁以上的个体，A8344G 突变达到 85% 以上时就会表现典型的症状。当突变的线粒体所占比例比较低时，患者症状也会变轻。

（四）KSS

Kearns-Sayre 综合征（Kearns-Sayre syndrome，KSS）［OMIM# 530 000］是一种多系统的线粒体病，通常 20 岁前发病，病程发展较快，多数患者在确诊后几年内死亡。常见临床症状为慢性进行性眼外肌麻痹，眼睑下垂，四肢肌病，视网膜色素变性，乳酸性酸中毒，感觉神经损伤及听力丧失，运动失调，心脏传导功能障碍甚至痴呆。

导致 KSS 的原因主要是体细胞 mtDNA 缺失，仅 5% 由母系遗传所致。最常见的是 8469 ~ 13 447 之间的 4977 bp 片段缺失，约 1/3 的 KSS 病例由该缺失引起，该缺失的断裂点分别位于 *ATPase8* 和 *ND5* 基因内，导致 *ATPase8*、*ATPase6*、*CO Ⅲ*、*ND3*、*ND4*、*ND4L*、*ND5* 及多个 tRNA 基因缺失。由于缺失多个基因，导致不同程度的线粒体蛋白合成障碍。

KSS 的症状严重性取决于 mtDNA 异质性和组织分布的差异性。如肌细胞中具有缺失的 mtDNA 超过 85% 时，可引起严重的 KSS；当具有缺失的 mtDNA 相对较少时，仅表现为眼外肌麻痹。当造血干细胞中大量存在缺失 mtDNA 时，则会引起 Pearson 综合征，即血细胞无法利用铁进行血红蛋白的合成，引起缺铁性贫血。

（五）糖尿病 - 耳聋综合征

糖尿病 - 耳聋综合征（diabetes mellitus-deafness syndrome，DMDF）［OMIM# 520000］由线粒体基因缺失或点突变引起。Maassen 和 Kadowaki（1996 年）发现一个符合母系遗传的糖尿病伴耳聋是由于 mtDNA 的 8469 ~ 13 447 之间 5 kb 的片段缺失。Ballinger（1992 年）研究的一个家系符合母系遗传，患者为糖尿病伴有耳聋，检查结果是患者 mtDNA 中有 10.4 kb 大片段缺失（图 6-4）。

Van den Ouweland 等（1992 年）报道的另一家系有类似的症状，也属母系遗传，检查结果表明患者为 mtDNA 的 A3243G 突变；Reardon 等（1992 年）发现的另一个家系，7 例糖尿病伴耳聋患者都有 A3243G 突变，这个位点突变导致线粒体的亮氨酸 tRNA 异常。

（六）线粒体心肌病

线粒体是心肌进行能量代谢的重要场所，其数目、结构、功能的异常会导致心肌能量代谢的异常，临床表现为心肌病，也称线粒体心肌病（mitochondrial cardiomyopathy，MCM）［OMIM# 510000］。分子生物学研究显示线粒体心肌病多是由于 mtDNA 突变引起，部分源于核 DNA 突变。本病常累及心脏和骨骼肌，患者常有严重的心力衰竭。常见临床表现有劳力性呼吸困难、心动过速、全身肌无力伴严重水肿，以及心脏和肝大等症状。

迄今发现的与 MCM 有关的 mtDNA 突变主要包括：与蛋白合成有关的 tRNA 基因突变、编码呼吸链复合体亚基的 mRNA 突变及 mtDNA 片段缺失。

三、线粒体基因突变与衰老

衰老（aging）[OMIM# 502000] 是一个尚待解决的具有重大生物学意义的问题。衰老是机体在退化时期生理功能下降和紊乱的综合表现，是不可逆的生命过程。衰老受各种内外因素的影响。关于衰老的分子机制，目前存在不同的学说，如自由基学说、端粒钟学说、遗传程序学说等。大量的研究证实，衰老与线粒体氧化磷酸化酶活性降低以及分化终端组织细胞中突变的 mtDNA 累积关系密切，同时线粒体病的迟发和渐进性过程也提示线粒体功能随着年龄的增加而退化。

Corral-Debrinski 等研究发现 mtDNA 大片段缺失与年龄呈正相关，尤其是 80 岁以上的个体。Soong 等研究表明，这种 mtDNA 大片段缺失主要发生在脑的黑质和纹状体。他们指出：大脑灰质区域包含了主要的 mtDNA 缺失，缺失优先发生于神经元，而较少发生于神经胶质细胞。Michikawa 等（1999 年）检查了 14 名 65 岁以上老人的成纤维细胞，其中 8 名存在 T414G 碱基置换，而同时检测的 13 名年轻人中，没有一人有此突变。

线粒体的这种缺失突变主要与氧化损伤有关。线粒体是细胞内自由基的源泉，机体 95% 以上的氧自由基来自线粒体的呼吸链。在正常情况下，氧自由基可被线粒体中 Mn^{2+}-SOD 清除掉，机体衰老及退行性疾病时，Mn^{2+}-SOD 活性降低，氧自由基就在线粒体中积累，从而导致 mtDNA 的损伤；另一方面，由于 mtDNA 受损，使线粒体功能下降，氧自由基渗漏增加，酶活性降低，造成恶性循环，进一步加速机体衰老。

四、细胞核 DNA 异常引起的线粒体病

线粒体是一种具有半自主性的细胞器，其功能由 mtDNA 和核 DNA 共同指导完成。线粒体内仅约 1% 的蛋白质亚基由 mtDNA 编码，约 99% 的蛋白质亚基由细胞核 DNA 编码；因此，这些核 DNA 异常，也会引起线粒体功能障碍，导致线粒体病。

常染色体显性视神经萎缩（autosomal dominant optic atrophy，ADOA）具有遗传异质性，致病基因 *OPA1* [OMIM# 165 500] 定位于 3q29，致病基因 *OPA3* [OMIM# 165 300] 定位于 19q13.32，致病基因 *OPA8* [OMIM# 616 648] 定位于 16q21 ~ q22，其临床表现均与 Leber 遗传性视神经病的临床特征十分相似，*OPA1*、*OPA3* 和 *OPA8* 的基因产物均定位于线粒体中，这些基因点突变均可导致线粒体的 ATP 合成下降。

L6-2u
知识拓展：线粒体基因突变的检测策略和方法

丙酮酸脱氢酶复合体是存在于线粒体基质中有重要功能的酶。丙酮酸脱氢酶复合体缺乏症（PDHAD）[OMIM# 312 170] 致病基因定位于 Xp22.12，遗传方式为 X 连锁隐性遗传，患者临床表现为乳酸性酸中毒，眼部异常和中枢神经系统退变。其临床表现与母系遗传的 Leigh 综合征（Leigh syndrome，LS；MTATP6）[OMIM# 516 060] 类似。

L6-3u
Summary

帕金森病可由 mtDNA 片段缺失引起，但有一些青少年发病的帕金森病属常染色体隐性遗传 [OMIM# 605 909]，其致病基因是 *PINK1*，该基因定位于 1p36.12。Jeehye Park 等（2006 年）发现该基因的活性局限于线粒体中，对线粒体的功能非常重要。提示帕金森病的发生也可能是 mtDNA 和核 DNA 共同作用的结果。

思考题

1．mtDNA 有哪些结构特点？
2．mtDNA 有哪些遗传特点？
3．什么是 Leber 遗传性视神经病？导致此病的分子机制是什么？
4．什么是核 DNA 编码的线粒体病？请举例说明。

（霍　静）

第7章 多基因遗传病

人类的一些常见的性状，如身高、智商、肤色等以及一些常见的先天畸形和疾病，如唇裂、高血压、糖尿病等常表现有家族倾向，但系谱分析又不符合孟德尔遗传方式，患者同胞发病率远低于 1/2 或 1/4，只有 1% ~ 10%。群体中这类疾病的发生率大多超过 1/1000，甚至达 1/100。研究表明这些性状和疾病的遗传基础不是由一对基因控制，而是受多对基因控制，故称多基因遗传。决定多基因遗传的每对基因彼此之间没有显性与隐性的区分，而是共显性。每对基因对该遗传性状形成的作用是微小的，称为微效基因。多对微效基因的作用累积起来，可以形成一个明显的表型效应，称为加性效应（additive effect）。多基因性状或遗传病的形成除受微效基因影响外，也受环境因素的影响，所以这种遗传方式又称多因子遗传。目前的研究认为多基因遗传因素中，除了微效基因外，还可能存在着主基因。所谓主基因是指在某些多基因遗传病的发病过程中，除了环境因素和微效基因的作用外，还存在着外显率相对较高、并对疾病易患性有实质性影响的基因。

第一节 多基因遗传的特点

决定多基因遗传的基因也是按孟德尔遗传规律分离和自由组合的，因此，多基因遗传与单基因遗传有共同的遗传基础。但多基因遗传的性状或疾病为数量性状（quantitative trait），它与单基因遗传有所不同。单基因遗传的性状或疾病决定于一对等位基因，其变异在一个群体中的分布是不连续的，可以把变异的个体明显地区分为 2 ~ 3 群，这 2 ~ 3 群之间差异显著，具有质的不同，常表现为有或无的变异，所以，称这类性状为质量性状（qualitative trait）。例如，有基因 *M* 即表现为先天性肌强直症，无基因 *M* 而纯合隐性（mm）则为正常人；另外，在不完全显性遗传的情况下，可看到三种变异性状，但也是不连续的，例如，正常人的苯丙氨酸羟化酶活性为 100%，携带者的酶活性为正常人的 45% ~ 50%，苯丙酮尿症患者的酶活性仅为正常人的 5%，这分别决定于基因型 *AA*、*Aa* 和 *aa*。

多基因遗传的性状或疾病则与此不同。其变异在群体中的分布是连续的，某一性状的不同变异个体之间只有量的差异，而无质的不同，这类性状称为数量性状。例如人的身高即是数量性状，在一个随机取样的群体中测量，可以看到由高到矮是逐渐过渡的。很矮（低于 140 cm）和很高（高于 190 cm）的个体只占少数，大部分人具有中等身高（160 ~ 170 cm），接近平均值（165 cm），很难将他们分为高和矮的两组，如果把身高变异分布绘成曲线，则这种变异呈正态分布，只有一个峰（图 7-1）。另外，人的体重、血压、眼睛的颜色等，也都属于数量性状。数量性状的变异受多对基因遗传基础的控制，也受环境因素的影响。

现以人的身高为例说明多基因遗传的特点。人的身材是由许多数目不详、作用微小的共显性基因所决定的。假设有三对决定身材高矮的基因：AA' 、BB' 、CC' ，频率都是 0.5。这三对基因中 *A*、*B*、*C* 三个基因各使人的身高在平均身高的基础上增加 5 cm，A' 、B' 、C' 各使人的身高在平均身高的基础上降低 5 cm。假如一个身高极高的个体（*AABBCC*）和一个身高

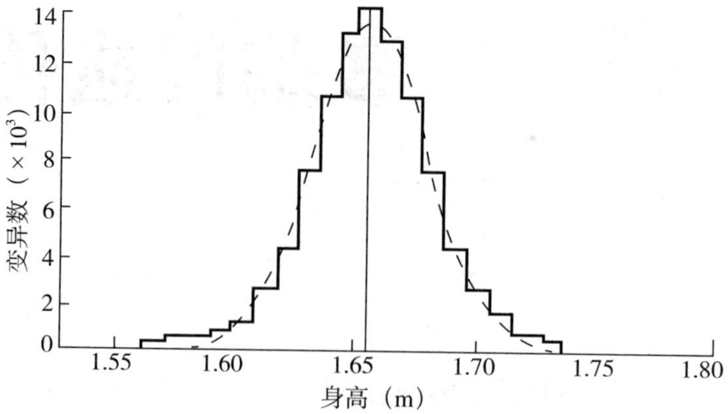

图 7-1　人身高的变异分布图

极矮的个体（A′A′B′B′C′C′）婚配，子 1 代都将具有杂合基因型（AA′BB′CC′），从理论上说都将具有中等身高。然而，由于环境因素的影响，子 1 代个体间在身高上仍会有一定差异。当然，这种差异完全是环境因素影响的结果。子 1 代的不同个体间如果进行婚配，子 2 代的大部分个体仍将具有中等身高，但是变异范围广泛，将会出现一些极高和极矮的个体。这种变异首先受这三对基因分离和自由组合的影响，它们可产生 8 种精子或卵子，精卵随机结合，其子代可排成 64 种基因型，这 64 种排列可有 27 种基因组合，然后再将各基因型按高矮不同基因数归组，可以归并成 7 组：6，0′（表示 6 个基因都是使身材增高的基因，没有使身材变矮的等位基因）；5，1′；4，2′；3，3′；2，4′；1，5′；0，6′，它们的频数分布是 1、6、15、20、15、6、1（图 7-2）；其次环境因素对其也有一定作用。将图 7-2 中的子 2 代变异分布绘成柱形图或曲线图，可看到近于正态分布（图 7-3）。

亲代　　极高的个体 AABBCC　　×　　极矮的个体 A′A′B′B′C′C′

子代　　中等身高 AA′BB′CC′

孙代

	ABC	A′BC	AB′C	ABC′	A′B′C	AB′C′	A′BC′	A′B′C′
ABC	AABBCC	A′ABBCC	AAB′BCC	AABBC′C	A′AB′BCC	AABB′C′C	A′ABBC′C	A′AB′BC′C
A′BC	A′ABBCC	A′A′BBCC	A′AB′BCC	A′ABBC′C	A′A′B′BCC	A′AB′BC′C	A′A′BBC′C	A′A′B′BC′C
AB′C	AAB′BCC	A′AB′BCC	AAB′B′CC	AAB′BC′C	A′AB′B′CC	AAB′B′C′C	A′AB′BC′C	A′AB′B′C′C
ABC′	AABBC′C	A′ABBC′C	AAB′BC′C	AABBC′C′	A′AB′BC′C	AAB′BC′C′	A′ABBC′C′	A′AB′BC′C′
A′B′C	A′AB′BCC	A′A′B′BCC	A′AB′B′CC	A′AB′BC′C	A′A′B′B′CC	AA′B′B′C′C	A′A′B′BC′C	A′A′B′B′C′C
AB′C′	AAB′BC′C	A′AB′BC′C	AAB′B′C′C	AAB′BC′C′	A′AB′B′C′C	AAB′B′C′C′	A′AB′BC′C′	A′AB′B′C′C′
A′BC′	A′ABBC′C	A′A′BBC′C	A′AB′BC′C	A′ABBC′C′	A′A′B′BC′C	A′AB′BC′C′	A′A′BBC′C′	A′A′B′BC′C′
A′B′C′	AA′BB′CC′	A′A′B′BC′C	A′AB′B′CC	A′AB′BC′C′	A′A′B′B′C′C	A′AB′B′C′C′	A′A′B′BC′C′	A′A′B′B′C′C′

图 7-2　人身高的遗传图解

从身高的遗传可以总结出多基因遗传或者说数量性状的遗传具有如下特点：①两个极端变异的个体（纯种）杂交后，子 1 代都是中间类型，但是，也有一定范围的变异，这是环境因素影响的结果。②两个中间类型的子 1 代个体杂交后，子 2 代大部分仍是中间类型，但是，其变异范围比子 1 代更为广泛，有时会出现极端变异的个体。这里，除了环境因素的影响外，基因的分离和自由组合对变异的产生也有一定效应。③在一个随机杂交的群体中，变异范围很广

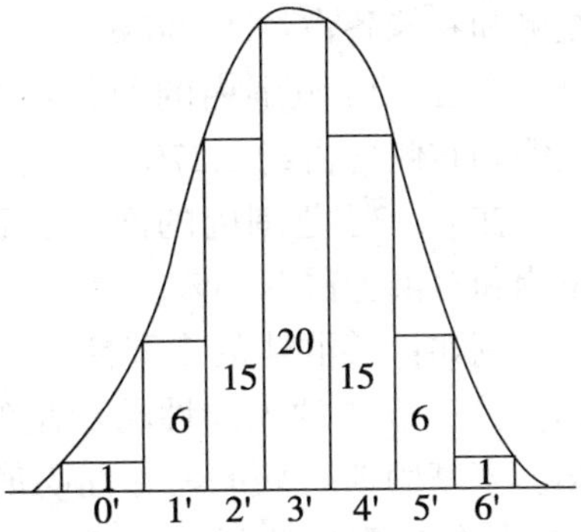

图 7-3　子 2 代身高变异分布图

泛，但是，大多数个体接近中间类型，极端变异的个体很少。在这些变异的产生上，多基因的遗传基础和环境因素都有作用。

人类中虽然不存在上述假设的婚配情况，但是，人类中绝大多数个体的基因型均为不同程度的杂合体，且有中等身高，随机婚配后，必将出现类似于上述子 1 代个体间婚配后的情况。既然数量性状的表型决定于多对共显性微效基因的随机组合，数量性状的遗传就会表现出一种回归（regression）现象，即数量性状在遗传过程中子代将向人群的平均值靠拢，这是由著名英国科学家 Galton 首先提出的。因此，高身材或高智商的父母所生子女的身材或智商的平均值虽然仍会偏高，但将比其父母的平均值略为降低，比父母更接近于人群的平均值；同样，身材很矮或智商较低的父母所生的子女的身材或智商的平均值比一般人群的平均值低，但比其父母的平均值要高。子女是一级亲属，如果进一步考虑二级亲属（祖父母、孙子女等）和三级亲属（表兄妹等），会发现随着亲属级别的降低，身高等数量性状会逐渐地趋向于人群的平均值。这个回归定律对理解多基因遗传病的易患性在患者亲属中的分布是有指导意义的。

第二节　多基因遗传病分析

多基因遗传病是一类发病率较高，发病较为复杂的疾病。在分析和研究其病因、发病机制和再发风险评估时，都要考虑到遗传因素和环境因素两方面的影响。

一、阈值假说

在多基因遗传病中，若干作用微小但有累积效应的致病基因构成了个体患某种病的遗传因素，这种由遗传基础决定一个个体患病的风险称为易感性（susceptibility）。而遗传基础和环境因素的共同作用，决定了一个个体患病可能性的大小，则称为易患性（liability）。易患性是多基因遗传中使用的一个特定概念，易患性高，患病的可能性就大；易患性低，患病的可能性就小。易患性的变异像一般多基因遗传性状那样，在群体中呈正态分布（图 7-4）。一个群体中的大部分个体的易患性都接近于平均值，易患性很高和很低的个体数量都很少。当一个个体的易患性达到一定的限度后，这个个体即将患病，这个易患性的限度即称为阈值（threshold）。在一定的环境条件下，阈值代表患病所需的致病基因的最低数值。这样，阈值就将一个易患性有连续变异的群体分为两部分，即健康者和患者，使连续变异的数量性状在阈值部位起了质的变化，超过阈值部分为患者，不超过阈值部分为健康者。患者与群体总人数的比率即为群体发病率。上述内容即为阈值假说（threshold hypothesis）。

一个个体的易患性高低是无法测量的，但一个群体的易患性平均值可从该群体的发病率做出估计。多基因遗传病易患性的正态分布曲线下的面积代表人群总数（100%），其易患性变异超过阈值的那部分面积代表患者所占的百分数，即发病率。利用正态分布平均值与标准差的已知关系，可由发病率估计群体的阈值与易患性平均值之间的距离，这距离是以正态分布的标准差作为衡量单位。已知正态分布曲线下的总面积为 1（即 100%），可推算得到均数加减任何数量标准差的范围内，曲线与横轴之间所包括面积占曲线下总面积的比例。正态分布的均数（μ）和标准差（σ）与正态分布曲线下面积（S）的关系如下：

在 $\mu \pm \sigma$ 范围内的面积占正态分布曲线内面积的 68.28%，此范围以外的面积占 31.72%，左侧和右侧各占约 15.86%。

在 $\mu \pm 2\sigma$ 范围内的面积占正态分布曲线内面积的 95.46%，此范围以外的面积占 4.54%，左侧和右侧各占约 2.27%。

在 $\mu \pm 3\sigma$ 范围内的面积占正态分布曲线内面积的 99.74%，此范围以外的面积占 0.26%，左侧和右侧各占 0.13%。

例如：某群体的 2 型糖尿病的发病率约为 2.3%，则该群体易患性阈值与平均值的距离是 2σ。另一群体的先天性畸形足的发病率约为 0.13%，则该群体易患性阈值与平均值的距离是 3σ。多基因遗传病的易患性阈值与平均值距离越近，其群体易患性的平均值越高，阈值越低，则群体发病率也越高。反之，两者距离越远，其群体易患性平均值越低，阈值越高，则群体发病率越低。因此，可从群体发病率的高低计算出阈值与平均值之间的距离（图 7-5）。

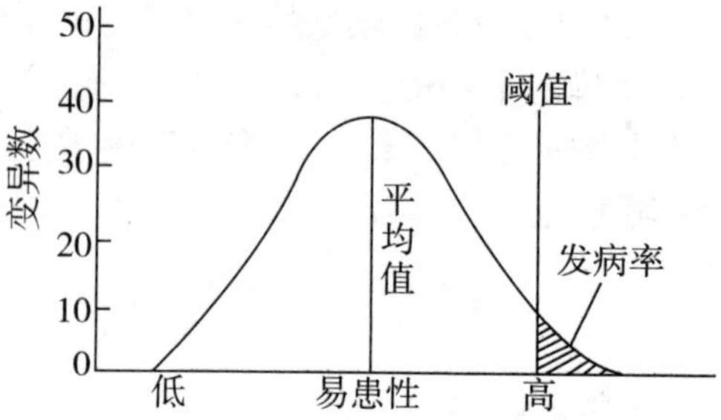

图 7-4　群体中易患性变异与阈值图解

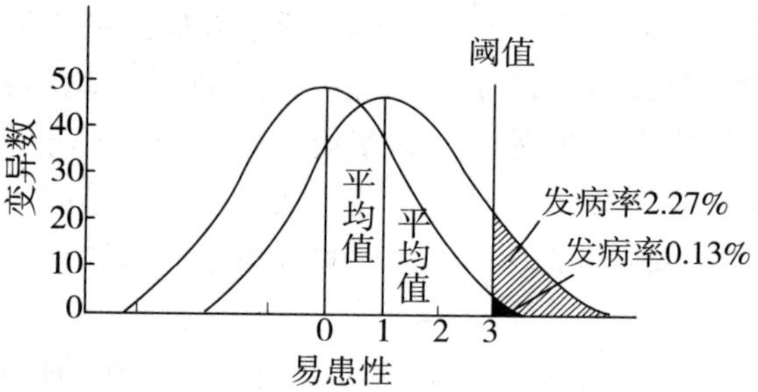

图 7-5　易患性阈值、平均值距离与发病率的关系

二、遗传率

在多基因遗传病中，易患性高低受遗传因素和环境因素的双重影响。其中，遗传因素即致病基因所起作用的大小称为遗传率（heritability），也叫遗传度，一般用百分率（%）表示。一种多基因遗传病如果其易患性变异和发病全由遗传因素所决定，遗传率就是 100%，这种情况是很少见的，一般遗传率在 70% ~ 80% 就表明遗传基础在决定易患性变异和发病上有重要作用，环境因素作用较小，即遗传率是高的。相反，遗传率在 30% ~ 40% 就表明遗传基础作用较小，而环境因素在决定易患性变异和发病上有重要作用，即遗传率是低的。遗传率的表示符号是 h^2。计算出多基因遗传病的遗传率在临床实践上有重要意义。遗传率的计算有两种方法。

（一）应用 Falconer（1965）公式计算遗传率

Falconer 公式是根据患者一级亲属的发病率与遗传率有关而建立的。一级亲属发病率越高，表明遗传率越高，故可通过调查患者一级亲属发病率和一般人群发病率来估计遗传率（h^2），其公式为：

公式（1）　$h^2=b/r$

公式（2）　$b=\dfrac{X_g-X_r}{a_g}$

公式（3）　$b=\dfrac{p_c\,(X_c-X_r)}{a_c}$

这里，h^2 为遗传率，b 为亲属对患者的回归系数，r 为亲缘系数（一级亲属 r 为 1/2，二级亲属 r 为 1/4，三级亲属 r 为 1/8），X_g 为一般群体易患性平均值与阈值的差，X_r 为患者亲属易患性平均值与阈值的差，a_g 为一般群体易患性平均值与一般群体中患者易患性平均值的差，X_c 为对照组亲属中的易患性平均值与阈值的差，a_c 为对照组亲属中易患性平均值与对照组亲属中患者易患性平均值的差（图 7-6）。q 为对照组亲属发病率，$p=1-q$。

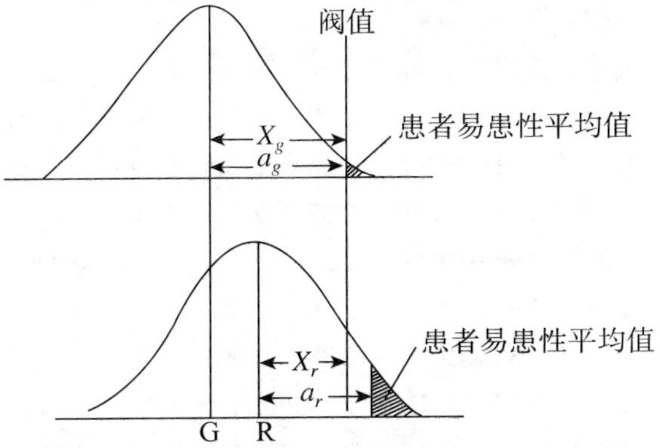

图 7-6　一般群体（G）和患者亲属（R）易患性

在知道患者一级亲属和一般群体发病率时，使用公式（2）求出 b 值；如果只知道与患者一级亲属相对应的对照者的一级亲属发病率，而不知道一般群体发病率，则使用公式（3）求出 b 值。公式中的 X_g、X_c、X_r、a_g 和 a_c 可由正态分布表所编制的 X 和 a 值表（表 7-1）查得。然后将 b 值和 r 值代入公式（1）即可求出该病的遗传率。

例 1　有人调查先天性房间隔缺损在一般群体中的发病率为 1/1000（0.1%），在 100 个先证者家系中调查，患者的一级亲属共有 669 人（双亲 200 人、同胞 279 人、子女 190 人），其中有 22 人发病。求先天性房间隔缺损的遗传率。

解：先求得患者一级亲属的患病率为：22/669=0.033=3.3%，然后查 X 和 a 值表得：X_g=3.090，X_r=1.838，a_g=3.367，代入公式（2）：

$$b=\frac{X_g-X_r}{a_g}=\frac{3.090-1.838}{3.367}=0.372$$

已知一级亲属的亲缘系数 r=0.5，将 b 和 r 代入公式（1）：

$$h^2=\frac{b}{r}=\frac{0.372}{0.5}=0.744$$

以上计算结果表明，先天性房间隔缺损的遗传率（h^2）为 74.4%，是一种主要由遗传因素所决定的多基因遗传病。

在门诊或病房中，如果不知道一般群体的发病率，可通过患者亲属和对照组亲属中发病率估计该病的遗传率，即用（3）式算出 b，然后代入（1）式。

例 2　有人对肾结石的患病情况进行了调查，在所有患者的 1437 名一级亲属中，有 36 人也患肾结石；另外，调查了年龄和性别与患者相对应的所有对照组的所有一级亲属 1473 人，其中有 6 人患肾结石。求该病的遗传率。

解：先求得患者的一级亲属发病率为：q_r=36/1437=0.025=2.5%，对照组一级亲属发病率为：q_c=6/1473=0.004=0.4%，$p_c=1-q_c$=1−0.004=0.996，然后查 X 和 a 值表得 X_c=2.652，X_r=1.960，a_c=2.962，代入公式（3）：

$$b=\frac{p\ (X_c-X_r)}{a_c}=\frac{0.996\times(2.652-1.960)}{2.962}$$

将 b 值代入（1）式：

$$h^2=\frac{b}{r}=\frac{0.233}{0.5}=0.466$$

表7-1 正态分布的*X*和*a*值表

q（%）	*X*	*a*	q（%）	*X*	*a*	q（%）	*X*	*a*	q（%）	*X*	*a*	q（%）	*X*	*a*
0.01	3.719	3.960	0.43	2.628	2.939	0.85	2.387	2.720	1.27	2.235	2.583	1.69	2.122	2.482
0.02	3.540	3.790	0.44	2.620	2.932	0.86	2.382	2.716	1.28	2.232	2.580	1.70	2.120	2.480
0.03	3.432	3.687	0.45	2.612	2.925	0.87	2.378	2.712	1.29	2.229	2.578	1.71	2.118	2.478
0.04	3.353	3.613	0.46	2.605	2.918	0.88	2.374	2.708	1.30	2.226	2.575	1.72	2.115	2.476
0.05	3.291	3.554	0.47	2.597	2.911	0.89	2.370	2.704	1.31	2.223	2.572	1.73	2.113	2.474
0.06	3.239	3.507	0.48	2.590	2.905	0.90	2.366	2.701	1.32	2.220	2.570	1.74	2.111	2.472
0.07	3.195	3.464	0.49	2.583	2.898	0.91	2.361	2.697	1.33	2.217	2.567	1.75	2.108	2.470
0.08	3.156	3.429	0.50	2.576	2.892	0.92	2.357	2.693	1.34	2.214	2.564	1.76	2.106	2.467
0.09	3.121	3.397	0.51	2.569	2.886	0.93	2.353	2.690	1.35	2.211	2.562	1.77	2.104	2.465
0.10	3.090	3.367	0.52	2.562	2.880	0.94	2.349	2.686	1.36	2.209	2.559	1.78	2.101	2.463
0.11	3.062	3.341	0.53	2.556	2.873	0.95	2.346	2.683	1.37	2.206	2.557	1.79	2.099	2.461
0.12	3.036	3.317	0.54	2.549	2.868	0.96	2.342	2.679	1.38	2.203	2.554	1.80	2.097	2.459
0.13	3.012	3.294	0.55	2.543	2.862	0.97	2.338	2.676	1.39	2.200	2.552	1.81	2.095	2.457
0.14	2.989	3.273	0.56	2.536	2.856	0.98	2.334	2.672	1.40	2.197	2.549	1.82	2.092	2.455
0.15	2.968	3.258	0.57	2.530	2.850	0.99	2.330	2.669	1.41	2.194	2.547	1.83	2.090	2.453
0.16	2.948	3.234	0.58	2.524	2.845	1.00	2.326	2.665	1.42	2.192	2.544	1.84	2.088	2.451
0.17	2.929	3.217	0.59	2.518	2.839	1.01	2.323	2.662	1.43	2.189	2.542	1.85	2.086	2.449
0.18	2.911	3.201	0.60	2.512	2.834	1.02	2.319	2.658	1.44	2.186	2.539	1.86	2.084	2.447
0.19	2.894	3.185	0.61	2.506	2.829	1.03	2.315	2.655	1.45	2.183	2.537	1.87	2.081	2.445
0.20	2.878	3.170	0.62	2.501	2.823	1.04	2.312	2.652	1.46	2.181	2.534	1.88	2.079	2.444
0.21	2.863	3.156	0.63	2.495	2.818	1.05	2.308	2.649	1.47	2.178	2.532	1.89	2.077	2.442
0.22	2.848	3.142	0.64	2.489	2.813	1.06	2.304	2.645	1.48	2.175	2.529	1.90	2.075	2.440
0.23	2.843	3.129	0.65	2.484	2.808	1.07	2.301	2.642	1.49	2.173	2.527	1.91	2.073	2.438
0.24	2.820	3.117	0.66	2.478	2.803	1.08	2.297	2.639	1.50	2.170	2.525	1.92	2.071	2.436
0.25	2.807	3.104	0.67	2.473	2.798	1.09	2.294	2.636	1.51	2.167	2.522	1.93	2.068	2.434
0.26	2.794	3.093	0.68	2.468	2.793	1.10	2.290	2.633	1.52	2.165	2.520	1.94	2.066	2.432
0.27	2.782	3.081	0.69	2.462	2.798	1.11	2.287	2.630	1.53	2.162	2.518	1.95	2.064	2.430
0.28	2.770	3.070	0.70	2.457	2.784	1.12	2.283	2.627	1.54	2.160	2.515	1.96	2.062	2.428
0.29	2.759	3.060	0.71	2.452	2.779	1.13	2.280	2.624	1.55	2.157	2.513	1.97	2.060	2.426
0.30	2.748	3.050	0.72	2.447	2.775	1.14	2.277	2.621	1.56	2.155	2.511	1.98	2.058	2.425
0.31	2.737	3.040	0.73	2.442	2.770	1.15	2.273	2.618	1.57	2.152	2.508	1.99	2.056	2.423
0.32	2.727	3.030	0.74	2.437	2.766	1.16	2.270	2.616	1.58	2.149	2.506	2.0	2.054	2.421
0.33	2.716	3.021	0.75	2.432	2.761	1.17	2.267	2.612	1.59	2.147	2.504	2.1	2.034	2.403
0.34	2.706	3.012	0.76	2.428	2.757	1.18	2.264	2.609	1.60	2.144	2.502	2.2	2.014	2.386
0.35	2.697	3.003	0.77	2.423	2.753	1.19	2.260	2.606	1.61	2.142	2.499	2.3	1.995	2.369
0.36	2.687	2.994	0.78	2.418	2.748	1.20	2.257	2.603	1.62	2.139	2.497	2.4	1.977	2.353
0.37	2.678	2.986	0.79	2.414	2.744	1.21	2.254	2.600	1.63	2.137	2.495	2.5	1.960	2.338
0.38	2.669	2.978	0.80	2.409	2.740	1.22	2.251	2.597	1.64	2.135	2.493	2.6	1.943	2.323
0.39	2.661	2.969	0.81	2.404	2.736	1.23	2.248	2.594	1.65	2.132	2.491	2.7	1.927	2.309
0.40	2.652	2.962	0.82	2.400	2.732	1.24	2.244	2.591	1.66	2.130	2.489	2.8	1.911	2.295
0.41	2.644	2.954	0.83	2.395	2.728	1.25	2.241	2.589	1.67	2.127	2.486	2.9	1.896	2.281
0.42	2.636	2.947	0.84	2.391	2.724	1.26	2.238	2.586	1.68	2.125	2.484	3.0	1.881	2.268

续表

q（%）	X	a	q（%）	X	a	q（%）	X	a	q（%）	X	a	q（%）	X	a
3.1	1.866	2.255	7.3	1.454	1.899	11.5	1.200	1.688	15.7	1.007	1.531	19.9	0.845	1.403
3.2	1.852	2.243	7.4	1.447	1.893	11.6	1.195	1.684	15.8	1.003	1.527	20.0	0.842	1.400
3.3	1.838	2.231	7.5	1.440	1.887	11.7	1.190	1.679	15.9	0.999	1.524	20.1	0.838	1.397
3.4	1.825	2.219	7.6	1.433	1.881	11.8	1.185	1.675	16.0	0.994	1.521	20.2	0.834	1.394
3.5	1.812	2.208	7.7	1.426	1.876	11.9	1.180	1.671	16.1	0.990	1.517	20.3	0.831	1.391
3.6	1.799	2.197	7.8	1.419	1.870	12.0	1.175	1.667	16.2	0.986	1.514	20.4	0.827	1.389
3.7	1.787	2.186	7.9	1.412	1.864	12.1	1.170	1.663	16.3	0.982	1.511	20.5	0.824	1.386
3.8	1.774	2.175	8.0	1.405	1.858	12.2	1.165	1.659	16.4	0.978	1.508	20.6	0.820	1.383
3.9	1.762	2.165	8.1	1.398	1.853	12.3	1.160	1.655	16.5	0.974	1.504	20.7	0.817	1.381
4.0	1.751	2.154	8.2	1.392	1.847	12.4	1.155	1.651	16.6	0.970	1.501	20.8	0.813	1.378
4.1	1.739	2.144	8.3	1.385	1.842	12.5	1.150	1.647	16.7	0.966	1.498	20.9	0.810	1.375
4.2	1.728	2.135	8.4	1.379	1.836	12.6	1.146	1.643	16.8	0.962	1.495	21.0	0.806	1.372
4.3	1.717	2.125	8.5	1.372	1.831	12.7	1.141	1.639	16.9	0.958	1.492	22.0	0.772	1.346
4.4	1.706	2.116	8.6	1.366	1.825	12.8	1.136	1.635	17.0	0.954	1.489	23.0	0.739	1.320
4.5	1.695	2.106	8.7	1.359	1.820	12.9	1.131	1.631	17.1	0.950	1.485	24.0	0.706	1.295
4.6	1.685	2.097	8.8	1.353	1.815	13.0	1.126	1.627	17.2	0.946	1.482	25.0	0.674	1.271
4.7	1.675	2.088	8.9	1.347	1.810	13.1	1.122	1.623	17.3	0.942	1.479	26.0	0.643	1.248
4.8	1.665	2.080	9.0	1.341	1.804	13.2	1.117	1.620	17.4	0.938	1.476	27.0	0.613	1.225
4.9	1.655	2.071	9.1	1.335	1.799	13.3	1.112	1.616	17.5	0.935	1.473	28.0	0.583	1.202
5.0	1.645	2.063	9.2	1.329	1.794	13.4	1.108	1.612	17.6	0.931	1.470	29.0	0.553	1.180
5.1	1.635	2.054	9.3	1.323	1.789	13.5	1.103	1.608	17.7	0.927	1.467	30.0	0.524	1.159
5.2	1.626	2.046	9.4	1.317	1.784	13.6	1.098	1.606	17.8	0.923	1.464	31.0	0.496	1.138
5.3	1.616	2.038	9.5	1.311	1.779	13.7	1.094	1.601	17.9	0.919	1.461	32.0	0.468	1.118
5.4	1.607	2.030	9.6	1.305	1.774	13.8	1.089	1.597	18.0	0.915	1.458	33.0	0.440	1.097
5.5	1.598	2.023	9.7	1.299	1.769	13.9	1.085	1.593	18.1	0.912	1.455	34.0	0.412	1.075
5.6	1.589	2.015	9.8	1.239	1.765	14.0	1.080	1.590	18.2	0.908	1.452	35.0	0.385	1.058
5.7	1.580	2.007	9.9	1.287	1.760	14.1	1.076	1.586	18.3	0.904	1.449	36.0	0.358	1.039
5.8	1.572	2.000	10.0	1.282	1.755	14.2	1.071	1.583	18.4	0.900	1.446	37.0	0.332	1.020
5.9	1.565	1.993	10.1	1.276	1.750	14.3	1.067	1.579	18.5	0.896	1.443	38.0	0.305	1.002
6.0	1.555	1.985	10.2	1.270	1.746	14.4	1.063	1.575	18.6	0.893	1.440	39.0	0.279	0.984
6.1	1.546	1.978	10.3	1.265	1.741	14.5	1.058	1.572	18.7	0.889	1.437	40.0	0.253	0.966
6.2	1.538	1.971	10.4	1.259	1.736	14.6	1.054	1.568	18.8	0.885	1.434	41.0	0.228	0.948
6.3	1.530	1.964	10.5	1.254	1.732	14.7	1.049	1.565	18.9	0.882	1.431	42.0	0.202	0.931
6.4	1.522	1.957	10.6	1.248	1.727	14.8	1.045	1.561	19.0	0.878	1.428	43.0	0.176	0.913
6.5	1.514	1.951	10.7	1.243	1.723	14.9	1.041	1.558	19.1	0.874	1.425	44.0	0.151	0.896
6.6	1.506	1.944	10.8	1.237	1.718	15.0	1.036	1.554	19.2	0.871	1.422	45.0	0.126	0.880
6.7	1.499	1.937	10.9	1.232	1.714	15.1	1.032	1.551	19.3	0.867	1.420	46.0	0.100	0.863
6.8	1.491	1.931	11.0	1.227	1.709	15.2	1.028	1.548	19.4	0.863	1.417	47.0	0.075	0.846
6.9	1.483	1.924	11.1	1.221	1.705	15.3	1.024	1.544	19.5	0.860	1.414	48.0	0.050	0.830
7.0	1.476	1.918	11.2	1.216	1.701	15.4	1.019	1.541	19.6	0.856	1.411	49.0	0.025	0.814
7.1	1.468	1.912	11.3	1.211	1.696	15.5	1.015	1.537	19.7	0.852	1.408	50.0	0.000	0.798
7.2	1.461	1.906	11.4	1.206	1.692	15.6	1.011	1.534	19.8	0.849	1.405			

计算结果表明，肾结石的遗传率为 46.6%。环境因素的作用大于遗传基础的作用。

（二）应用 Holgiger（1929）公式计算遗传率

Holgiger 公式是根据遗传率越高的疾病，一卵双生的发病一致率与二卵双生的发病一致率相差越大而建立的。发病一致率（concordance）是指双生子中一个患某种病，另一个也患同样疾病的频率。

$$遗传率=\frac{一卵双生发病一致率（\%）-二卵双生发病一致率（\%）}{100-二卵双生发病一致率（\%）}$$

或简写为：$h^2=\frac{C_{MZ}-C_{DZ}}{100-C_{DZ}}$

例 3　某医院对精神分裂症的调查表明，在 25 对一卵双生子中，共同发病的有 20 对；在 20 对二卵双生子中，共同发病的有 2 对，计算该病的遗传率。

解：一卵双生的发病一致率为：$C_{MZ}=20/25=0.80=80\%$，二卵双生的发病一致率为：$C_{DZ}=2/20=0.10=10\%$。代入上式：

$$h^2=\frac{80-10}{100-10}=0.78=78\%$$

以上计算结果表明，精神分裂症的遗传率为 78%, 为主要由遗传因素所决定的多基因遗传病。

一些受控于多基因遗传的常见病和先天畸形的遗传率见表 7-2。遗传率估计值是在特定环境中特定人群发病率中估算得到的，不适宜拓展到其他人群和其他环境。另外，遗传率是群体统计量，用到个体毫无意义。

表7-2　常见多基因遗传病和先天性畸形的患病率和遗传率

疾病与畸形	群体患病率（%）	患者一级亲属患病率（%）	遗传率（%）
哮喘	4.0	20	80
精神分裂症	1.0	10	80
原发性高血压	4 ~ 8	20 ~ 30	62
消化性溃疡	4.0	8	37
强直性脊柱炎	0.2	男性先证者 7 女性先证者 2	70
1 型糖尿病	0.2	2 ~ 5	75
2 型糖尿病	2 ~ 3		35
冠状动脉粥样硬化性心脏病	2.5	7	35
先天性幽门狭窄	0.3	男性先证者 2 女性先证者 10	75
先天性髋关节脱位	0.07	4	70
先天性畸形足	0.1	3	68
先天性巨结肠	0.02	男性先证者 2 女性先证者 8	80
无脑畸形	0.2	2	60
脊柱裂	0.3	4	60

续表

疾病与畸形	群体患病率（%）	患者一级亲属患病率（%）	遗传率（%）
唇裂 ± 腭裂	0.17	4	76
腭裂	0.04	2	76

三、多基因遗传病的特征

虽然多基因遗传病的致病基因在家系中没有单基因遗传病那么明显的传递特征，但符合数量性状遗传，具有如下特征：

（1）发病有家族聚集倾向，但无明显的遗传方式。因为在系谱分析中，同胞中发病率远低于 1/2 或 1/4，只有 1% ～ 10%。既不符合常染色体显性和隐性遗传，也不符合 X 连锁遗传，若用数量性状的遗传来说明这类疾病就能得到较满意的解释。

（2）发病率有种族（或民族）差异（表 7-3）。

表7-3　一些多基因遗传病发病率的种族差异

病名	发病率	
	日本	美国
脊柱裂	0.003	0.002
无脑儿	0.006	0.005
唇裂 ± 腭裂	0.003	0.0013
先天性畸形足	0.014	0.055
先天性髋关节脱位	0.01	0.007

（3）近亲婚配时，子女的发病风险也增高，但不如常染色体隐性遗传病那样明显。

（4）患者的双亲与患者同胞、子女的亲缘系数相同，有相同的发病风险，这一点与常染色体隐性遗传病不同。

（5）随亲属级别的降低，患者亲属发病风险迅速下降，在发病率低的疾病中，该特点尤为明显，这一点与常染色体显性遗传病不同。表 7-4 和图 7-7，说明一些多基因遗传病患者不同级别亲属发病风险的比较和由阈值模型得出的亲属级别发病风险率的理论曲线。

表7-4　一些多基因遗传病患者不同级别亲属的发病风险对比

亲属级别	发病风险		
	唇　裂	先天性髋关节脱位	先天性幽门狭窄
一般群体	0.001	0.002	0.005
一卵双生	0.40（×400）	0.40（×200）	0.15（×30）
一级亲属	0.04（×40）	0.05（×25）	0.05（×10）
二级亲属	0.007（×7）	0.006（×3）	0.025（×5）

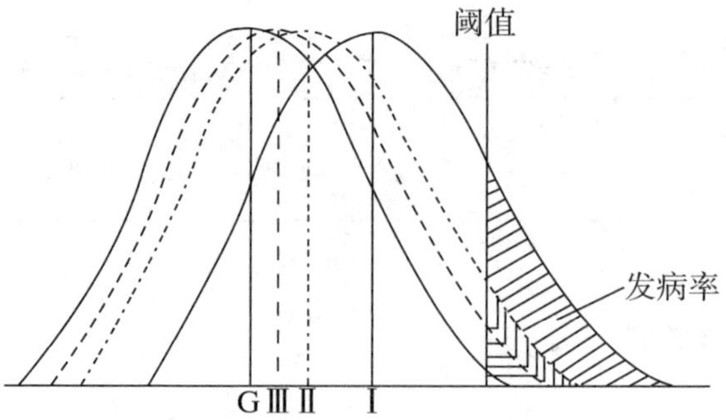

图 7-7 一般群体和患者一、二、三级亲属多基因病发病率的比较

G：一般群体易患性平均值；Ⅰ：一级亲属易患性平均值；
Ⅱ：二级亲属易患性平均值；Ⅲ：三级亲属易患性平均值

第三节 多基因遗传病发病风险的估计

多基因遗传病涉及多种遗传和环境因素，发病机制比较复杂，难以像单基因遗传病那样按照其遗传方式推算其发病风险。在估计多基因遗传病的发病风险时，应考虑以下几个方面：

一、疾病的遗传率和一般群体发病率与发病风险

当某种病的一般群体发病率为 0.1% ～ 1%、遗传率为 70% ～ 80% 时，可利用 Edward 公式来估计发病风险，即$f=\sqrt{p}$。这里，f 为患者一级亲属发病率，p 为一般群体发病率。也就是说，患者一级亲属的发病率等于群体发病率的开平方。例如唇裂在我国人群中的发病率为 0.17%，其遗传率为 76%，患者一级亲属的发病率 (f) $=\sqrt{0.0017}\approx 4\%$。

如果群体发病率和遗传率过高或过低，则上述 Edward 公式即不适用。当一种病的遗传率高于 80% 或群体发病率高于 1%，则患者一级亲属发病率将高于群体发病率（p）的开方值；当一种病的遗传率低于 70%，或群体发病率低于 0.1%，则患者一级亲属发病率低于群体发病率的开方值。

从图 7-8 中看，横坐标为群体发病率，斜线为遗传率，纵坐标为患者一级亲属发病率。当已知群体发病率和遗传率时，从此图很容易查出患者一级亲属的发病率。唇裂的群体发病率为 0.17%，遗传率为 76%，从纵坐标上看，患者一级亲属发病率约为 4%。消化性溃疡的群体发病率为 4%。遗传率较低，仅为 35%，如果按照 Edward 公式 $f=\sqrt{p}$计算，患者一级亲属的发病率应为 20%，但实际上远比这个发病率为低，从图 7-8 查知，一级亲属发病率仅约为 8%。

二、多基因遗传的加性效应与发病风险

1．患者数与发病风险 一个家庭中患病的人数愈多，则发病风险愈高。例如，当一对表型正常的夫妇生出一个唇裂患儿后，再次生育的复发风险为 4%；如果他们生过两个这种患儿，再次生育的复发风险就增高 2 ～ 3 倍，即近于 10%。因为生育患儿越多，说明这对夫妇所携带的易感基因越多，他们虽然都未发病，但其易患性更为接近阈值，由于多基因的加性效应，复发风险将相应增高。Smith（1971 年）曾研制了一个表格，通过双亲和同胞中已患病的人数来估计复发风险，以作为遗传咨询时的参考（表 7-5）。例如，精神分裂症的群体发病率为 1.0%，遗传率为 80%，一个患精神分裂症的母亲生育了两个孩子，一个孩子已患病，另一个孩子将来患精神分裂症的风险由表 7-5 可估计出为 18%。

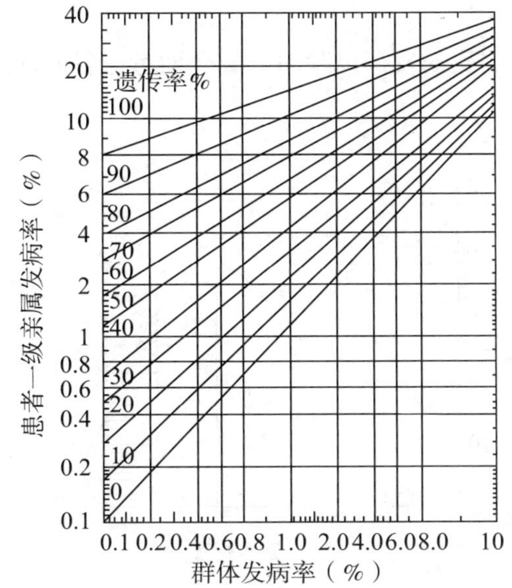

图 7-8　一般群体发病率、遗传率及患者一级亲属发病率的关系图解

表7-5　根据受累一级亲属的人数和遗传率推算的多基因遗传病的复发风险（%）

双亲患病数		0			1			2		
一般群体发病率（%）	遗传率（%）	患病同胞数			患病同胞数			患病同胞数		
		0	1	2	0	1	2	0	1	2
1.0	100	1	7	14	11	24	34	63	65	67
	80	1	6	14	8	18	28	41	47	52
	50	1	4	8	4	9	15	15	21	26
0.1	100	0.1	4	11	5	16	26	62	63	64
	80	0.1	3	10	4	14	23	60	61	62
	50	0.1	1	3	1	3	9	7	11	15

2．病情严重程度与发病风险　一对夫妇所生患儿的病情愈重，其同胞中发病风险就愈高。因为多基因遗传病中基因的加性效应还表现在病情的程度上，病情严重的患者必定带有更多的易感基因，其父母也会带有较多的易感基因使易患性更接近阈值。所以，再次生育的复发风险也将相应地增高。例如，患者只有一侧唇裂，其同胞中复发风险约为 2.46%；一侧唇裂并发腭裂，复发风险约为 4.21%；如果是两侧唇裂并发腭裂，则复发风险可达 5.74%。

三、发病率的性别差异与发病风险

当一种多基因病群体发病率有性别差异时，表明不同性别的阈值高低是不同的（图 7-9）。发病率高的性别其阈值低，一旦患病，其子女的发病风险低；相反，发病率低的性别其阈值高，一旦患病，其子女的发病风险高。这是因为发病率低的性别患者，只有带有相当多的致病基因，才能超过较高的阈值而发病。如果已经发病，表明他（她）一定携带着很多的致病基因，他（她）们的后代中发病风险将会相应增高，尤其是与其性别相反的后代。相反，发病率高的性别患者后代中发病风险将较低，尤其是与其性别相反的后代，这称为 Carter 效应。例如，先天性幽门狭窄的男性发病率为 0. 5%，女性发病率为 0. 1%，男性发病率为女性的 5 倍。女性患者之子的发病率为 20%，之女的发病率为 7%；男性患者之子的发病率为 5.5%，之女的

案例：唇裂患者的遗传

发病率为 1.4%。

综上所述，在估计多基因病的发病风险时，要全面考虑各方面因素，进行综合评价，这样得到的结果才会更准确。

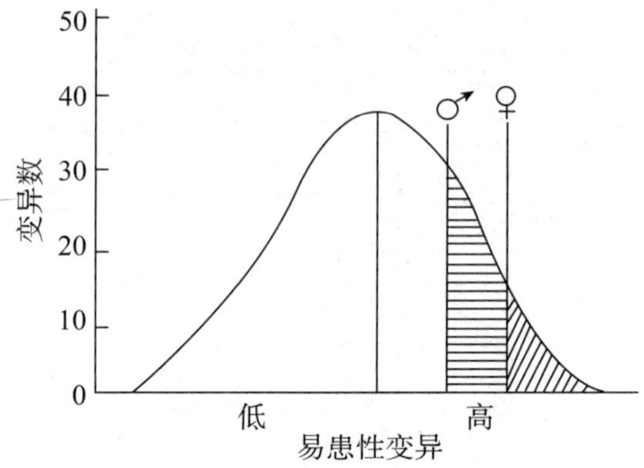

图 7-9 男女阈值不同引起发病率差异的示意图

第四节 常见的多基因遗传病

多基因遗传病包括先天性畸形和常见病两类。属于多基因遗传病的先天性畸形有：唇裂、腭裂、脊柱裂、无脑儿、神经管缺陷、马蹄内翻、髋关节脱位、先天性心脏病等；属于多基因遗传病的常见病有：冠心病、糖尿病、精神分裂症、高血压、哮喘、阿尔茨海默病等。由于多基因遗传病受遗传因素和环境因素的共同作用，病因较复杂，习惯上也称为复杂疾病，复杂疾病易感基因的检出有助于其发病机制的认识、提高复杂疾病的诊断、预防和治疗。全基因组关联研究（genome-wide association study，GWAS）是目前研究复杂性遗传疾病主要的遗传学手段，有利于发现疾病的易感位点或致病基因，从遗传学上去认知并解释疾病的致病机制，给临床预防、诊断与治疗提供了有效的指导。

一、原发性高血压

高血压（hypertension）可分为原发性高血压及继发性高血压两类，其中原发性高血压占总高血压患病率的 95% 以上，即通常说的高血压。高血压是以动脉血压持续升高为主要特征，可并发心脏、血管、脑与肾等靶器官损害，以及代谢改变的临床综合征。遗传率为 60%，影响了全球 20% ～ 30% 人口的健康，致使全球每年约 1350 万人死于其相关性疾病。对原发性高血压易感基因的研究可阐明原发性高血压的遗传本质和发病机制，对该病的临床治疗、预后判断、早期检出及预防有重大影响。已研究的候选基因至少 200 种，涉及肾素 - 血管紧张素 - 醛固酮系统、交感神经系统、下丘脑 - 垂体轴、内皮素、激肽释放酶 - 激肽系统、类固醇激素、前列腺素、生长因子和激素、细胞内信使、脂质代谢、糖代谢、载脂蛋白、离子通道或转运体等多个系统或功能。

高血压是多因素疾病，其受多基因、肥胖、饮食中盐摄入量、压力等环境因素影响，其中肾素 - 血管紧张素 - 醛固酮系统的过度激活是主要机制之一，基因组学研究证实，一些基因与收缩压、舒张压甚至两者均有关。肾素 - 血管紧张素 - 醛固酮系统中相关的基因：血管紧张素转化酶（ACE）基因位于 17q23、血管紧张素Ⅱ 1 型受体（AT1R）基因位于 3q21-q25，醛固酮合成酶基因位于 8q24.3。这些基因的多态性在高血压和心血管疾病发生发展中起重要作用，由于遗传异质性及诸多因素影响使得高血压易感基因的研究在不同地区、不同人群中不易重复。

二、糖尿病

糖尿病（diabites mellitus，DM）是一种由于胰岛病变使胰岛素分泌减少、机体对胰岛素敏感性下降等因素导致的以高血糖为特征的代谢性疾病。近年来由于人们生活方式的改变，我国糖尿病患病率迅速增长，成年人患病率已高达 9.8%，已经成为危害我国人民健康的重要疾病之一。糖尿病分为 1 型、2 型两种类型，其中 1 型约占 10%，2 型约占 90%。

1 型糖尿病属于自身免疫性疾病，病因为分泌胰岛素的 β 细胞被自身免疫反应破坏。在一卵双生子中的发病率一致性约为 40%。先证者同胞兄弟再发风险为 7%。在微效基因研究方面，目前已经发现 10 多个基因的变异可增加 1 型糖尿病的易感性，其中有多个与已知的 1 型糖尿病易感基因有关，如定位于 6p21.3 的人类白细胞抗原（HLA），CTLA4 等。尤其是人类白细胞抗原（HLA）基因、胰岛素基因启动子可变数量串联重复多态性、免疫调节基因 *CTLA4* 和编码蛋白磷酸酶的 *PTPN22* 基因的单核苷酸多态性与 1 型糖尿病易感性的关系已经获得较为充分的研究数据。

2 型糖尿病是由于年龄原因的胰岛老化造成胰岛素分泌减少、机体对胰岛素不敏感等因素引起的高血糖。遗传因素和环境因素均在糖尿病发病原因中起重要作用。2 型糖尿病是一种异质性很强的多基因遗传病，受环境因素影响很大。全基因组关联研究和数以万计的病例对照研究发现了许多对糖尿病的发生起作用的基因，这些基因区域定位于人类的多条染色体上，相关的基因有：钙蛋白酶 10 基因（*CAPN10*,2q37.1），葡萄糖转运子 10 基因（*GLUT10*,20q13.1），胰岛素受体基因（*INSR*,19p13.2），胰岛素受体底物基因（*IRS-1*,2q36；*IRS-2*,13q2.6），胰岛素抵抗因子基因（*Resistin*,19q13.3），脂联素基因（*Adiponectin*,3q27）等。

研究还表明基因的甲基化参与了肥胖及 2 型糖尿病的发生和发展，如：过氧化物酶体增殖物激活受体 γ 辅激活子 1 α（*PGC-1*α）基因、胰腺 - 十二指肠同源框 1（*PDX-1*）基因等，在 2 型糖尿病患者胰岛细胞中这些基因甲基化水平显著升高，基因表达下调导致了胰岛素分泌减少。GWAS 表明，在不同地域和不同种族间，其易感基因谱是有区别的，说明不同地域由于环境因素差异，不同种族由于遗传背景不同，造成了糖尿病易感基因谱的差异。

三、精神分裂症

精神分裂症（schizophrenia）是一类以患者在思维、情感、行为等方面出现障碍，精神活动和周围环境不协调为特征的精神疾患。多起病于青壮年，通常患者意识清晰、智力尚正常，部分可出现认知障碍。该病具体发病病因目前尚不明确。对双生子患者的遗传学调查表明，一卵双生发病一致性为 40% ～ 60%，二卵双生发病率一致性为 10% ～ 16%。患者一级亲属和二级亲属再发风险明显增高。

越来越多的数据表明，精神分裂症和双相情感障碍在遗传易感性上存在交叉重叠，推测在遗传学上可能共享风险易感基因。根据连锁分析及大规模荟萃分析，发现双相情感障碍和精神分裂症都与 18 号染色体 *NAPG* 基因内的 rs473938 和 rs2290279 位点在等位基因频率和基因型频率相关联。*CDH7* 基因与重度抑郁症在中国汉族人群中存在关联。

GWAS 技术用于精神分裂症的研究，发现集落刺激因子 2 受体 α（colony stimulating factor 2 receptor，alpha，CSF2RA）基因附近的 rs4129148 与疾病的发生相关，进一步对该位点附近的区域进行测序后，发现 CSF2RA 和白介素 3α 基因的单倍型以及罕见突变与精神分裂症的发生相关，研究显示已发现并定位与精神分裂症相关的基因有 20 多个，除性染色体外位于大多数的常染色体上。这些基因的多态性、突变或特定的基因型与精神分裂症具有不同程度的相关性。

四、哮喘

哮喘也称支气管哮喘（bronchial asthma），是一种慢性气道炎症性疾病，它的临床表现为支气管收缩异常导致的反复发作性喘息和胸闷，哮喘是世界范围内严重威胁公众健康的慢性呼吸道疾病。据世界卫生组织公布的《全球哮喘负担报告》显示，全球估计有 3 亿哮喘患者，并且发病率还在以每年 5% 的惊人速度增长，哮喘是环境因素与遗传因素共同决定的多基因复杂性疾病。变应原、刺激性气体、运动等环境因素是导致哮喘发生的重要病因，但另一方面遗传因素决定个体对哮喘的易感性。双生子研究发现，哮喘的遗传率高达 78%。全基因组关联研究已经确定了多个哮喘易感基因在常染色体上分布，已确定 200 多个与哮喘有关的候选基因。从功能上看，这些基因涉及免疫识别、炎症反应、上皮修复和胞内信号转导等生物学活动。研究较多的有哮喘易感基因 Toll 样受体基因（*TLRs*），人白细胞抗原Ⅱ类基因（*HLA* Ⅱ）、肿瘤坏死因子 α（TNF-α）、IL-4 和 IL-13、解整合素 - 金属蛋白酶家族（ADAM33）等。

由于哮喘的复杂性导致关联研究的重复性差，随着关联研究数据的积累，以及新的研究策略和研究手段不断应用于哮喘遗传因素的研究，对哮喘易感基因的认识必将不断深入，推动哮喘的早期诊断、新药的研发及哮喘的个体化治疗。

L7-2u

知识拓展：阿尔茨海默病

思考题

1．比较质量性状遗传与数量性状遗传的异同。

2．简述多基因遗传的特点。

3．简述多基因遗传病的特点。

4．估计多基因遗传病的发病风险时，应考虑哪些情况？

5．某种疾病的群体发病率为 0.17%，现调查 90 名患者的一级亲属，他们的发病情况如下所示。请问：①此病属单基因遗传还是多基因遗传？②如果是多基因遗传病，计算该病的遗传率是多少？

患者亲属	人数	发病人数
父母	180	6
同胞	260	10
子女	60	7

（肖福英）

L7-3u

知识拓展：冠心病

L7-4u

Summary

第8章 生化遗传病

基因中所蕴藏的遗传信息，通过转录和翻译形成具有生物活性的蛋白质或酶，进而赋予生命特定的生理、生化特征或性状。生化遗传病（biochemical genetics）就是由于基因突变导致蛋白质或酶异常引起的一类单基因遗传病，分为分子病（molecular disease）和遗传性代谢病（inherited metabolic disease）两大类。

第一节　分子病

分子病是指由于基因突变造成的蛋白质分子结构或合成量异常而引起机体功能障碍的一类疾病。分子病的概念由 Pauling 于 1949 年首先提出，他在进行镰状细胞贫血研究时，发现患者的红细胞镰刀状变化是其血红蛋白分子结构异常所致。1956 年，Ingram 等进一步研究，证明这种异常血红蛋白分子的 β 珠蛋白肽链第 6 位氨基酸由正常的谷氨酸变成了缬氨酸，从分子水平揭示了该病的病因。随着研究的不断深入，迄今已发现了许多类型的分子病。根据各种蛋白质的功能差异，分子病可以分为：①运输性蛋白病，如血红蛋白病；②凝血及抗凝血因子缺乏症，如血友病；③免疫蛋白缺陷病，如无丙种球蛋白血症；④膜转运蛋白病，如肝豆状核变性；⑤受体蛋白病，如家族性高胆固醇血症；⑥胶原蛋白病，如成骨不全等。

一、血红蛋白病

血红蛋白病（hemoglobinopathy）是基因突变导致珠蛋白分子结构或合成量异常所引起的一类疾病。它是人类研究最早、认识最为清楚的一种运输性蛋白病。研究推测，目前全人类约有 2 亿多人携带血红蛋白致病基因。该病已被世界卫生组织（WHO）列为严重危害人类健康的常见病之一，在我国多见于南方。

（一）正常血红蛋白的分子组成

血红蛋白（hemoglobin，Hb）是人体红细胞的主要蛋白质，每个红细胞约含有 28 000 万个 Hb 分子。Hb 是血液中红细胞携带、运输氧气和二氧化碳的载体。每个血红蛋白分子是由 4 个单体构成的四聚体，每个单体由一条珠蛋白肽链和一个血红素辅基构成。珠蛋白肽链分为类 α 珠蛋白肽链和类 β 珠蛋白肽链（简称为类 α 链和类 β 链），前者包括 ζ 链和 α 链 2 种，由 141 个氨基酸残基组成；后者包括 ε 链、$^{G}\gamma$ 链、$^{A}\gamma$ 链、δ 链和 β 链 5 种，由 146 个氨基酸残基组成。$^{G}\gamma$ 链与 $^{A}\gamma$ 链的区别在于第 136 位氨基酸残基的不同（$^{G}\gamma^{136Gly}$，$^{A}\gamma^{136Ala}$）。构成血红蛋白的四条珠蛋白肽链为两条相同的类 α 链和两条相同的类 β 链，在个体发育的不同阶段，两类珠蛋白肽链进行不同的组合，构成了人类常见的 6 种血红蛋白，即 Hb Gower Ⅰ、Hb Gower Ⅱ、Hb Portland、HbF、HbA 和 HbA_2。

（二）珠蛋白基因

人类珠蛋白基因包括类 α 珠蛋白基因和类 β 珠蛋白基因两大类，各含数个相同或相似的基因，紧密排列在 DNA 的特定区域从而构成了基因簇。在人类珠蛋白基因簇中存在着一些假基因，它们与正常的珠蛋白基因结构相似，但却没有正常功能。

1．类 α 珠蛋白基因簇 人类类 α 珠蛋白基因簇定位于 16p13.3，按 5' → 3' 方向依次排列有 *HBZ*（ζ）、*HBZP*、*HBAP*、*HBA2*（α_2）和 *HBA1*（α_1）基因（图 8-1），其中 *HBZP* 和 *HBAP* 是已失去功能的假基因。每条 16 号染色体上有两个完全相同的 *HBA*（α）基因，即 *HBA1* 和 *HBA2*，正常的二倍体细胞有 4 个 *HBA* 基因，每个 *HBA* 基因表达的 α 珠蛋白肽链数量相同。

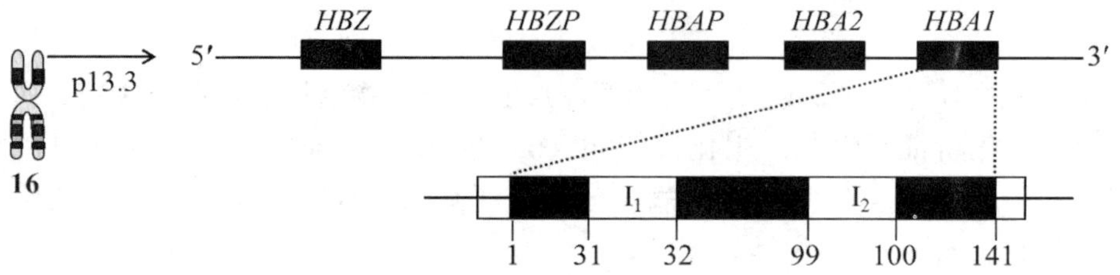

图 8-1 类 α 珠蛋白基因簇

2．类 β 珠蛋白基因簇 人类类 β 珠蛋白基因簇位于 11p15.4，按 5' → 3' 方向依次排列有 *HBE1*（ε）、*HBG2*（$^G\gamma$）、*HBG1*（$^A\gamma$）、*HBBP*、*HBD*（δ）和 *HBB*（β）基因（图 8-2）。每条 11 号染色体只有一个 *HBB* 基因，正常二倍体细胞有两个 *HBB* 基因。类 α 和类 β 珠蛋白基因簇各基因都含有 3 个外显子。

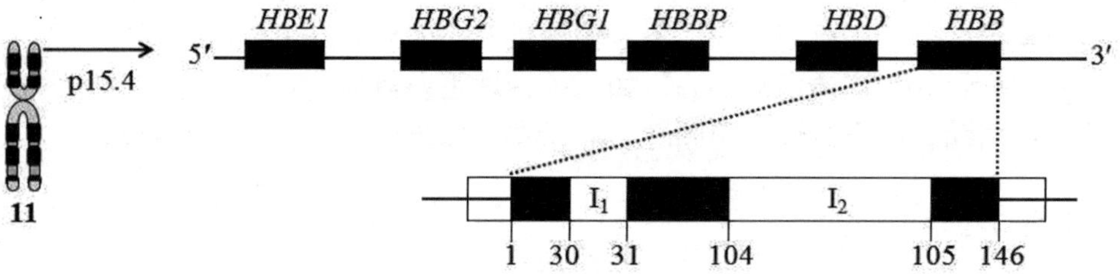

图 8-2 类 β 珠蛋白基因簇

（三）珠蛋白基因的表达与血红蛋白的发育变化

各种血红蛋白有规律地相互更替是珠蛋白基因表达精确调控的结果。珠蛋白基因的表达表现出典型的组织特异性和时间特异性，在发育过程中的表达顺序与其排列顺序相一致。胚胎早期（妊娠后 3 ~ 8 周），卵黄囊的原始红细胞发生系统中，类 α 珠蛋白基因簇中的 *HBZ*、*HBA* 基因和类 β 珠蛋白基因簇中的 *HBE1*、*HBG* 基因首先表达合成 ζ、α、ε 和 γ 链，进而形成 4 种胚胎血红蛋白，即 Hb Gower Ⅰ（$\zeta_2\varepsilon_2$）、Hb Gower Ⅱ（$\alpha_2\varepsilon_2$）、Hb Portland（$\zeta_2{}^G\gamma_2$、$\zeta_2{}^A\gamma_2$）和 HbF（$\alpha_2{}^G\gamma_2$、$\alpha_2{}^A\gamma_2$），其中前三种血红蛋白仅出现在胚胎早期，因为胚胎发育到第 8 周，珠蛋白基因的表达由卵黄囊转移到胎儿的肝脾中，*HBZ* 和 *HBE1* 基因表达几乎关闭，ζ 和 ε 链合成基本停止，此时主要进行 *HBA* 和 *HBG* 基因的表达，α 链和 γ 链的合成量迅速增加，达到最高峰，且几乎一直延续到出生，所以胎儿期（从第 8 周至出生为止）血红蛋白主要是 HbF；36 周以后，*HBB* 基因提高表达速率，β 链的合成量迅速增加，而 *HBG* 基因降低表达速率，γ 链的合成量迅速减少；出生后，珠蛋白基因的表达则主要在骨髓。出生后不久，*HBG* 和 *HBB* 基因表达速率相近，γ 和 β 链的合成量大致相等；此后，*HBB* 基因表达速率继续增高，β 链的合成量继续增加，且迅速达到最高峰，而 *HBG* 基因继续降低表达速率，γ 链的合成量继续减少，其合成量极微；另外，*HBD* 基因表达可能开始于出生的前几周，δ 链的合成量极少，所以 α 链与 β 链、γ 链和 δ 链构成了成人的三种血红蛋白，即 HbA（$\alpha_2\beta_2$，约占 97%）、HbF（约占 1%）和 HbA_2（$\alpha_2\delta_2$，约占 2%）（图 8-3）。

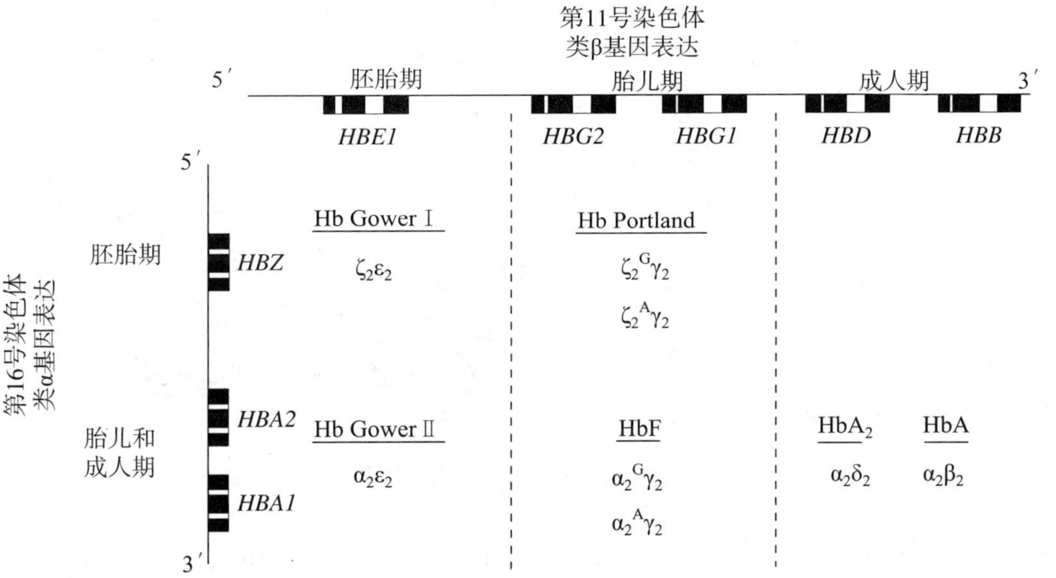

图 8-3 珠蛋白基因的表达

珠蛋白基因的表达调控也表现在对表达量的精确控制，类 α 和类 β 珠蛋白基因簇间的表达量始终是平衡的。从类 α 和类 β 珠蛋白基因簇的组成可知，正常人体细胞中有 4 个 *HBA* 基因和 2 个 *HBB* 基因，但通过特殊的调控机制，红细胞中 α 链和 β 链的分子数量相等，正好构成 HbA（$\alpha_2\beta_2$）。说明 *HBB* 基因表达效率是 *HBA* 基因的两倍。类 α 和类 β 珠蛋白肽链的平衡是人体正常生理功能的需要。

（四）血红蛋白病

血红蛋白病分为异常血红蛋白病（abnormal hemoglobinopthy）和地中海贫血（thalassemia）两大类。

1. 异常血红蛋白病 异常血红蛋白病又称异常血红蛋白综合征（abnormal hemoglobin syndrome），是由于珠蛋白基因突变引起珠蛋白肽链结构异常而导致的一类分子病。珠蛋白结构异常可能发生在类 α 链，也可能发生在类 β 链。并非所有的异常血红蛋白都引起人体的功能障碍。当珠蛋白肽链结构改变发生在关键部位，影响到血红蛋白对氧气、二氧化碳的结合特性和稳定性，便会导致各种异常血红蛋白病。

（1）异常血红蛋白病的类型：从 1949 年 Pauling 发现第一种异常血红蛋白（HbS）以来，目前全世界已发现异常血红蛋白达一千多种。尽管异常血红蛋白种类繁多，但仅 40% 的异常血红蛋白引起人体不同程度的功能障碍。根据异常血红蛋白的特性及临床表现，将异常血红蛋白病主要分为 4 种类型，即镰状细胞贫血、血红蛋白 M 病、不稳定血红蛋白病和氧亲和力改变的血红蛋白病。

1）镰状细胞贫血：镰状细胞贫血（sickle cell anemia）属于常染色体隐性遗传病，发病率存在地域差异，主要分布在非洲，在东非镰状细胞贫血致病基因 *HbS* 的频率高达 0.4。

镰状细胞贫血的主要临床表现为血液黏性增加，易使微细血管栓塞，造成散发性的组织局部缺氧，甚至坏死，产生肌肉骨骼痛、腹痛等痛性危象。同时镰状细胞的变形能力降低，通过狭窄的毛细血管时易被挤压而破裂，导致溶血性贫血。纯合子患者表现为镰状细胞溶血性贫血，预后不佳，多数于早期死亡。杂合子个体在氧分压低时可引起部分细胞镰变，大部分不表现临床症状，但也可有轻度慢性贫血。

镰状细胞贫血是由于*HBB*基因的纯合突变所致，患者*HBB*基因的第6位密码子由正常的GAG突变成了GTG，编码的β珠蛋白肽链第6位谷氨酸被缬氨酸取代，正常HbA转变成了病理性HbS。由于非极性的缬氨酸取代了位于分子表面的亲水性谷氨酸，导致血红蛋白分子溶解度降低，在氧分压低的毛细血管中，HbS聚合形成棒状结构，使红细胞扭曲镰变，进而诱发一系列临床症状（图8-4）

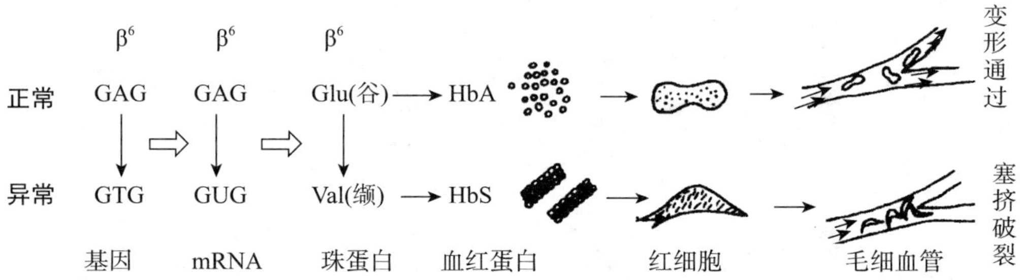

图8-4 镰状细胞贫血的发病机制

2）血红蛋白M病：血红蛋白M病（hemoglobin M syndrome，HbM）又称高铁血红蛋白症，呈常染色体显性遗传。临床表现为发绀和继发性红细胞增多，部分患者可同时伴有轻度溶血性贫血、黄疸和脾大等症状。

正常血红蛋白血红素中的铁原子与珠蛋白肽链上特定的组氨酸连接和作用，保证了二价铁离子（Fe^{2+}）的稳定，以便结合氧。血红蛋白M病患者的珠蛋白基因中，由于上述某个氨基酸的密码子发生碱基置换，使珠蛋白肽链与铁原子连接或作用的有关氨基酸发生替代，导致部分血红素的二价铁离子（Fe^{2+}）变成高价铁离子（Fe^{3+}），形成高铁血红蛋白，丧失了血红素与氧结合的能力，使组织细胞供氧不足，产生发绀等症状。

3）不稳定血红蛋白病：不稳定血红蛋白病（unstable hemoglobinopathy）是由于*HBA*或*HBB*基因突变引起珠蛋白肽链上的氨基酸顺序改变，导致血红蛋白分子结构不稳定而诱发的一类疾病。多为不完全显性遗传病。已知的不稳定血红蛋白有100余种，80%以上系β链异常所致。由于血红蛋白不稳定，容易自发或在氧化剂作用下变性，形成变性珠蛋白小体（Heinz小体）。Heinz小体黏附在细胞膜上导致阳离子通透性增加；另外，由于变形性降低，当红细胞通过微循环时，红细胞被阻留破坏，导致血管内、外溶血。杂合子可有临床症状，纯合子病情严重可致死。如Hb Bristol不稳定血红蛋白病是由于*HBB*基因第67位密码子发生突变，使β链该位置缬氨酸被天冬氨酸取代，导致血红蛋白不稳定，易降解为变性珠蛋白小体，并附于细胞膜使之失去可塑性，不易通过脾而破裂造成溶血，出现乏力、头晕、苍白、黄疸等症状。

4）氧亲和力改变的血红蛋白病：由于肽链上氨基酸替代而使血红蛋白分子与氧的亲和力增高或降低，致运输氧功能改变。如果Hb与氧亲和力增高，输送给组织氧量就会减少，导致红细胞增多症。如Hb Yakima，是因为β珠蛋白肽链第99位天冬氨酸变为组氨酸，使血红蛋白与氧的亲和力增高；如果Hb与氧亲和力降低，则使动脉血的氧饱和度下降，严重者可引起发绀症状。如Hb Kansas，β珠蛋白肽链第102位天冬酰胺变为苏氨酸，使血红蛋白与氧的亲和力降低。

（2）异常血红蛋白病的分子机制：异常血红蛋白病以珠蛋白肽链结构异常为特征，由珠蛋白基因突变所致，包括碱基置换、移码突变、整码突变、融合突变等主要突变类型。

1）碱基置换：目前发现大多数的异常血红蛋白是因为珠蛋白基因发生碱基置换所致。碱基置换主要引起：①错义突变：如镰状细胞贫血是由于 *HBB* 基因第 6 位密码子 GAG → GTG，即 A → T 的置换使 β 珠蛋白肽链中谷氨酸变为缬氨酸；②无义突变：如 Hb Mckees Rocks 是由于 *HBB* 基因第 145 位酪氨酸密码子 TAT →终止密码子 TAA，β 链缩短为 144 个氨基酸残基；③终止密码突变：如 Hb Constant Spring 是由于 *HBA* 基因第 142 位终止密码子 TAA →谷氨酰胺密码子 CAA，结果 α 链合成 141 个氨基酸后并不停止，而是继续合成遇到下一个终止密码子（173 位）才终止，使 α 链延长为 172 个氨基酸残基。

2）移码突变：例如，Hb Wayne 其 β 珠蛋白肽链正常，异常的 α 珠蛋白肽链含有 146 个氨基酸残基。这是由于 *HBA2* 基因 138 位丝氨酸密码子 TCC 丢失一个 C，导致其后的遗传密码依次位移，重新组合及编码，结果使原来 142 位终止密码子 UAA 变成了编码赖氨酸的密码子 AAG，使翻译至下一终止密码子（147 位）才终止，所以使 α 珠蛋白肽链延长为 146 个氨基酸残基。

3）整码突变：整码突变是指基因中一到多个密码子的插入或缺失，导致其编码的肽链增加或减少一到多个氨基酸。如 Hb Gun Hill，由于 *HBB* 基因丢失了 5 个相应密码子，导致 β 珠蛋白肽链 91 ～ 95 位的 5 个氨基酸缺失；而 Hb Grady 则是 α 珠蛋白肽链 118 位和 119 位氨基酸之间插入了 3 个氨基酸（苏 - 谷 - 苯丙），这是因为插入了 3 个相应密码子所致。密码子的插入或缺失与减数分裂同源染色体的错误配对和不等交换有关。

4）融合突变：由融合基因引起。融合基因（fusion gene）是不同基因片段拼接而成的异常基因，往往由于同源染色体错位联会并在两基因内断裂发生不等交换而形成，可编码出由两种不同肽链拼接而成的融合肽链，形成异常血红蛋白。例如，Hb Lepore，其类 β 珠蛋白肽链由 δ 珠蛋白肽链 N 端的部分片段和 β 珠蛋白肽链 C 端的部分片段融合而成 δβ 珠蛋白肽链，由融合基因 *HBD/HBB* 编码；相反，反 Hb Lepore 的编码基因是 *HBB/HBD*，其 N 端与 β 珠蛋白肽链相同，C 端与 δ 珠蛋白肽链相同，故称 βδ 珠蛋白肽链。融合蛋白 δβ 和 βδ 珠蛋白肽链若不含有关键的功能性氨基酸序列，将丧失类 β 珠蛋白肽链功能，导致异常血红蛋白病。

2．地中海贫血　地中海贫血（thalassemia）简称地贫，也称珠蛋白生成障碍性贫血，是珠蛋白基因突变导致相应珠蛋白肽链合成障碍，造成类 α 链和类 β 链合成比例失去平衡所引起的溶血性贫血。相对“过剩”的珠蛋白链自身聚集，一方面他们影响正常的携氧功能，另一方面，会沉降在红细胞膜上，使膜的变形能力降低、脆性增加。当这些红细胞通过狭窄的毛细血管时，易挤压破裂，引发溶血性贫血。该病分为 α 地中海贫血（α-thalassemia）和 β 地中海贫血（β-thalassemia）。地中海贫血来源于希腊字“thalase”，意为“海”。由于在地中海周围居住的居民患病率很高，因此而得名。实际上，地中海贫血不仅在地中海地区，在非洲及东南亚部分地区也是很常见的，我国多见于南方各地。

（1）α 地中海贫血：α 地中海贫血简称 α 地贫，是由于 *HBA* 珠蛋白基因缺陷致使 α 链的合成受到抑制而引起的溶血性贫血。

1）α 地中海贫血的类型：以单倍体而言，一条 16 号染色体上的两个 *HBA* 基因均正常，表示为 α^A（$\alpha\alpha$），如果均缺陷完全不能合成 α 链，称为 α^0 地贫（--）；如果只有一个 *HBA* 基因表达合成部分 α 链，称为 α^+ 地贫（-α）。各种单倍体进行不同组合，可形成不同类型的 α 地中海贫血：① Hb Bart's 胎儿水肿综合征：Hb Bart's 胎儿水肿综合征发病于胎儿期，该病胎儿主要表现为全身性水肿，发育不良，皮肤苍白，心脏和肝脾大，四肢短小，腹部因腹水而隆起，致使胎儿死亡。据广西壮族自治区某医院报告，该院妇产科围产期死亡的胎儿总数的 26.3% 是胎儿水肿综合征。胎儿水肿综合征的发病原因是患胎两条 16 号染色体上的 4 个 *HBA* 基因全部缺陷，为 α^0 地贫纯合子 α^0/α^0（--/--），完全不能合成 α 链，无法生成正常的胎儿 HbF（$\alpha_2\gamma_2$），而正常表达的 γ 珠蛋白肽链会自身形成四聚体 γ_4，由于 γ_4 首次发现于 St Bartholomew 医院，故命名为 Hb Bart's。Hb Bart's 对氧的亲和力极高，在氧分压低的组织中不易释放氧气，使组织严重缺氧，致使胎儿出现上述临床表现。患胎父母一般均为 α^0 地贫杂合子 α^0/α^A（--/$\alpha\alpha$），再发风险为 1/4。② HbH 病：该病是在 1955 年由 Rigas 等首先在侨居美国的华侨中发现，常见于东南亚地区。患者一般在 5 岁以后发病，表现为轻度至中度贫血，肝脾大，患者之间临床症状差异较大，严重者酷似 β 地中海贫血，骨骼改变，出现特殊贫血面容。其发病原因是 4 个 *HBA* 基因中患者有 3 个缺失或失活，是 α^0 地贫和 α^+ 地贫的双重杂合子 α^0/α^+（--/-α 或 --/$\alpha\alpha^T$，α^T 表示点突变），仅能合成少量的 α 链，β 链相对过剩并自身聚合成 β_4，即 HbH。HbH 不稳定，容易解离成 β 单链沉积于红细胞膜上，使膜变形能力下降，脆性增加，易挤压破裂导致溶血。患者双亲的基因型多为（--/$\alpha\alpha$）和（-α/$\alpha\alpha$ 或 $\alpha\alpha/\alpha\alpha^T$）。③轻型（标准型）α 地中海贫血：4 个 *HBA* 基因中患者缺失 2 个，基因型为 α^0 地贫杂合子 α^0/α^A（--/$\alpha\alpha$）或 α^+ 地贫纯合子 α^+/α^+（-α/-α），我国患者的基因型主要是 α^0/α^A，由于能合成相当量的 α 链，所以仅表现出轻型贫血或无症状。④静止型 α 地贫：患者仅缺失 1 个 *HBA* 基因，基因型为 α^+ 地贫杂合子 α^+/α^A（-α/$\alpha\alpha$），无临床症状。

2）α 地中海贫血的分子机制：导致 α 地贫的分子机制主要是 α 基因的缺失，其次是突变。①基因缺失：*HBA* 基因的缺失可能是一条 16 号染色体上的 *HBA1* 和 *HBA2* 所在片段的缺失，或只是其中一个 *HBA* 基因的缺失，有时缺失只涉及 *HBA* 基因的部分关键片段，残余的 *HBA* 基因片段大多是无功能的。造成 *HBA* 基因缺失的主要原因是减数分裂中类 α 基因间发生错误配对和不等交换，结果一条 16 号染色体缺失了 *HBA* 基因，另一条 16 号染色体增加了 *HBA* 基因。不等交换后的两条 16 号染色体最终要分配到不同的配子，缺失了 *HBA* 基因的配子与另一种配子结合，会组合成不同基因型的个体。*HBA* 基因缺失的数目决定了该个体的临床表现。②基因突变：*HBA* 基因突变导致 mRNA 无功能、不稳定或无法形成，使 α 链合成障碍或合成量减少。现在已明确的突变有 40 多种，中国人较常见的有 2 种：即 *HBA2* 基因第 125 位密码子突变（CTG → CCG）和终止密码子突变（TAA → CAA）。

（2）β 地中海贫血：β 地中海贫血简称 β 地贫，是由于 HBB 珠蛋白基因缺陷致使 β 链的合成受到抑制而引起的溶血性贫血。全世界至少 1.5 亿人携带 β 地中海贫血致病基因，好发于地中海沿岸国家和地区，如意大利、希腊、马耳他和塞浦路斯等以及东南亚各国的广大地区，在我国南方较常见。

1）β 地中海贫血的类型：以单倍体而言，11 号染色体上的 *HBB* 基因正常，表示为 β^A；如果 *HBB* 基因异常后，完全不能合成 β 链称为 β^0 地贫，仍能合成部分 β 链称为 β^+ 地贫；融合基因 *HBD/HBB* 完全不能合成 β 链，等同于 β^0 地贫，称为 $\delta\beta^0$ 地贫。各种单倍体组合形成不同类型的 β 地中海贫血：① 重型 β 地中海贫血：在我国广东、广西及四川的发病率为 2.19% ～ 5.1%。患儿出生后几个月便可出现溶血反应，严重贫血，肝脾大，生长缓慢，反应迟钝。由于组织缺氧，促进红细胞生成素分泌，刺激骨髓增生，骨质受损变得疏松，骨变形，形成头大额隆、扁鼻梁、眼距宽、颅骨突起、眼睑水肿等特殊的地中海贫血面容，靠输血维持生命，多在未成年即死亡。患儿为 β^0 地贫、β^+ 地贫、$\delta\beta^0$ 地贫的纯合子（β^0/β^0、β^+/β^+、$\delta\beta^0/\delta\beta^0$）以及 β^0 和 β^+ 地贫的双重杂合子（β^0/β^+），几乎不能合成 β 链或合成量极少，故极少或无 HbA。相对过剩的 α 链在红细胞膜上沉积，改变膜的通透性，引起溶血性贫血；同时 γ 链的合成量代偿性增加，使 HbF 升高，有时高达 50% ～ 90%。由于 HbF 较 HbA 的氧亲和力高，在组织中不易释放出氧，致使组织缺氧。②轻型 β 地中海贫血：轻型患者是 β^0 地贫、β^+ 地贫或 $\delta\beta^0$ 地贫的杂合子（β^0/β^A、β^+/β^A、$\delta\beta^0/\beta^A$），带有一个正常的 *HBB* 基因，能合成相当数量的 β 链，故临床症状较轻，表现为轻度贫血。③中间型 β 地中海贫血：患者症状介于重型与轻型 β 地贫之间，表现为中度贫血，不需要输血。患者的两个 *HBB* 基因均发生变异，但仍能合成一定量的 β 链，并伴有 HbF 的代偿性增多。

2）β 地中海贫血的分子机制：导致 β 地中海贫血的分子机制主要是 *HBB* 基因的突变，缺失很少见。*HBB* 基因的突变多数为点突变或一到多个碱基对的增加或缺失。根据突变位点，*HBB* 基因突变主要分为：①转录调节序列突变：这类突变主要发生在转录起始点上游的启动子 TATA 框，如中国人中常见的转录起始点上游 -28 位 A → G 和 -29 位 A → G 都属于这种类型。TATA 框突变后，降低了转录效率，患者只能合成少量 β 珠蛋白肽链，导致 β 地中海贫血。② RNA 剪接信号序列突变：正常内含子和外显子接头是 GT-AG，这是在长期的进化过程中形成的高度保守的核苷酸序列，它是 mRNA 的剪接信号。如果该序列发生突变，便不能产生正常的 mRNA。地中海居民中有因 GT → AT、印度人和中国人中有因 GT → TT 而影响正常剪接，导致 β 地中海贫血。有时内含子突变也会影响正常剪接的进行。③多聚腺苷酸附加信号序列突变：*HBB* 基因 3' 端多聚腺苷酸（PolyA）附加信号序列 AATAAA 中，已发现 4 种不同的碱基置换和 1 种核苷酸缺失。如美国黑种人中发现的 AATAAA → AACAAA 突变，影响了"加尾"过程，使 mRNA 不能通过核孔而进入细胞质，β 珠蛋白肽链无法合成，导致 β 地中海贫血。④编码序列突变：编码序列突变涉及错义突变、无义突变、移码突变、起始密码突变等多种类型。编码序列突变后往往形成无功能的 mRNA，从而不能合成正常的 β 珠蛋白肽链。例如，*HBB* 基因第 16 位密码子 GGC → GC（-G）的移码突变和第 17 位密码子 AAG → TAG 的无义突变，均使终止密码提前出现，形成无功能的 mRNA，最终引起 β 地中海贫血。

二、血友病

血友病为一组遗传性凝血功能障碍的出血性疾病，属于血浆蛋白病。血友病主要分为甲型、乙型和丙型，又称为血友病 A、B、C。

（一）血友病 A

血友病 A（hemophilia A）又称Ⅷ因子缺乏症或抗血友病球蛋白（antihemophilic globulin，AHG）缺乏症。属于 X 连锁隐性遗传病，在男性中发病率约 1/5 000，占血友病总数的 80% 左右，女性患者极为罕见。该病以凝血障碍为特征，表现为特殊的出血倾向：轻微创伤后流血不止或反复自发性的缓慢持续出血；出血部位广泛，可涉及皮肤、黏膜、肌肉、关节腔等各组织器官，可形成血肿，不经治疗往往造成关节畸形，进而丧失功能导致患者残疾。

研究表明，凝血因子Ⅷ是一个复合分子，由三种成分构成：①抗血友病球蛋白（AHG）；②Ⅷ因子相关抗原（Agn）；③促血小板黏附血管因子（VWF）。血友病 A 是因为 AHG 遗传性缺乏所致。该基因定位于 Xq28，长 186kb，约占 X 染色体的 0.1%，是目前所克隆的人类最大的基因之一，由 26 个外显子组成，编码 2 351 个氨基酸。*AHG* 基因的突变具有高度的遗传异质性，已报道有 2 600 多种突变，包括缺失、插入、倒位、碱基置换和移码突变等类型。近年来 Lakich 等发现，40% 的该病患者的基因缺陷是由于 *AHG* 基因内含子 22 倒位所致。

（二）血友病 B

血友病 B（hemophilia B）又称血浆凝血活酶成分（PTC）缺乏症或Ⅸ因子缺乏症。本病为 X 连锁隐性遗传病，男性中发病率较低，占血友病总数的 15% ～ 20% 。女性杂合子Ⅸ因子活性仅为正常人的 1/3，较易表现出临床症状，故该病女性患者较血友病 A 多。

血友病 B 是由于Ⅸ因子基因突变导致Ⅸ因子缺乏或活性降低所致。主要临床症状与血友病 A 相似，出血倾向的严重程度取决于Ⅸ因子的活性状态。人类Ⅸ因子基因定位于 Xq27.1，含有 8 个外显子，编码一个由 461 个氨基酸残基构成的凝血因子Ⅸ前体，成熟的凝血因子Ⅸ由 415 个氨基酸残基组成。目前已发现该基因突变有 1 100 多种，碱基置换约占 80%，其次有缺失、插入和移码突变等类型。

（三）血友病 C

血友病 C（hemophilia C）又称血浆凝血活酶前质（PTA）缺乏症或Ⅺ因子缺乏症，为常染色体隐性遗传病，发病率也较低，主要见于土耳其南部犹太人后裔。本病病情较血友病 A 和血友病 B 轻，患者多表现为鼻出血、月经出血以及创伤出血增多，肌肉或关节血肿少见。该病由 4q35.2 的Ⅺ因子基因突变所致，迄今已发现 223 种致病性突变。

三、胶原蛋白病

胶原蛋白简称为胶原，是人体中含量最丰富的蛋白质，占人体蛋白质总量的 20% ～ 30%，遍布于体内各种器官和组织。它与弹性蛋白、糖蛋白与蛋白聚糖共同构成细胞外基质，形成各种组织器官的支架。在不同的组织和器官中分别由成纤维细胞、平滑肌细胞、成骨细胞、软骨细胞和某些上皮细胞合成分泌。

胶原是由 3 条相同或不同的 α 链缠绕而成的螺旋结构。迄今至少已发现 28 种编码 α 链的基因，编码形成的 α 链分别表示为 α_1、α_2、α_3，每种 α 链又分若干亚型，如 α_1（Ⅰ）、α_1（Ⅱ）、α_1（Ⅲ）等，α 链组合形成不同类型的胶原。最常见的有Ⅰ型、Ⅱ型和Ⅲ型胶原（表 8-1）。α_1（Ⅰ）表示组成Ⅰ型胶原的 α_1 链，其基因相应的表示为 *COL1A1*，其余类同。

表 8-1　主要的胶原类型

胶原类型	分子组成	基因	基因定位	分布部位	引起疾病
Ⅰ	[α_1（Ⅰ）]$_2$ α_2（Ⅰ）	*COL1A1* *COL1A2*	17q21.33 7q21.3	骨、腱、皮肤	成骨不全
Ⅱ	[α_1（Ⅱ）]$_3$	*COL2A1*	12q13.11	软骨、玻璃体	软骨发育不全
Ⅲ	[α_1（Ⅲ）]$_3$	*COL3A1*	2q32.2	皮肤、动脉、子宫、肠	EDS Ⅳ

胶原蛋白病（collagen disease）是由于胶原 α 链基因突变引起转录、翻译过程缺陷或某种修饰酶基因突变使翻译后修饰缺陷而导致的一类分子病。如成骨不全（osteogenesis imperfecta，OI）是常见的一类胶原蛋白病，也是最早被认识的遗传性骨病之一，具有高度的遗传异质性，多数呈常染色体显性遗传，少数呈常染色体隐性遗传。病变累及骨、肌腱、韧带、筋膜、巩膜及牙本质等部位，由于患者易于骨折，故临床上又称为“脆骨病”。根据遗传学和流行病学研究，成骨不全主要分为Ⅰ型、Ⅱ型、Ⅲ型和Ⅳ型，最常见的是Ⅰ型和Ⅱ型。

（一）成骨不全Ⅰ型

成骨不全Ⅰ型属于常染色体显性遗传病，活婴中发病率约为 1/30 000。受累个体从出生起就表现出蓝色巩膜，故又称蓝色巩膜综合征。患者青春期后发病，主要表现为骨质疏松，易反复发生骨折而造成多处畸形，牙齿发育不良，部分患者发生传导性耳聋。相对而言，成骨不全中Ⅰ型病情最轻。该类型主要是由于 *COL1A1* 基因突变导致Ⅰ型胶原蛋白量合成减少所致。*COL1A1* 基因大小约为 17.5 kb，由 51 个外显子组成。

（二）成骨不全Ⅱ型

成骨不全Ⅱ型又称先天性致死型成骨不全，有的遗传方式为常染色体显性遗传，有的则为常染色体隐性遗传。新生儿发病率约 1/60 000。受累者在宫内即可因骨质疏松、发脆引起四肢、肋骨骨折，导致四肢弯曲、缩短和胸廓狭窄、变形，前额高、钩形鼻、颅间有颅间缝，多数死于宫内或出生后不久死亡。Ⅰ型胶原蛋白基因 *COL1A1* 和 *COL1A2* 的错义突变，使甘氨酸被替代，或者修饰酶基因突变，使胶原蛋白不能正确修饰，均可引起胶原蛋白分子异常而不能发挥功能，最终导致该病的发生。

知识拓展：Marfan 综合征

四、受体蛋白病

受体蛋白病（receptor protein disease）是基因突变导致受体蛋白的质和量异常而引起的疾病。家族性高胆固醇血症（familial hypercholesterolemia，FH）是最为常见的受体蛋白病。

家族性高胆固醇血症是一种不完全显性遗传病，在人群中杂合子发病率约为 1/500，纯合子发病率为 1/100 000。该病患者临床症状表现为高胆固醇血症、早发性冠心病、黄色瘤、动脉粥样硬化，过早出现角膜环（老人环），常有心肌梗死。患者多为杂合子，发病较晚，病情较轻。纯合子患者发病早，病情严重，可在儿童期发生冠心病，5 ~ 30 岁即可出现心绞痛和心肌梗死，甚至可能发生猝死。

正常个体胆固醇的获得有两种途径：一是通过细胞内的生物合成；二是从血浆中的低密度脂蛋白（LDL）获得。在正常情况下，LDL 同细胞膜上 LDL 受体（LDLR）结合，通过受体介导的内吞作用进入细胞后，被溶酶体水解酶水解而释放出游离的胆固醇，后者可被酯化成胆固醇酯而贮存，同时游离的胆固醇还可抑制细胞内 β- 羟基 -β 甲基戊二酰 CoA 还原酶活性，从而减少内源性胆固醇的合成，以保持细胞内胆固醇的水平（图 8-5）。

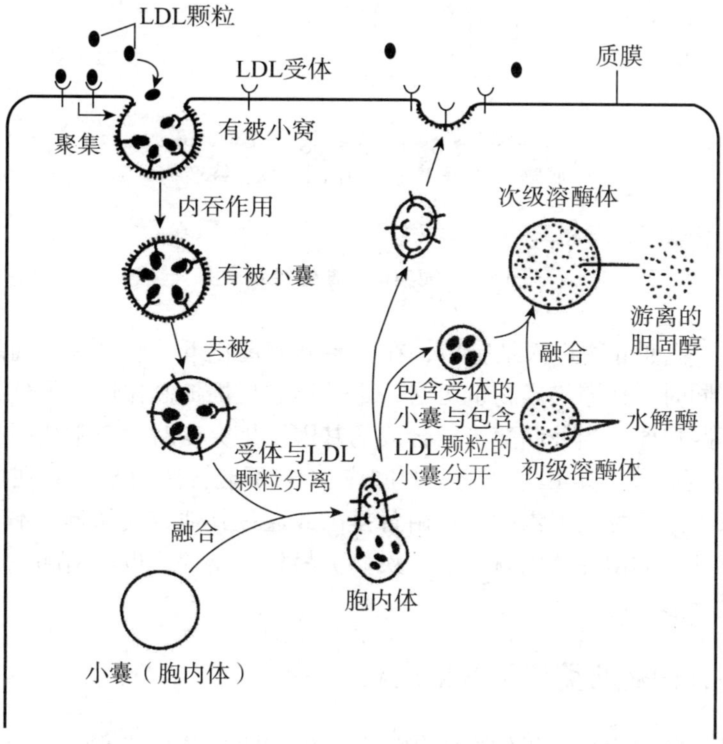

图 8-5　低密度脂蛋白受体作用示意图

家族性高胆固醇血症的发病原因主要是 *LDLR* 基因突变。*LDLR* 基因定位于 19p13.2，含有 18 个外显子。已发现的该基因突变超过 1 100 种，突变分布于整个基因序列的各个部位，然而并非所有的突变都有临床后果。*LDLR* 基因突变主要有缺失、错义突变、无义突变和插入等类型，其中缺失最为多见。*LDLR* 基因突变引起的 LDLR 缺陷主要有 5 种类型：① 合成障碍；② 转运障碍：不能将受体从粗面内质网转运至细胞膜上；③ 结合障碍：受体到达细胞膜，但不能与 LDL 结合；④ 内移障碍：与 LDL 结合的受体向细胞内移的功能异常；⑤ 再循环障碍：受体与 LDL 不能分离，无法再循环回到细胞膜表面，并且被降解。LDLR 缺陷使血浆中 LDL 不能被细胞利用，细胞内胆固醇反馈抑制减弱，胆固醇合成量增加并进入血浆，致使血液及细

案例：家族性高胆固醇血症案例分析

知识拓展：肝豆状核变性

胞内胆固醇堆积，诱发各种临床症状。

第二节 遗传性代谢病

20 世纪初，英国内科医生 Garrod 研究了尿黑酸尿症、白化病等疾病后，认为某一代谢环节出现先天性缺陷可以导致遗传病的发生，并提出了先天性代谢缺陷的概念，即指现在的遗传性代谢病。所谓遗传性代谢病是指由于基因突变造成酶蛋白分子遗传性缺陷所引起的疾病，又称为酶蛋白病（enzyme protein disease）。迄今已发现遗传性代谢病有 2 000 多种，其中明确缺陷酶的遗传性代谢病有 200 多种，大多呈常染色体隐性遗传。

一、遗传性代谢病的发病机制

人体正常代谢是由许多代谢反应交织成网而形成的平衡体系，每步反应都需要酶参与调节。从分子水平上看，遗传性代谢病可能有两种原因：一是由于酶蛋白结构基因突变，引起酶蛋白结构异常或缺失；二是基因的调控系统发生异常，使酶的合成过多或过少，引起代谢紊乱而致病。

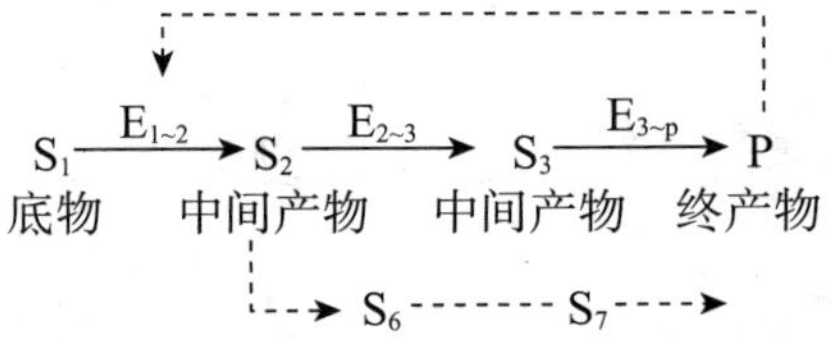

图 8-6 酶典型代谢途径示意图

如图 8-6 所示，代谢底物进入细胞后，在一系列酶催化下，经过一系列的中间产物，最后形成代谢终产物。同时，代谢终产物也可对一定的酶起反馈抑制作用。另外，在正常代谢过程中，还可能存在旁路代谢。当控制酶蛋白合成的基因发生突变时，正常代谢受阻，可能通过不同发病环节引起不良后果。如 $E_{2\sim3}$ 缺乏，中间产物 S_2 不能转变为 S_3，S_2 在血液和尿液中的浓度则会增加。如果中间产物是无毒的，可由肾排出或通过其他方式降解，不会危害人体，但如果中间产物具有毒性，贮留在体内就会引起疾病。另外，酶缺乏也可引起底物堆积、终产物缺乏和代谢旁路产物增多。

二、遗传性代谢病的类型及常见疾病

根据酶遗传性缺陷对生物有机体新陈代谢的影响，将遗传性代谢病分为氨基酸代谢病、糖代谢病、脂类代谢病、核酸代谢病等类型。

（一）氨基酸代谢病

氨基酸代谢病是氨基酸代谢过程中所需酶的遗传性缺乏而引起的氨基酸代谢异常。

1．苯丙酮尿症 苯丙酮尿症（phenylketonuria，PKU）属于常染色体隐性遗传病，是研究的最深入的一种氨基酸代谢病。1934 年，Folling 首先描述了此病，因患者尿液中含有大量苯丙酮酸而得名。其发病率存在种族和地区差异，在我国约为 1/16 500。

典型的苯丙酮尿症患儿出生时无显著异常，出生几个月逐渐出现症状。1 岁时症状明显，主要表现为：尿液和汗液有特殊的“鼠尿味”；智力低下，行为异常，如兴奋不安、忧郁、多动、孤僻等；皮肤白皙，有不同程度的白化倾向，且易发湿疹。

苯丙氨酸是人体必需氨基酸，由食物中获得。它一方面参与蛋白质的合成，另一方面转变为酪氨酸，继续代谢生成黑色素（图 8-7）。苯丙酮尿症是由于苯丙氨酸羟化酶（phenylalanine hydroxylase，PAH）基因 *PAH* 突变所致，患者体内缺乏苯丙氨酸羟化酶，使苯丙氨酸在体内贮积。过量的苯丙氨酸使旁路代谢活跃，在苯丙氨酸转氨酶的作用下生成苯丙酮酸，进而产生苯乳酸、苯乙酸，二者均从尿液和汗液中排出，所以患儿尿液及周身有一种异常臭味。过量的苯丙氨酸还可抑制酪氨酸酶活性，以致黑色素减少，使患者皮肤、毛发和眼睛色素减少，色泽较浅。γ- 氨基丁酸和 5- 羟色胺是脑发育的重要物质。体内大量的苯丙氨酸及其异常代谢产物不仅能抑制脑组织的谷氨酸代谢，影响 γ- 氨基丁酸的生成，同时还可影响色氨酸的代谢，造成 5- 羟色胺的生成量减少，从而影响脑功能，导致智力低下，行为异常。*PAH* 基因定位于 12q23.2，基因全长 90kb，含 13 个外显子。该基因主要在肝中表达。截至 2017 年 7 月 4 日，OMIM 记载的可导致 PKU 的 *PAH* 基因突变有 64 种。中国 PKU 患者最常见的是该基因外显子 5 第 111 位密码子 CGA → TGA 的突变，造成精氨酸密码子突变为终止密码子。

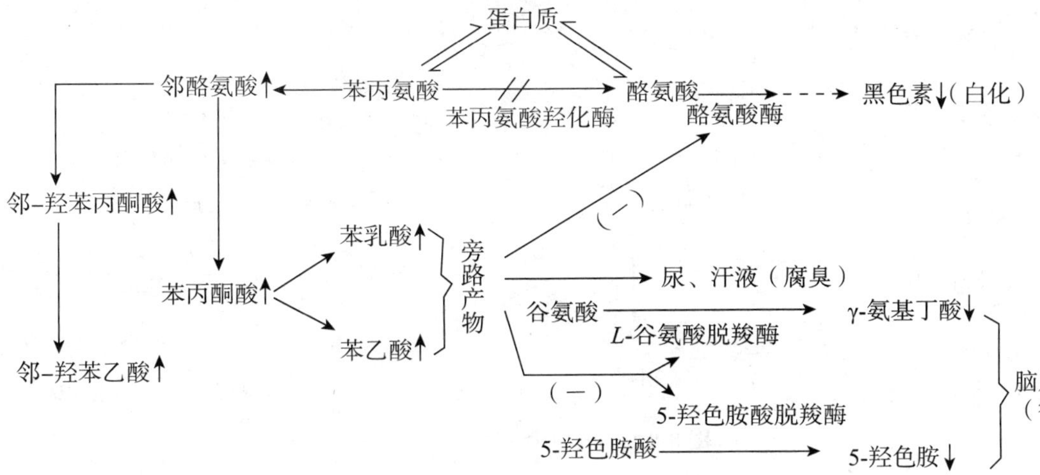

图 8-7　苯丙氨酸及酪氨酸的代谢途径

2．白化病　白化病（albinism）是一类由不同基因突变导致的黑色素合成代谢缺陷病。群体发病率为 1/20 000 ～ 1/10 000。根据临床表现特征分为眼皮肤白化病（oculocutaneous albinism，OCA）和眼白化病（ocular albinism，OA）两大类。

（1）眼皮肤白化病：眼皮肤白化病属于常染色体隐性遗传病，在各类白化病中，该类型患者最为常见。患者表现为全身皮肤、毛发、眼睛缺乏黑色素，全身白化，终生不变。患者眼睛视网膜无色素，虹膜和瞳孔呈现淡红色，羞明怕光，眼球震颤，黄斑区发育不良，常伴有视力异常。患者对阳光敏感，暴晒可引起皮肤角化增厚，易诱发皮肤癌。

眼皮肤白化病的发病机制比较复杂，存在遗传异质性。临床上将其分为 3 种主要的亚型：① OCA1：OCA1 是由于酪氨酸酶基因 *TYR* 突变引起酪氨酸酶缺乏，不能催化酪氨酸转变为黑色素前体，最终导致代谢终产物黑色素缺乏而呈白化症状（图 8-7）。基因 *TYR* 定位于 11q14.3，含有 5 个外显子，截至 2017 年 7 月 4 日，OMIM 记载的可导致 OCA1A 和 OCA1B 的 *TYR* 基因突变分别有 30 种和 5 种。② OCA2：OCA2 酪氨酸酶呈阳性，是由 *OCA2* 基因突变引起，该基因定位于 15q12-q13，含有 25 个外显子，编码黑色素体膜蛋白。OMIM 记载的可导致 OCA2 的 *OCA2* 基因突变有 12 种。③ OCA3：OCA3 是由酪氨酸酶相关蛋白 -1 基因 *TYRP1* 突变所致，该基因定位于 9p23，全长 25kb，含有 8 个外显子，编码的酪氨酸酶相关蛋白 -1 是黑色素生物合成酶稳定因子。OMIM 记载的可导致 OCA3 的 *TYRP1* 基因突变有 6 种。

（2）眼白化病：眼白化病的遗传方式多为 X 连锁隐性遗传，发病率约为 1/60 000。患者毛发和皮肤正常，主要是眼色素缺乏。OA 最常见的类型是眼白化病 1 型（OA1），引起 OA1 的主要原因是 *GPR143* 基因的突变，该基因定位于 Xp22.2，全长 40 kb，含有 9 个外显子，编码 404 个氨基酸残基构成的黑色素体跨膜蛋白；OMIM 记载的可导致 OA1 的 *GPR143* 基因突变有 10 种。

（二）糖代谢病

糖代谢病是由于糖类合成或分解过程中所需酶遗传性缺乏所引起的疾病。

1．半乳糖血症 半乳糖血症（galactosemia）是由于遗传性酶缺乏使半乳糖在体内累积而导致的一种糖代谢病，属于常染色体隐性遗传病，发病率约为 1/50 000。患儿主要表现为对乳糖不耐受，哺乳后呕吐，腹泻，继而出现肝硬化、黄疸、腹水、白内障、智力低下等症状。

乳类含乳糖，乳糖经消化道乳糖酶分解产生葡萄糖和半乳糖。后者先后经半乳糖激酶（GALK）和半乳糖 -1- 磷酸尿苷转移酶（GALT）催化，生成 1- 磷酸半乳糖和 1- 磷酸葡萄糖，进一步代谢供组织利用（图 8-8）。根据半乳糖代谢过程中所缺陷酶的不同，半乳糖血症分为Ⅰ型（经典型）、Ⅱ型和Ⅲ型。

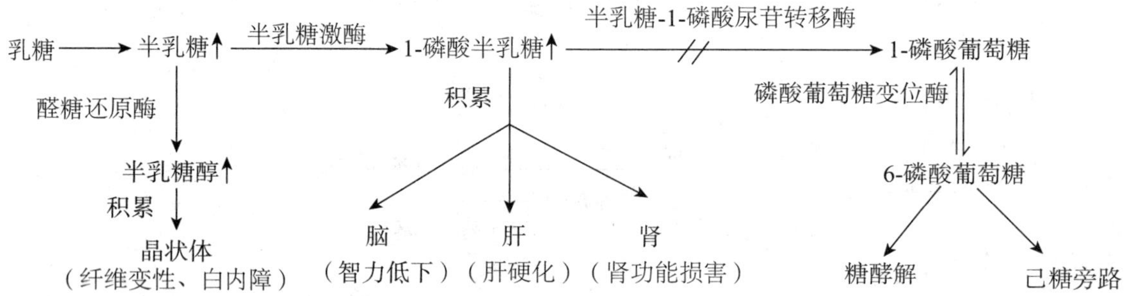

图 8-8 半乳糖代谢途径

（1）半乳糖血症Ⅰ型：半乳糖血症Ⅰ型约占半乳糖血症的 95%，患者由于半乳糖 -1- 磷酸尿苷转移酶基因 *GALT* 缺陷，导致半乳糖和 1- 磷酸半乳糖在血中积累，血中半乳糖含量升高，葡萄糖释出减少，出现低血糖。另外，半乳糖还可在醛糖还原酶作用下生成半乳糖醇，半乳糖醇具有毒性，它能改变晶状体渗透压，使水分进入，影响晶状体代谢而致白内障。1- 磷酸半乳糖在脑组织积累可引起智力障碍；在肝积累可引起肝损害，甚至肝硬化；在肠组织中积聚可导致氨基酸吸收障碍；在肾中积聚可致肾功能损害而呈蛋白尿和氨基酸尿。*GALT* 基因定位于 9p13.3，全长约 10 .9 kb，含有 11 个外显子。该基因有多种突变，如基因第 188 位密码子 CAA 突变为 CGA，则由谷氨酰胺转变为精氨酸，即可导致半乳糖血症。

（2）半乳糖血症Ⅱ型：半乳糖血症Ⅱ型患者较罕见，有的患儿肝大，无黄疸，有的黄疸明显，白内障常见（为青年型白内障），有时白内障可能是唯一的临床症状。智力发育正常或迟缓，血中半乳糖浓度增高，尿内出现半乳糖和半乳糖醇，但无氨基酸和蛋白。病症较经典型轻。该病是由于定位于 17q25.1 的半乳糖激酶基因 *GALK* 突变引起半乳糖激酶缺乏而致病。

案例：病情诊断分析

（3）半乳糖血症Ⅲ型：半乳糖血症Ⅲ型患者罕见，是由半乳糖尿苷 2- 磷酸 -4- 表异构酶（GALE）缺乏所致。患者临床表现不一，可无临床症状或类似于经典型半乳糖血症。此酶基因 *GALE* 定位于 1p36.11。

2．糖原贮积症 糖原贮积症（glycogen storage disease，GSD）是一组由于酶缺陷使糖原在肝及肌肉中的代谢缺陷所致，属于常染色体隐性遗传病，在白种人中发病率约为 1/100 000。根据所缺酶的不同，可将糖原贮积症分为 13 种类型，以Ⅰ型最常见，症状较严重，Ⅵ型（Hers 病）症状较轻。Ⅰ型又分为 4 种亚型，即Ⅰa、Ⅰb、Ⅰc 和Ⅰd 型，Ⅰa 型是Ⅰ型的主要类型，也是我国糖原贮积症患者的常见类型。

糖原贮积症Ⅰa 型患儿在 1 岁左右发病，表现为身材矮小，进行性肝和肾肿大，腹部明显突出，严重低血糖、惊厥，乳酸性酸中毒。喂养困难，生长发育迟缓。伴高脂血症、高乳酸血症、酮尿症和高尿酸血症。

葡萄糖 -6- 磷酸酶（glucose-6-phosphatase，G6Pase）是由多种蛋白组成的复合体，其中葡萄糖 -6- 磷酸酶催化亚单位（glucose-6-phosphatase，catalytic，G6PC）是其重要组成成分之一。糖原贮积症Ⅰa 型的发病原因就是由于编码 G6PC 的基因 *G6PC* 突变使 G6PC 缺乏导致 G6Pase 的缺陷，使葡萄糖 -6- 磷酸不能转化为葡萄糖供组织利用，反而通过可逆反应合成更多的肝糖原积聚在肝细胞，引起患儿肝大等一系列临床表现。*G6PC* 基因定位于 17q21.31，有 5 个外显子，编码的 G6PC 含 357 个氨基酸残基。截至 2017 年 7 月 4 日，OMIM 记载的可导致 GSD Ⅰa 型的 *G6PC* 基因突变有 14 种，包括错义突变、无义突变和剪接突变等。

（三）脂类代谢病

脂类代谢病是脂类分解代谢过程中特异性酶缺乏，导致相应脂类底物累积，引起代谢紊乱而导致的一类疾病，Tay-Sachs 病是主要的脂类代谢病之一。

Tay-Sachs 病也称为 GM2 神经节苷脂贮积症（GM2 gangliosidosis）或家族性黑蒙性痴呆（familial amaurotic idiocy），为常染色体隐性遗传病，发病率存在种族差异，该病主要出现在犹太人群中。

Tay-Sachs 病患儿刚出生时表型正常，一般 3 ～ 6 个月发病，病情进展快。主要表现为听觉过敏，易受惊吓；肌张力低下，四肢呈蛙样姿态，运动发育迟缓，抬头无力；眼底检查可见樱桃红斑，视力减退，进一步发展导致失明；神经系统严重受损，出现各种癫痫发作，频度和强度随年龄的增加而加强；头围增大、吞咽障碍等症状。患儿多于 5 岁左右死亡。

Tay-Sachs 病是由于编码氨基己糖苷酶肽链的 *HEXA* 基因发生突变，导致溶酶体氨基己糖苷酶 A（hexA）缺乏，不能降解 GM2 神经节苷脂（一种鞘脂）而致病。*HEXA* 基因定位于 15q23，全长约 39.7 kb，含有 14 个外显子。该基因突变有碱基置换、缺失和移码突变，OMIM 记载的可导致 Tay-Sachs 病的 *HEXA* 基因突变有 55 种。

（四）核酸代谢病

核酸代谢过程中所需酶的遗传性缺陷，导致机体内核酸代谢异常而引发核酸代谢病。常见的有 Lesch-Nyhan 综合征。

Lesch-Nyhan 综合征也称自毁容貌综合征或次黄嘌呤 - 鸟嘌呤磷酸核糖转移酶 1（hypoxanthine guanine phosphoribosyl transferase 1，HPRT1）缺乏症 ，为 X 连锁隐性遗传病，男性发病率约 1/10 000。

本病的临床特征表现为智力发育不全，强直性大脑性麻痹，舞蹈样动作和强迫性自残行为，如抓挠面部、咬伤自己的嘴唇、手指和足趾等。患者常伴有高尿酸血症、尿酸尿、血尿、尿道结石或痛风性关节炎。

该病是遗传性 HPRT1 缺乏引起的嘌呤代谢障碍，HPRT1 催化 5- 磷酸核糖 -1- 焦磷酸（PRPP）上的磷酸核糖基转移到次黄嘌呤和鸟嘌呤上，使之分别形成次黄苷酸和鸟苷酸，而这两种核苷酸和腺苷酸可反馈抑制嘌呤的前体物质 5- 磷酸核糖 -1- 胺的生成，当此酶缺乏时，鸟苷酸和次黄苷酸合成减少，反馈抑制作用减弱或消失，嘌呤合成加快，使尿酸增高，代谢紊乱而致病。患者红细胞和白细胞中此酶含量可减少到正常人的 2% ～ 10%。如 HPRT 1 活性部分缺乏时，可引起高尿酸血症和痛风，不出现 Lesch-Nyhan 综合征症状。编码 HPRT1 的基因 *HPRT1* 定位于 Xq26.2-q26.3，长约 47.5 kb，含有 9 个外显子，编码的 HPRT1 含有 218 个氨基酸残基。OMIM 记载的可导致 Lesch-Nyhan 综合征和痛风的 *HPRT1* 基因突变分别有 43 种和 11 种，主要突变类型有碱基置换、插入、缺失和移码突变。外显子 5 和 7 被认为是该基因的

Summary

突变热点。

思考题

1．什么是分子病？主要有哪些类型？
2．举例说明分子病与遗传性代谢病有哪些异同点。
3．试述 α 地中海贫血的临床类型及发病机制。
4．以苯丙酮尿症为例，说明先天性代谢缺陷的发病机制。

（周好乐）

药物反应的遗传基础

第9章

基因决定药物代谢酶、药物转运蛋白和受体的功能表达，是药物代谢与效应的决定因素，其突变可引起所编码的代谢酶、转运蛋白和受体蛋白的氨基酸序列改变，成为产生药物效应个体差异和种族差异的主要原因，形成药物反应的遗传多态性（genetic polymorphism）。1959 年，德国遗传学家弗莱德里奇·范格尔（Friedrich Vogel）提出了药物遗传学这一术语，随后大量研究主要集中于从单个基因的角度探讨药物与遗传之间的关系。20 世纪 90 年代以来，随着人类基因组计划的启动和不断实施，一大批人类基因相继被发现，药物基因组学（pharmacogenomics）应运而生。药物基因组学从基因组整体水平研究包括药物在内的化学物质所引起机体反应上的遗传差异，利用基因组学的知识，根据不同人群及不同个体的遗传特征设计和制造药物，最终达到个体化用药的目标。

第一节　药物遗传学

药物遗传学（pharmacogenetics）是遗传学与药理学相结合而发展起来的边缘学科，主要研究遗传因素对药物代谢和药物效应的控制机制，以及发生异常药物反应的遗传及分子基础。药物遗传学的研究丰富了人类遗传学和药理学的内容，对临床医师掌握用药的个体化原则、正确用药、提高药效、减少不良药物反应等具有重要的意义。

不同群体或群体中不同个体对某些药物可能产生不同反应，而与用药目的无关，并为患者带来不适或痛苦的反应统称为药物不良反应（adverse reaction）。药物不良反应有个体差异并主要取决于个体的遗传背景，多数不良反应是药物固有的反应，在一般情况下是可以预知的，但少数或极少数患者对某些药物反应特别敏感，表现为特异质反应。特异质反应是一种异常的药物反应，通常是有害甚至是致命的且与剂量无关，即使很少剂量也会发生，主要取决于个体的遗传背景，而且只在少数或极少数患者中出现。

研究某种药物代谢及其效应，通常给予受试者某种剂量的该种药物，在不同时间间隔检测该种药物在受试者血液甚至组织中的浓度或其他表示药物代谢速率或效应的参数，并运用数学原理和方法阐述药物在机体内的量变规律或药物作用（drug action）。这种研究最早可追溯到 1913 年，Hanzlik 对 300 例服用水杨酸钠的男性患者进行了统计，少数敏感患者在服用水杨酸钠总量仅为 3.25 g 时即出现不良反应，约 2/3 患者在服用水杨酸钠总量 6.5 ～ 13.0 g 时发生不良反应，个别耐受患者服用水杨酸钠总量达到 30.0g 时才有不良反应，表明引起不良反应的水杨酸钠剂量在不同个体间相差约 10 倍。

如果一个群体中对某种药物反应的个体变异分布是不连续的，表现为双峰或者三峰曲线，意味着机体对该药物的反应是受单基因控制的。假设某种药物的代谢受一个显性基因（*R*）控制，其相应的等位基因 *r* 为隐性基因，隐性纯合子 *rr* 对该药无代谢能力，则群体中有三种基因型：*RR*、*Rr*、*rr*。如果纯合子 *RR* 和杂合子 *Rr* 对该药物的代谢能力不能区分，则曲线呈双峰（图 9-1B）。如果该显性基因（*R*）为不完全显性，即 *RR* 个体表现为对该药物的强代谢能力，而杂合子 *Rr* 表现为中等程度的代谢能力，则人群可明确区分为 *RR*、*Rr* 和 *rr* 三种类型个体，曲线呈三峰（图 9-1C）。

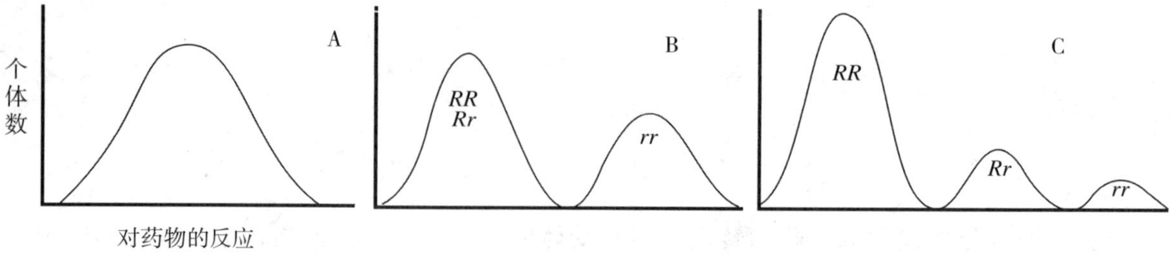

图 9-1　药物反应的变异分布图

A．连续变异；B．双峰的不连续变异；C．三峰的不连续变异

如果一个群体中对某种药物反应的个体变异分布是连续的，只有一个峰，形成一种连续的正态分布曲线，意味着机体对该药物的反应是受多基因控制的（图 9-1A）。事实上，一个药物在机体内产生的总的药理作用和效应是由多基因控制的，决定药物转运蛋白、药物代谢酶和受体的基因都会对最终的药物效应产生影响，因此药物反应的个体和群体差异十分复杂，表现为药物反应的遗传多态性（表型）。

群体中不同个体对药物的吸收、分布和消除不同，导致药物在机体尤其是作用部位的浓度不同，表现为药物代谢动力学变异；或是虽然药物在作用部位浓度相同，但反应性不同，表现为药效动力学变异。这两方面的变异，均导致药物反应的个体差异。

以某个药物具有代谢酶遗传多态性与药物作用受体遗传多态性为例，wt/wt 代表野生型纯合子，wt/m 代表野生型、突变型杂合子，m/m 代表突变型纯合子，则群体中不同个体会产生 $(3)^2=9$ 种不同的药物疗效和药物毒性的表现型（图 9-2）。在图 9-2A 中，具有野生型纯合子代谢速率的个体在代谢后有 30% 的药物作用于靶受体，药物作用于受体有三种基因型分别产生三种治疗效果和一种毒性反应；图 9-2B 和图 9-2C 中分别表示代谢基因型是杂合子或突变型纯合子代谢速率的个体，代谢后分别有 65% 和 99% 的药物作用于药物受体，分别产生不同的治疗效果和毒性反应。

一、药物代谢的遗传变异

药物代谢常分两个阶段进行。第一阶段通常是氧化、还原和水解反应，结果使药物结构中引入了羟基、氨基和羧基等极性基团；第二阶段是结合反应，即药物极性基团与葡萄糖醛酸、硫酸、甘氨酸和醋酸等结合，进一步增加药物极性和水溶性。基因突变可引起所编码的代谢酶的氨基酸序列改变，产生药物代谢酶的多态性（图 9-3），因此药物代谢动力学变异包括Ⅰ相药物代谢变异（variation in phase Ⅰ drug metabolism）和Ⅱ相药物代谢变异（variation in phase Ⅱ drug metabolism）。

（一）Ⅰ相药物代谢变异造成的药物不良反应

1．细胞色素 P450　Ⅰ相药物代谢的核心是细胞色素 P450（cytochrome P450，CYP450）蛋白，该蛋白是一个包括了 56 种不同功能酶的大家族，分别由不同的 *CYP* 基因编码。细胞色素 P450 的作用是催化药物分子羟基化（图 9-4），使得药物分子的侧基更易于与糖基或乙酰基结合，起到排泄和解毒的作用。

根据所编码的氨基酸序列的同源性，细胞色素 P450 基因可分为 20 个家族，其中 *CYP1*、*CYP*2 和 *CYP*3 编码的代谢酶具有底物结合的广谱性，尤其 *CYP1A1*、*CYP1A2*、*CYP2C9*，

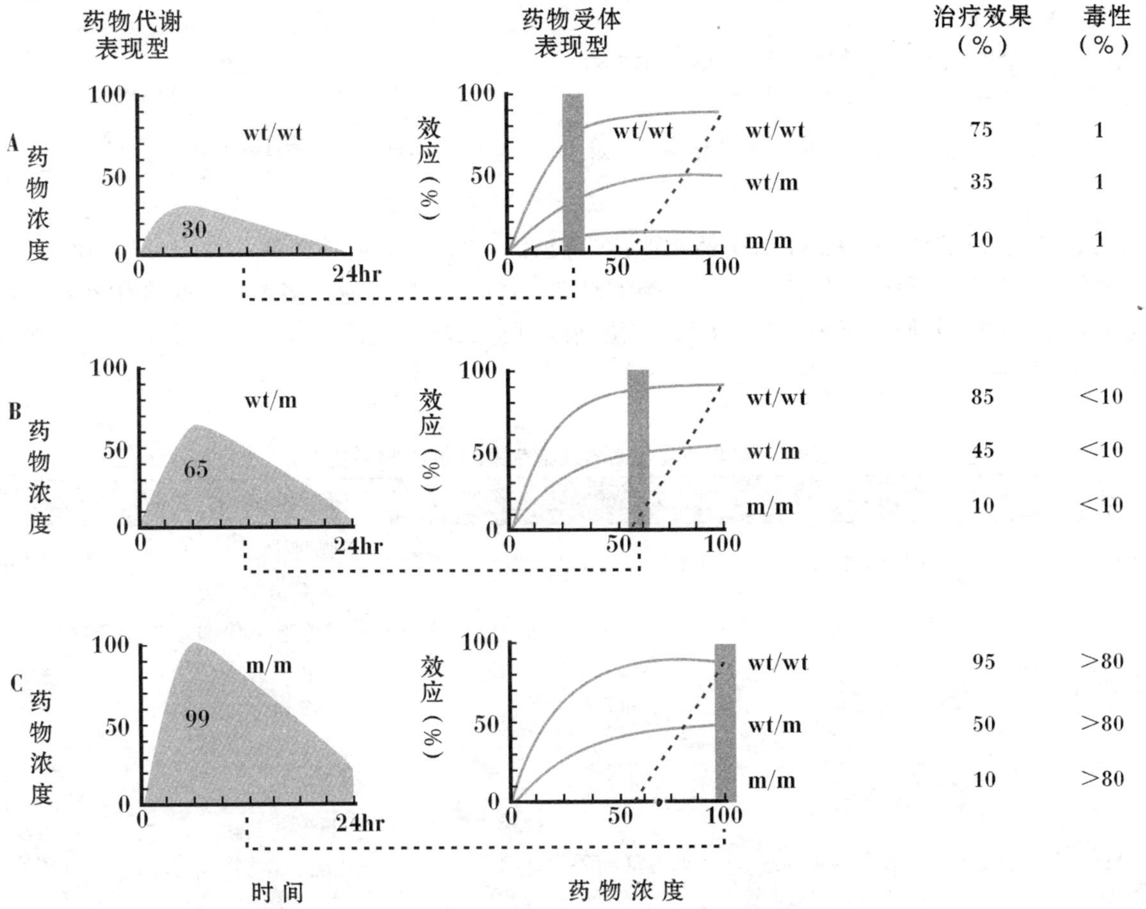

图 9-2　药物反应的多基因控制

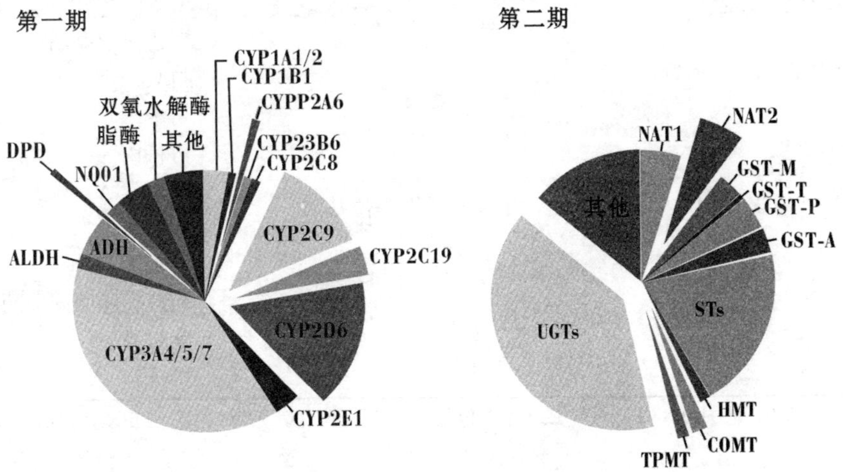

图 9-3　具有多态性的药物代谢酶

Ⅰ相药物代谢酶主要修饰底物功能基因团：ADH 酒精脱氢酶　ALDH 甘油醛脱氢酶　CYP 细胞色素 P450　DPD 二氢尿嘧啶脱氢酶　NQO1 NADPH 泛醌氧化还原酶　COMT 儿茶酚 -O- 甲基转移酶

Ⅱ相药物代谢酶催化底物的结合反应：GST 谷胱甘肽 -S- 转移酶　HMT 组胺甲基转移酶　NATN- 乙酰基转移酶　STs 磺基转移酶　TPMT 巯基嘌呤甲基转移酶

UGTs　三磷酸尿苷葡糖醛酰基转移酶

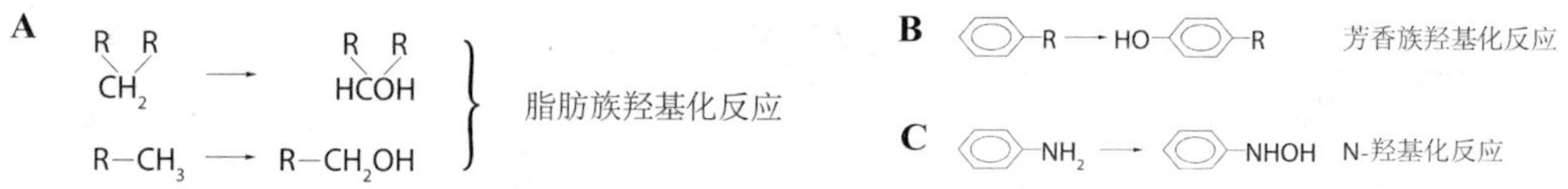

图 9-4 （A、B、C）Ⅰ相药物代谢：细胞色素 P450 酶催化的羟基化反应

CYP2C19、*CYP2D6*、*CYP3A4* 对于药物遗传学极其重要，它们所编码的 6 种酶参与 90% 以上常用药物的第一阶段药物代谢。许多人类 *CYP* 基因具有高度的遗传多态性，是产生药物反应的个体差异的主要原因（表 9-1）。*CYP* 等位基因可造成酶活性的缺失、降低或增强，影响许多药物代谢速率。

表9-1 参与药物代谢的细胞色素P450多态性基因

家族	基因	等位基因的功能意义	可代谢药物（选列）
*CYP*1	*CYP1A2*	↑和↓活性等位基因	咖啡因 普萘洛尔
*CYP*2	*CYP2C9*	↑，↓和 0 活性等位基因	血管紧张素 II 受体阻断剂 非甾体抗炎药物 甲硝唑 口服降糖药物 华法林
	CYP2C19	↓和 0 活性等位基因	抗癫痫药物 抗抑郁药物 抗焦虑药物
	CYP2D6	↑，↓和 0 活性等位基因	抗心律失常药物 抗抑郁药物 抗精神病药物 β- 肾上腺素阻断剂 麻醉性镇痛药
*CYP*3	*CYP3A4*	↑，↓和 0 活性等位基因	对乙酰氨基酚 抗真菌药 可卡因 可待因 环孢素 A 地西泮 红霉素 他汀类降胆固醇药物 紫杉醇 华法林

* ↑，一个或多个等位基因活性上升；↓，一个或多个等位基因活性下降；0，一个或多个等位基因无活性

以参与 70 多种药物第一阶段药物代谢的 *CYP2D6* 多态性为例，*CYP2D6* 变异中有的变异产生多拷贝 *CYP2D6*，导致酶活性增高，成为超快代谢者（ultrarapial metabodizer，UM）；有的导致 *CYP2D6* 酶活性降低或缺失，成为慢代谢者（poor metabolizer，PM）；而大部分不含核苷酸变异个体则酶活性正常，称为强代谢者（extensive metabolizer，EM）。超快代谢者可能使血药浓度低从而达不到治疗效果，慢代谢者存在药物毒性积累的风险。

鉴定 *CYP2D6* 表型常用异喹胍代谢率法，受试者口服异喹胍后收集 8h 尿样，用气相色谱仪测定尿中异喹胍及代谢产物 4- 羟基异喹胍含量，然后计算异喹胍代谢率（MR）：

MR= 尿中异喹胍量 / 尿中 4- 羟基异喹胍量

MR > 12.6 者为 PM，MR < 12.6 者为 EM。

不同群体 *CYP* 的等位基因频率各异（表 9-2）。如 CYP2D*6* 不仅对药物有灭活作用，也对有些药物修饰后起激活作用，如可待因需要在 CYP2D6 作用下才能起到止痛作用，因此 PM 对此药有耐受；同样的原因，恩卡胺对于 PM 则起不到抗心律失常的作用。*CYP2D6* 的 PM 发生率在白种人中较高。

CYP2C*19* 即 S- 美芬妥因氧化酶，催化多种抗抑郁药、抗癫痫药、抗焦虑药和抗消化性溃疡药的氧化代谢，其活性在人群中有 EM 和 PM 两种表型。因此，使用奥美拉唑治疗消化性溃疡患者时，由于 EM 比 PM 代谢清除率高，由此导致临床治疗效应的不同，PM 溃疡愈合率远高于 EM。东方人中 PM 发生率高于白种人 PM 发生率，其中以 *CYP2C19*2* 和 *CYP2C19*3* 两种突变等位基因发生频率最高，编码几乎 100% 的东方人和 85% 白种人中的 PM。

表9-2　*CYP2D6*和*CYP2C19*弱代谢者在不同人口群体中的频率

	弱代谢者在群体中的频率（%）	
	CYP2D6	*CYP2C19*
撒哈拉以南非洲人	3.4	4.0
美洲印第安人	0	2
亚洲人	0.5	15.7
白种人	7.2	2.9
中东北 / 北非人	1.5	2.0

2．无过氧化氢酶血症　过氧化氢（H_2O_2）在组织中过氧化氢酶的作用下，可迅速分解并释放出游离氧，起抗菌除臭作用。过氧化氢常用于外科创面消毒，使用时创面呈鲜红色，并有泡沫产生。1946 年日本耳鼻喉医师高原（Takahara）首次报道，他在给一名口腔坏疽的女孩消毒创面时，发现这个女孩创面为棕黑色，并无泡沫产生，高原推断这种组织中缺乏过氧化氢酶，因此不能使 H_2O_2 迅速分解，H_2O_2 进而氧化血红蛋白为棕红色高铁血红蛋白，将该病称为无过氧化氢酶血症（acatalasia），受累者约半数易患牙龈溃疡、坏疽、萎缩和牙齿脱落等症状。

案例：氨茶碱的毒副反应

该病是常染色体隐性遗传，过氧化氢酶基因定位于 11p13.5-p13.6，与 WAGR 综合征基因、钙调素基因和甲状腺素基因紧密连锁。目前已鉴定了五种不同的过氧化氢酶缺陷变异，且根据血清中酶活性水平可分为三种表型：纯合显性个体酶正常，杂合子酶活性为中等水平，隐性纯合子无酶活性。该病在黄种人发病率较高，日本某些地区高达 1%，我国华北为 0.65%、华中为 0.55%、华南为 0.25%、台湾为 0.29%。

（二）Ⅱ相药物代谢变异造成的药物不良反应

1. 葡萄糖醛酸化　Ⅱ相药物代谢的一条重要途径是UDP- 糖基转移酶（UDP-glycosyltransferase）催化的葡萄糖醛酸化（glucuronidation）反应，是胆红素排泄为胆汁的正常代谢的一部分。例如，7- 乙基 10- 羟基喜树碱可抑制 DNA 复制中所必需的 DNA 拓扑异构酶的活性，是重要的抗肿瘤药物，但喜树碱可因骨髓抑制和胃肠反应产生严重毒性。*UGT1A1* 编码的 UDP- 糖基转移酶，可催化 7- 乙基 10- 羟基喜树碱葡萄糖醛酸化并进一步在胆汁中排泄。*UGT1A1* 因启动子 TATAA box 中的串联重复序列 $A(TA)_nTAA$ 的重复频率不同而具有多态性，正常等位基因（*UGT1A1**1*）TA 重复 6 次；等位基因 *UGT1A1**28* 在群体中广泛存在，TA 重复 7 次，可减弱基因转录；TA 重复 5 次和 8 次的等位基因稀有，前者增强而后者减弱基因转录。不同种族 *UGT1A1**28* 等位基因频率不同（表 9-3），对照研究表明，*UGT1A1**28* 纯合子患者在接受典型的喜树碱化疗后，出现严重毒性的风险是对照组的 3 ～ 5 倍。

表9-3　不同种族*UGT1A1*基因型频率

	UGT1A1 基因型频率（%）		
	***1/*1**	***1/*28**	***28/*28**
撒哈拉以南非洲人	30	36	34
美洲印第安人	80	19	1
中国人	78	20	2
欧洲人	44	47	9
印度次大陆	29	49	22
太平洋（巴布亚新几内亚）	97	3	0
南美洲印第安人	33	18	7

2．乙酰化　Ⅱ相药物代谢的另一条重要途径是乙酰化，其药代动力学变异首先发现于接受异烟肼（isoniazid）治疗的肺结核患者。异烟肼是异烟酸的酰肼，是各种类型的结核病患者的首选药物。异烟肼口服或注射均易吸收，患者口服 1 ～ 2 h 后血药浓度可达高峰，大部分在肝内被乙酰化为无效的乙酰化异烟肼和异烟酸，少部分以原型从尿中排出。异烟肼在体内的乙酰化过程是在肝中 N- 乙酰基转移酶（N-acetyltansferase，NAT）催化作用下完成的（图 9-5）。

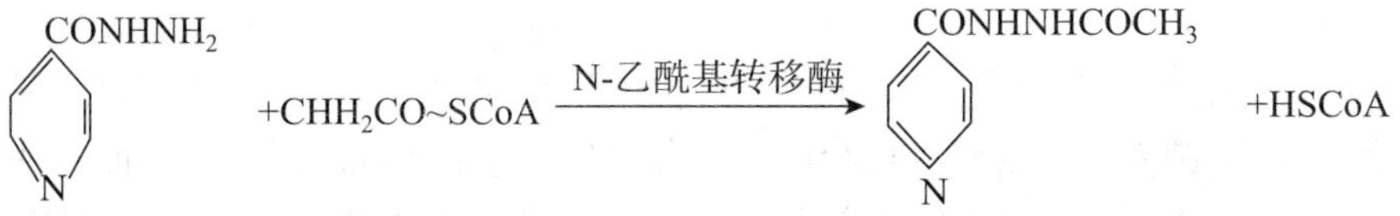

异烟肼　　乙酰辅酶A　　乙酰化异烟肼　　辅酶A

图 9-5　异烟肼在体内的乙酰化过程

当 N- 乙酰基转移酶缺陷时，乙酰化过程受阻，异烟肼的代谢减慢，临床上依据体内异烟肼乙酰化速度快慢将人群分为两种：快代谢型和慢代谢型，前者摄入异烟肼后，半衰期（$T_{1/2}$）为 70 min 左右，后者约为 3 h。

家系调查表明，异烟肼慢代谢型为常染色体隐性遗传，基因型为缺陷型 N- 乙酰基转移酶纯合子。而野生型（正常）N- 乙酰基转移酶纯合子与突变型杂合子对异烟肼乙酰化代谢速度无差异，均表现为快代谢型。异烟肼慢代谢型发生率表现为明显种族差异，埃及人高达 83%，白种人达 40% ～ 70%，泰国人 31.2%，菲律宾人 25%，朝鲜人 10.8%，日本人 11.5%，我国台湾人群中占 22%，加拿大因纽特人占 5%。

1990 年，Blum 等利用兔 N- 乙酰基转移酶 cDNA 克隆出人白细胞 DNA 的 N- 乙酰基转移酶基因：*NAT1*、*NAT2* 和 *NATP* 假基因，并将 *NAT* 基因簇定位于人染色体 8p21.1-p23.1。*NAT1* 编码的酶催化某些芳基胺药物的乙酰化；*NAT2* 基因编码的酶催化异烟肼等药物的乙酰化，其三个突变型（M_1、M_2、M_3）可导致 N- 乙酰基转移酶不稳定，活性降低或丧失，占慢代谢型的 95% 以上。

使用异烟肼常见的副作用为周围神经炎，表现为手脚麻木、肌肉震颤和步态不稳等，大剂量可出现头痛、头晕、兴奋和视神经炎，严重时可导致中毒性脑病和精神病。这是由于异烟肼和维生素 B_6 在体内发生化学反应生成异烟腙，导致维生素 B_6 缺乏，进而使中枢 γ- 氨基丁酸（GABA）减少，引起中枢过度兴奋，因此使用异烟肼时应注意及时补充维生素 B_6，预防不良反应产生。长期使用异烟肼后，慢代谢型约 80% 可发生多发性神经炎，而快代谢型仅约 20% 发生多发性神经炎。若每日给药，则慢代谢型不良反应相对较重；若采用间歇给药，则快代谢型疗效相对较差，故临床上应根据不同患者的代谢类型确定给药方案。此外，异烟肼可损伤肝细胞，使转氨酶升高，少数患者可出现黄疸，严重时出现肝小叶坏死。异烟肼肝炎患者约 86% 是快代谢型。1976 年，Mitchell 等实验研究揭示异烟肼在肝内乙酰化后水解为异烟酸和乙酰肼，后者在肝内形成强的酰化剂进而导致肝组织坏死。快代谢型患者肝内有较多的乙酰异烟肼，故使用异烟肼时应注意定期检查肝功能或慎用。

此外，肼屈嗪、柳氮磺胺吡啶、氨苯砜和普鲁卡因等在体内的乙酰化代谢也有快、慢两种类型，甚至出现中间型代谢者。

3．琥珀酰胆碱敏感　琥珀酰胆碱（succinylcholine）又称为司可林（scoline），作用于神经肌肉接头后膜的 N- 胆碱受体，产生神经肌肉阻滞从而使骨骼肌松弛。静脉注射琥珀酰胆碱后，即可被血液和肝中的伪胆碱酯酶（butyrylcholinesterase，BCHE）迅速水解为琥珀酰单胆碱（图 9-6），肌松作用明显减弱，然后进一步水解为琥珀酸和胆碱，肌松作用消失。

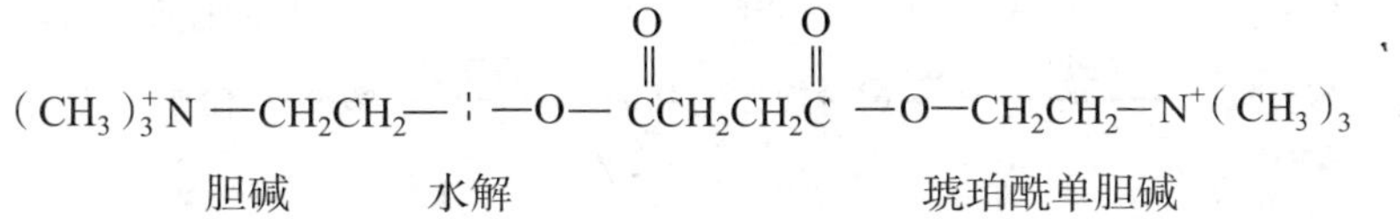

图 9-6　琥珀酰胆碱的水解

由于琥珀酰胆碱对喉肌松弛作用较强，故适用于气管、食管插管等短时操作，肌松在 2min 时作用达高峰，5min 内消失。但伪胆碱酯酶活性低下者可发生呼吸肌麻痹，严重时可窒息死亡，该类患者发病率约 1/2 000，血浆中含缺陷型伪胆碱酯酶，导致缺乏酶活性，不能将药物迅速水解，以致肌松时间过长而窒息。

该病系常染色体隐性遗传，*BCHE* 基因定位于 3q26.1-q26.2，全长 80 kb，含 4 个外显子。正常血浆伪胆碱酯酶是由四个相同亚基组成的四聚体，已检出若干变异型，最常见的变异型是非典型的伪胆碱酯酶（表 9-4）。

表9-4　伪胆碱酯酶变异型

名称	缩写词	表型	密码子改变	氨基酸改变	基因型名称	纯合子频率[b]
典型	U	正常	无	无	*BCHE*	96%
沉默型 -1	S_1	无活性	117 GGG → GGAG	甘→移码	*BCHE FS 117*	1/100 000[c]
沉默型 -2	S_2	无活性	6 ATT → TT	异亮→移码	*BCHEFS6*	
沉默型 -3	S_3	无活性	500 TAT → TAA	酪→终止	*BCHE[a]500*	
氟化物 -1	F_1	氟化物抗性	243 ACG → ATG	苏→甲硫	*BCHE[a]243M*	1/150 000
氟化物 -2	F_2	氟化物抗性	390 GGT → GTT	甘→缬	*BECHE[a]390V*	?
K 变异型	K	66% 活性	539 GCA → ACA	丙→苏	*BCHE[a]539T*	1%
J 变异型[a]	J	33% 活性	497 GAA → GTA	谷→缬	*BCHE[a]497V*	1/150 000

a．K 变异型的特点也存在于所有检测的变异型和 90% 的非典型变异型中；b．白人中的频率 c．所有沉默型等位基因频率

二、药物靶点变异造成的药物不良反应

药物靶点变异是由于药物下游靶点（如受体、代谢途径）等位基因的变异所引起的药物反应差异的遗传变异。如β-肾上腺素受体的多态性，使不同基因型个体的受体对激动药敏感性不同，从而影响这类药物在哮喘患者中的治疗作用。血管紧张素Ⅱ的Ⅰ型（AT1）受体基因多态性，可引起血管对缩血管药去氧肾上腺素（phenylephrine）反应性改变，也影响血管紧张素转换酶抑制药如培哚普利（perindopril）和钙通道阻滞药如尼群地平（nitrendipine）的作用。

（一）G6PD缺乏症

葡萄糖-6-磷酸脱氢酶（glucose-6-phosphate dehydrogenase，G6PD）缺乏症是常见于热带、亚热带地区的酶缺陷性遗传病。G6PD是红细胞磷酸戊糖旁路代谢途径的重要作用酶，红细胞中糖代谢主要是通过糖酵解进行，但也有10%通过戊糖旁路代谢，在正常G6PD催化作用下使6-磷酸葡萄糖脱氢，生成NADPH，从而维持红细胞中还原型谷胱甘肽（reduced glutathione，GSH）的浓度（图9-7）。GSH对于保护血红蛋白及红细胞膜上的巯基免受氧化作用，维持红细胞正常形态结构和功能稳定是必需的。这是因为机体在氧化还原反应过程中或在一些药物的作用下产生过氧化物，而GSH可消除过氧化物的氧化作用。

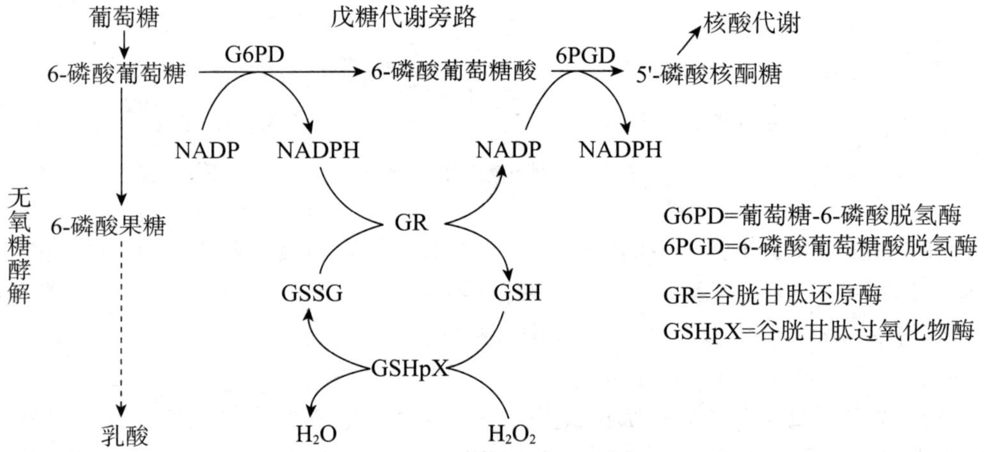

图9-7 红细胞戊糖代谢途径

当机体内G6PD缺乏或酶活性过低时，可导致还原型谷胱苷肽缺乏，致使过氧化物对血红蛋白β链表面第93位氨基酸（半胱氨酸）的巯基氧化，进而氧化血红蛋白内部的巯基，导致血红蛋白变性后附着于红细胞膜上，在光学显微镜下患者红细胞内可见变性珠蛋白小体（Heinz小体）。过氧化物同时破坏红细胞膜上的巯基，使红细胞破裂，以上因素使红细胞变形性降低，不易通过脾、肝窦而遭阻留进而被破坏，引起血管内和血管外溶血。

*G6PD*基因突变是一些常见药物、化学制剂及食物（表9-5）性溶血的遗传基础，也是某些新生儿黄疸，感染性溶血（如病毒性肝炎、流感、大叶性肺炎、伤寒、腮腺炎等）发生的遗传背景。受累者一般平时无症状，但在以上因素的作用下表现为溶血性贫血，出现血红蛋白尿、黄疸等急性溶血反应，患者通常会逐渐恢复，但偶尔会大量溶血而致命。由于受累者在进食蚕豆蛋白制品或吸入蚕豆花粉时亦可诱发溶血，故G6PD缺乏症又称为蚕豆病（favism）。

表9-5　可诱发G6PD缺乏者溶血的药物、化学制剂及食物

分类	化学名称
抗疟药	伯胺喹啉、奎宁、氯喹等
解热镇痛药	乙酰水杨酸、乙酰苯胺、非那西丁、安替比林、氨基比林
呋喃类药物	呋喃坦啶、呋喃西林、呋喃唑酮，呋喃他酮
磺胺类药物	氨苯磺胺、磺胺吡啶、磺胺异恶唑、磺胺甲基吡嗪、磺胺醋酰等
砜类药物	氨苯砜、硫氧二砜
其他	萘、苯肼、丙磺舒、氯霉素、维生素 K、蚕豆素等

G6PD 缺乏症属 X 连锁不完全显性遗传，*G6PD* 定位于 Xq28，由 13 个外显子和 12 个内含子组成，全长 18 kb，编码 515 个氨基酸。现已确定超过 188 种 *G6PD* 基因突变与 G6PD 缺乏症有关，研究证实不同地域、不同民族患者中 50% 以上为 1376G → T 和 1388G → A。已报道的中国人中 *G6PD* 基因突变型有 31 种，都为点突变，表 9-6 列举了中国人中的部分 *G6PD* 基因突变型。

表9–6　中国人中的部分*G6PD*基因突变型

类型	碱基突变	氨基酸改变	发生的地区
C1	1376 G → T	459 精→亮	大陆、台湾
C2	1388 G → A	463 精→组	大陆、台湾
C3	1311 C → T	无	大陆、台湾
C4	392 G → T	131 甘→缬	大陆、台湾
C5	1024 C → T	341 亮→苯丙	大陆、台湾
C6	95 A → G	32 精→组	大陆、台湾
C7	592 C → T	198 精→半胱	大陆、台湾
CT1	835 A → T	297 苏→丝	美籍华人
CT2	1360 C → T	454 精→半胱	大陆、台湾
CT3	493 A → G	165 冬胺→天冬	台湾
	1004 C → A	335 丙→天冬	大陆

男性 X 染色体带有突变基因即可患病，所以人群中男性患者多于女性。女性 *G6PD* 杂合子有两个红细胞群，G6PD 缺乏细胞和正常细胞。根据 Lyon 假说，某女性杂合子如果造血组织来自 n 个细胞，则全部是有突变基因或全部是有正常基因 X 染色体失活的机会是（1/2）^{n}，前者表型正常，后者表型与带有致病基因的男性一致，由于女性杂合子 G6PD 缺乏细胞与正常细胞的数量比变化很大，因此表型变异幅度大，大约有 1/3 的女性杂合子在接触诱发因素时发生显著溶血。

国际上现已报道的 *G6PD* 变异型有 400 余种，根据这些变异型的酶活性和临床意义可分为 5 大类：第 1 类变异型的患者酶活性为 0，终生伴有代偿性慢性非球形细胞溶血性贫血；第 2 类变异型，患者酶活性低于 10%，但不伴有慢性溶血，只有在某些诱因作用下才会发生溶血，这一类型是常见的类型如 G6PD 地中海（Mediterranean）型；第 3 类变异型其患者酶活性为正常的 10% ～ 60%，只有在服用某些药物、食物或感染时才发生急性溶血反应；第 4 类变异型酶活性在 60% ～ 150%。虽有酶结构的改变，但没有酶的功能的改变；第 5 类变异型其酶

的活性增高超过 200%。目前尚未发现第 4 和第 5 类有何临床意义。

G6PD 缺乏症呈世界性分布，是热带、亚热带地区常见的遗传病，估计全世界约有四亿人受累，人群集中于非洲、地中海沿岸及东南亚，包括美洲黑人、中美洲及南美洲某些印第安人，我国主要分布在南方各省，尤以广东、广西、贵州、云南、四川等省发生率较高，为 5% ～ 20%。

（二）恶性高热

恶性高热（malignant hyperthermia）是对包括琥珀酰胆碱和各种吸入性麻醉药、镇静药物在内的一些药物的异常反应，患者麻醉时可出现体温骤然升高、肌肉强直、心动过速、心率失常、呼吸困难、呼吸性和代谢性酸中毒、电解质紊乱（高钾血症、低钙血症）、尿中出现肌蛋白、骨骼肌中磷酸肌酶升高等。临床上需及时采取降温、静注丹曲林等抢救措施，否则可因心脏停搏致死。该病呈世界性分布，白种人发病率为 1/20 000，而黄种人发病率较低，我国曾有报道。

恶性高热是最早发现的由受体缺陷引起的特异质反应之一，研究表明，肉桂碱受体（ryanodine receptor）基因（*RYRI*）突变是恶性高热的主要遗传背景，该突变所致变异为常染色体不完全显性遗传，然而不同个体间表现度有所差异。肉桂碱受体是肌质网钙离子释放通道，其异常可致心肌与骨骼肌的肌浆网与钙离子结合能力降低，当接触麻醉药物后，钙结合能力进一步降低，大量 Ca^{2+} 释放入肌浆，引发肌强直与代谢亢进。1993 年，Trask 用荧光原位杂交法将 *RYRI* 基因定位于 19q13.1，*RYRI* 基因长约 160 kb，包括 106 个外显子，最常见的突变有：*Arg614Cys*、*Gly2434Arg* 和 *Gly314Arg*。有些缺陷个体血清中肌磷酸酶（CPK）活性增高，因此对有遗传史的个体麻醉前检查 CPK 活性是预防发病的有效途径。目前国际公认的确认恶性高热易感者的方法是氟烷 - 咖啡因骨骼肌体外收缩实验。

三、基因多态性造成的药物不良反应

华法林是从腐败的三叶草中分离出的具有抗凝作用的香豆素衍生物，广泛应用于心房颤动的血栓预防、卒中、静脉血栓栓塞症、机械瓣植入术后抗栓治疗等领域。华法林是具有两种不同活性的消旋异构体 -R 和 S 型华法林异构体的混合物。S 型异构体的抗凝活性是 R 型的 2.7 ～ 3.8 倍。华法林有很强的水溶性，经胃肠道迅速吸收，生物利用度为 100%。储积于肝的两种异构体通过不同途径代谢。大约 90%S 型华法林发生氧化代谢反应，主要被肝细胞色素 P450 系统的 CYP2C9 酶催化，少部分由 CYP3A4 催化。大约 60%R 型华法林发生氧化代谢反应，主要被肝细胞色素 P450 系统的 CYP1A2 和 CYP3A4 酶催化，少部分由 CYP2C19 催化。

华法林通过抑制环氧化维生素 K 还原酶从而抑制环氧化维生素 K 还原为维生素 K，并抑制维生素 K 还原为还原型维生素 K，而使凝血因子前体部分羧基化或脱羧基化受到影响而发挥抗凝作用。凝血因子Ⅱ、Ⅶ、Ⅸ、Ⅹ前体需要在还原型维生素 K 作用下其 N- 末端谷氨酸残基发生 γ- 羧化后才具备促凝生物活性，羧化作用使凝血因子发生钙离子依赖性构象改变，从而大大提高凝血辅因子结合到磷脂表面的能力，因而加速血液凝固。

因此，基因多态性影响了华法林的代谢清除和维持量。分别编码细胞色素 P450 和维生素 K 环氧化物还原酶复合体亚单位 1 的两个基因 *CYP2C9* 和 *VKORC1*，共同决定了华法林的代谢及抗凝效果。两个基因中主要有三个位点的多态性，基因多态性影响华法林的起始剂量和维持剂量。华法林维持剂量在不同人群中存在差异，亚洲人剂量较低。*CYP2C9*2* 和 *CYP2C9*3* 的基因多态性导致对 S 型华法林的代谢减弱，进而引起对华法林的清除下降，半衰期延长。以上两种突变者较 *CYP2C9*1*1* 患者需要更低的华法林剂量。基因多态性研究显示于 *VKORC*1-1639 多态位点在中国人以 A 基因型为主，而西方人以 G 基因型为主。*VKORC1* 基因多态性导致维生素 K 环氧化物还原酶对维生素 K 的敏感性发生改变。中国换瓣术后患者基因多态性与华法林剂量评价提示，*VKORC1-1639A* 纯合子较常见，并且应用华法林的维持量明显低于其他基因型。*CYP2C9*[*]*3* 和 *VKORC1-1639A* 是危险等位基因。携带此等位基因的患者需要更低的华法林剂量，同时面对更高的出血风险。目前 *CYP2C9* 和 *VKORC1* 基因检测已经商品化。

第二节　环境因子反应的遗传基础

药物仅仅是人类接触的环境因子中的一部分化学物质，环境中还存在许多潜在毒物，或对某些具有特定遗传基础的个体会产生毒性反应的物质，特别是环境中某些诱变剂、致癌剂或致畸剂在群体中能引起不同的个体反应，某些个体对这些有害因子表现出易感倾向。生态遗传学（ecogenetics）是研究群体中不同基因型对各种环境因子的特殊反应方式和适应特点的一门遗传学分支学科。因此，毒物和药物遗传学都可归入生态遗传学的研究范畴。有时，药物和毒物并没有严格的界限，药物过量可引起中毒，少量毒物有时也作为药物使用，实际上环境中各种有害因子在人体内效应也受特定基因型的制约。

一、乙醇中毒

乙醇中毒是指因饮酒特别是大量或长期饮酒造成的各类精神障碍，包括急性中毒、依赖性、戒断综合征、慢性中毒所致的精神病、器质性综合征以及人格的改变等。不同的种族和个体对乙醇的耐受性有明显的差异。乙醇敏感者，当摄入乙醇达到 0.3 ～ 0.5 mL/kg 时，即可表现面部潮红、皮温升高、脉搏加快等乙醇中毒症状，而乙醇耐受者则不发生这些反应或反应轻微，黄种人 80% 为敏感者，白种人仅 15% 为敏感者。

乙醇在体内的代谢过程主要分为两步反应：第一步是乙醇在肝乙醇脱氢酶（alcohol dehydrogenase，ADH）作用下形成乙醛；第二步是乙醛在乙醛脱氢酶（acetaldehyde dehydrogenase，ALDH）作用下进一步形成乙酸。

$$N_2H_5OH+NAD^+ \xrightarrow{ADH} CH_3CHO+NADH+H^+$$

$$H_2O+CH_3CHO+NAD^+ \xrightarrow{ALDH} CH_3COOH+NADH+H^+$$

在第一步反应中生成的乙醛可刺激肾上腺素、去甲肾上腺素等物质的分泌，引起面红耳赤、心率快、皮温升高等乙醇中毒症状。

ADH 是二聚体，现已发现至少有五种基因：ADH_1、ADH_2、ADH_3、ADH_4 和 ADH_5。这些基因编码人体 ADH 八个多肽亚单位：α、β_1、β_2、β_3、γ_1、γ_2、π 和 χ。ADH_1、ADH_2、ADH_3 定位于 4q21-q24，在不同的组织和不同发育时期差异表达，成人期主要是 ADH_2 表达。ADH_1 基因编码 α 链，主要在胎儿早期肝内有活性；ADH_2 基因编码 β 链，在胎儿及成人肺和肝内有活性；ADH_3 基因编码 γ 链，在胎儿和新生儿肠和肾有活性。

ADH_2 具有多态性，大多数白种人 ADH_2 编码的乙醛脱氢酶由 $\beta_1\beta_1$ 组成；而 90% 黄种人乙醛脱氢酶由 $\beta_2\beta_2$ 组成。$\beta_2\beta_2$ 活性比 $\beta_1\beta_1$ 活性高 100 倍，故大多数白种人在饮酒后产生乙醛较慢，而黄种人积蓄乙醛速度较快。

ALDH 主要有两种同工酶：$ALDH_1$ 和 $ALDH_2$，二者均为多肽四聚体。$ALDH_1$ 存在于细胞质中，基因定位于 9q21；$ALDH_2$ 存在于线粒体内，基因定位于 12q24.2。$ALDH_2$ 活性高于 $ALDH_1$，白种人几乎全部都有 $ALDH_1$ 和 $ALDH_2$；而黄种人中 50% 仅有 $ALDH_1$ 而无 $ALDH_2$，因此氧化乙醛的速度比较慢。

综上所述，黄种人较白种人易产生乙醇中毒的原因是由遗传因素决定的。具有 ADH_2（$\beta_2\beta_2$）及 $ALDH_1$ 者对乙醇最敏感；具有 ADH_2（$\beta_1\beta_1$）及 $ALDH_1$ 者次之；具有 ADH_2（$\beta_1\beta_1$）及 $ALDH_2$ 者最不敏感。大多数黄种人在饮酒后产生乙醛速度快而氧化为乙酸的速度慢，故易产生乙醛蓄积而中毒；而大多数白种人则相反。

二、吸烟与肺癌

原发性支气管癌又称肺癌，是最常见的恶性肿瘤之一，目前世界上至少有 35 个国家肺癌已居男性恶性肿瘤之首。流行病学调查表明，80% ~ 90% 的男性肺癌与吸烟有关。吸烟者易患肺癌，但并非所有吸烟者均患肺癌，吸烟是否患肺癌与个体的遗传基础有关。遗传因素在肺癌发病中的作用近年来日益受到重视。

吸烟产生的烟雾中含有多种致癌物质，其中之一是大量的多环芳烃类的苯蒽衍生物。苯蒽衍生物致癌性较弱，进入机体后通过细胞微粒体中芳烃羟化酶（aryl hydrocarbon hydroxylase，AHH）的作用可转变为具有较高致癌活性的 7,8- 二羟基 -9,10- 环氧芘。当 AHH 活性增高时，患肺癌的可能性也增加。同时这类苯蒽衍生物还是 AHH 的诱导剂，能提高细胞内 AHH 的活性。因此，AHH 的诱导性具有增强苯蒽衍生物致癌性的作用，而这种诱导性的高低因人而异，受遗传因素决定，在人群中呈多态性分布。AHH 的诱导性可能受 2 号染色体短臂上的一对等位基因控制，按孟德尔方式遗传。根据诱导酶活性水平高低可将人群分为高诱导组、中诱导组和低诱导组。中诱导组患肺癌风险比低诱导组高 16 倍，而高诱导组患肺癌风险比低诱导组高 36 倍。

三、慢性阻塞性肺疾病

吸烟可诱发慢性支气管炎合并肺气肿或支气管哮喘，统称为慢性阻塞性肺疾病（chronic obstructive pulmonary diseases，COPD）。研究表明，由于吸烟或其他原因刺激巨噬细胞和中性粒细胞释放大量弹性蛋白酶，分解肺泡弹性蛋白，使肺泡破坏、融合，呼吸面积减少，导致慢性阻塞性肺疾病的发生。但并非吸烟者都患 COPD，COPD 的产生也有相应的遗传基础。

正常人血清和各种组织中都存在有多种抑制蛋白酶活性的物质。α_1- 抗胰蛋白酶（α_1-AT）是血清中主要的蛋白酶抑制剂。1986 年，Yamamoto 等将 α_1-AT 基因定位于 14q32.1。α_1-AT 具有遗传多态性，已发现 90 余种变异型，每种变异型对蛋白酶抑制活性都不相同。Pi^M 是世界上各种人群中最常见的等位基因，基因频率介于 0.866 ~ 0.996；而等位基因 Pi^S 频率为 0.11 ~ 0.12，等位基因 Pi^z 频率最低，仅为 0.01 ~ 0.02。人群中大多数人具有 MM 型，其蛋白酶抑制活性为 100%，SS 型活性为 60%，ZZ 型较罕见，活性仅为 10% ~ 15%。现已证实 ZZ 型是由于第 342 位的谷氨酸被赖氨酸取代，SS 型是由于第 264 位的谷氨酸被缬氨酸取代。有 ZZ 型 α_1- 抗胰蛋白酶的人易患 COPD。这是因为 α_1- 抗胰蛋白酶活性低，不能有效地抑制蛋白酶（包括弹性蛋白酶）对肺泡弹性蛋白的分解作用。调查表明，COPD 患者中 ZZ 型频率较正常人的 ZZ 型频率高 43 倍。此外，ZZ 型者易患新生儿肝炎、不明原因的肝硬化及慢性活动性肝炎。

四、成人低乳糖酶症

婴儿小肠乳糖酶活性很高，在进食乳品后可以充分分解乳糖为葡萄糖和半乳糖而被小肠吸收。多数人在断奶后，酶活性大大降低，失去对乳糖的水解作用，表现为成人低乳糖酶症，年长儿及成年人进食牛乳或乳制品后，乳糖不能被水解而贮留在肠内，通过渗透机理吸收水分，在结肠内被分解为乳酸、氢和二氧化碳，造成肠内积气、肠鸣、腹胀、稀便和腹泻等乳糖不耐受症状。

成人低乳糖酶症发生频率可随地区人种不同而有差异。据调查，在某些亚洲人群中成人低乳糖酶症发生频率很高，几乎达 100%。但在多数中欧和北欧人群及亚洲以牧业为主的人群中发生率很低，这些地区成人能持续保持乳糖酶活性，说明编码乳糖酶的基因在持续表达。这可能是由于在这些以牧业为主的社会中，经常食用乳品，使有关突变基因经过长期选择形成优势，或不间断食用乳品而保持基因持续表达的结果。该病的遗传方式尚不清楚。

第三节　药物基因组学

一个药物在机体内产生的总的药理作用和效应取决于药物与相关转运蛋白、药物代谢酶和受体的相互作用，而决定药物转运蛋白、药物代谢酶和受体基因的遗传多态性会对最终的药物效应产生影响。因此，药物基因组学从人类基因组的角度探讨药物遗传学，以提高药物效应和安全为目标，确认大量多态性基因座上成组的等位基因，阐明不同群体或个体对药物反应的差异。

药物基因组学的研究对象和范围不仅仅涵盖药物代谢和药物效应的遗传基础，随着对人类自身基因的功能特别是药物与疾病相关基因了解的深入，伴随着功能基因组学的发展和高通量筛选方法的出现，药物基因组学将对药物的设计、开发以及应用产生巨大的推动作用。药物基因组学的研究目前正朝向应用生物技术和药物工业化方法，通过加速鉴定疾病相关靶点以促进新药的发现方向发展，在基因组水平结合化学和高效扫描技术，为发现和鉴定更多适应个体化治疗的新药物创造条件。

一、药物基因组学的研究方法

药物基因组学的研究不以发现新的基因、阐明疾病的发生机制、估计发病风险和诊断疾病为目的，而是通过对决定药物转运蛋白、药物代谢酶和受体的候选基因进行研究，鉴定基因多态性，进一步用统计学原理分析基因的多态性与药物效应之间的关系，并在药物开发和指导临床合理用药中加以应用。

人类基因组计划、DNA 阵列技术（DNA array technology）、统计遗传学、高通量筛选系统及生物信息学的发展，为药物基因组学研究提供了多种手段和思路。DNA 芯片（DNA chip）技术、质谱分析、基因测序、凝胶电泳技术、PCR、等位基因特异的扩增技术、荧光染色高通量基因检测技术，已广泛应用于药物基因检测、药物的研究开发及更合理的应用等领域。

由于人类基因组十分庞大，如受体基因的数量就有几千种，很多受体基因是由同一祖先基因进化而来，彼此间有较高同源性，一种药物可能与多种决定着相应受体的基因相互作用，需要在全基因组范围寻找与药物有关的基因并需要大量的多态性标记。

近几年广泛研究的单核苷酸多态性（single nucleolide plymorphism，SNP）在基因组数据库中提供了大量数据，对于研究决定有关药物吸收、转运、代谢及效应相关蛋白质的基因，提供了相当数量的药物基因组学研究的相关位点。人类全基因组中估计有 3×10^6 ~ 10×10^6 个 SNP，目前在 SNP 基因组数据库中登录的 SNP 位点已有超过 1030 万，其中大约 1% 可望成为药物多态性标记。系统地鉴定一套频率大于 1% 的遗传多态性标记是药物基因组学紧要的工作之一，以此为基础可建立与药物反应的数据库。该数据库不仅对患者药物反应的表型及相关基因型做出判断，同时对药物反应多态性研究提供数据。

在基因组范围内进行药物相关基因的研究，工作量非常大，如研究某种药物的反应需在 1000 个受试者中进行，对 10 万个多态性标志进行基因分型，这将做一亿个基因分型，基因芯片技术使这一常规方法不能解决的问题成为可能。应用基因芯片（chip）技术，可将各种标志的探针点在芯片上，与个体标本 DNA 杂交后，鉴定某一个体的所有基因型以确定药物反应的表型。此外，应用基因芯片技术可检测不同患者摄入药物后，某种细胞或组织的全部基因表达图谱，分析药物在不同个体作用机制及代谢的差异，从而指导有效药物的选择，并避免无效药物的使用和不必要的药物毒性。

机体摄入药物后，蛋白质决定了药物的吸收、分布、药理效应、代谢及排泄过程。结构基因产物是蛋白质，因此蛋白质分析研究技术对于药物基因组学的研究意义重大。二维凝胶电泳结合质谱分析技术可比较不同或同一个体用药前后细胞表达蛋白的差异，从而了解药物作用效果并为临床用药提供依据。蛋白质芯片技术可能更适合临床应用，将抗体固定在膜片上或玻片上，用以结合细胞表达的各种蛋白质，可间接分析个体的基因型，同时了解蛋白质表达图谱。

二、药物基因组学的应用与展望

药物基因组学为新药研究提供了新的研究策略。功能基因组学主要利用定位克隆技术、表达序列标签测序、家族遗传分析等方法来鉴定功能基因，药物基因组学则侧重于基因多态性的快速鉴定，并利用功能基因组学的研究策略和成果优化药物疗法和创新药物研究。药物基因组学研究的主要策略包括：通过基因组学研究，筛选、克隆与药物起效、活化、排泄等过程相关的候选基因；寻找变异基因序列，确定基因对药物效应的多态性；通过转基因和基因敲除动物模型进行表型分析，研究新基因功能；借助疾病模型研究基因和疾病关系，确定有效药物作用靶点，优化药物设计。由于药物基因组学规模大、手段新并且系统性强，可大大提高新药的发现速度。

研究表明，人类潜在的药物作用靶点 5000 ~ 10 000 个，药物基因组学从研究药物效应基因出发，运用生物信息分析、高通量基因表达筛选、高通量功能筛选等现代生物技术，可以揭示并认识大量新的药物作用靶点，对新药研究产生重大影响。美国 Genaissace 制药公司运用应答基因作为药物开发的靶点，用于乳腺癌和心血管疾病药物开发，预计抗癌新药只杀伤肿瘤细胞而对正常细胞没有毒性，治疗心血管疾病的药物将更有效而副作用更低。

药物基因组学的运用可以极大提高药物临床试验的成功率。统计表明一个新的化学药物从发现到进入市场需要花费约 8 亿美元和 12 ~ 14 年的时间，其中 80% 的经济和时间成本用于支付临床试验的高失败率。药物基因组学可提前预知药物代谢图谱，初步推断药物在体内代谢途径，用诊断试剂或标记物筛选观察对象，排除药物效应不佳的基因型个体，降低临床试验的失败率，减少试验经费。

近年来，基因多态性与疾病和药物相关性的研究广泛开展，进展很快，极大促进了药物基因组学在合理用药中的应用，药物基因组学知识已广泛应用于心血管、神经系统、内分泌系统、呼吸系统、消化系统和口腔血液系统疾病以及肿瘤的药物治疗中。如原发性高血压患者对高血压药物的不同药效和耐受性的变异广泛，研究发现细胞骨骼蛋白（cytoskeletal protein）、内收蛋白（adducin）的基因多态性与高血压的发病、对钠敏感性以及对利尿剂的降压效果相关，因此在抗高血压治疗需要用利尿剂时，应对该患者预先进行基因检测，以确定利尿剂的使用量或不选择使用。载脂蛋白 E（ApoE）的基因多态性，影响绝经后妇女用雌激素替代疗法（Estrogen Replacement Therapy，ERT）时的血脂和脂蛋白的浓度。人群中的 ApoE 有 3 个等位基因：*E2*、*E3*、*E4*，ERT 能使具有 *E2* 型基因的妇女血中总胆固醇含量大大高于 *E3*、*E4* 型。提示医生在绝经期妇女中使用 ERT 时，可事先检测患者的 *ApoE* 基因，对具有 *E2* 型基因的妇女在治疗过程中密切监测三酰甘油（甘油三酯）浓度。

个体基因的差异是一种普遍现象，所以个体化给药必须采用药物基因组学的方法，从基因多态性入手。临床药物基因组学的实施有赖于广泛、高效的检测手段，随着高通量、高灵敏度和特异性的检测技术的发展，药物基因组学在临床合理用药中的应用显示出广阔的前景。可以预见，随着基因分析技术的飞速发展，越来越多的药物效应的个体差异与基因多态性的关系被阐明，药物基因组学将更广泛地指导和优化临床用药。

总之，药物基因组学将从药物设计、开发和应用等方面极大地推动医学的发展，并为临床合理用药、发挥药物最佳疗效、防治不良反应提供理论依据，将目前依据患者人群共性的药物治疗向今后根据不同人群和个体的遗传背景制造和应用药物，从而最终达到个体化治疗的水平。

Summary

思考题

1．试举例说明药物代谢动力学变异对于临床用药的指导意义。
2．简要说明 G6PD 患者的遗传基础及临床表现。
3．简要分析不同种族对乙醇敏感性差异的遗传基础。

（温小军）

第10章 肿瘤遗传学

肿瘤（tumor）是一种遗传性疾病，是机体在各种致瘤因素作用下，局部组织的某个细胞在基因水平上失去了对其生长的正常调控，导致其克隆性异常增生而形成的新生物（neoplasm）。基于肿瘤潜在的临床行为——是否有局部浸润和远处转移能力，将肿瘤分为良性肿瘤（benign tumor）和恶性肿瘤（malignant tumor）两大类，其中恶性肿瘤统称为癌（cancer）。肿瘤可发生在机体的任何部位、器官和组织，因而种类繁多，依据其组织来源或分化方向分为不同大类，包括上皮组织来源的肿瘤、间叶组织来源的肿瘤、淋巴造血组织来源的肿瘤、神经组织来源的肿瘤和其他种类肿瘤，每个大类又分为良性肿瘤和恶性肿瘤两组。

肿瘤发生的遗传基础为基因突变，是相关基因发生结构与功能变异的结果。这些基因参与控制细胞生长和凋亡（apoptosis）、细胞增殖或损伤修复。致癌突变主要分为两种：一种是种系突变，直接通过双亲的生殖细胞传给子女，后代所有体细胞和生殖细胞都携带这种突变，有5% ～ 10% 的肿瘤由种系突变引起，称为遗传型肿瘤；另一种称为散发突变，可在人生的任何时期发生，它不是从双亲继承而来的，而是后天的新生突变，发生在单个体细胞中，然后分裂发展为癌症。引起这些突变的原因涉及干扰细胞分裂和增殖调控，可能由紫外线照射、病毒、烟草、年龄或其他因素诱发。散发突变引起的肿瘤称为散发型肿瘤，占全部肿瘤的 90% ～ 95%。

肿瘤的遗传基础十分复杂。进入 21 世纪，人类对肿瘤病因的了解依然有限。多数肿瘤的发生并没有明显的决定性因素。但可以肯定的是，几乎所有的遗传学改变都可以引发肿瘤，而参与 DNA 损伤修复和维持染色体形态稳定的若干基因发生突变也会促进肿瘤发展。此外，环境污染、压力增加及不良生活方式（如吸烟等）的影响，也在一定程度上提高了肿瘤的发生率。当正常细胞分裂过程出现失控、细胞分裂周期出现调控缺陷和（或）程序性细胞死亡（凋亡）的控制被破坏时均会导致肿瘤的发生。

第一节　染色体异常与肿瘤

20 世纪初，德国动物学家 Boveri 通过对海胆胚胎不正常有丝分裂的研究，第一次提出了非整倍体对细胞及生物体的生理功能是有害的，非正常的染色体组成可能会导致肿瘤发生。

目前已经证实，非整倍体是人类肿瘤中常见的遗传特征。除了染色体数目的改变，肿瘤细胞还常伴有染色体结构的改变，包括缺失、重复和易位等。这些结构的改变也是肿瘤形成的原因之一。

一、肿瘤细胞中的染色体异常

肿瘤细胞多伴有染色体数目的改变，大多是非整倍体，包括超二倍体、亚二倍体、亚三倍体、亚四倍体等（图 10-1）。胸、腹腔积液中转移的癌细胞染色体数目变化较大，常超过四倍体。实体瘤染色体数目多为三倍体左右。此外，肿瘤细胞核型中亦频发染色体的结构异常，包括易位、缺失、重复、环状染色体、双着丝粒染色体、倒位等各种类型。在肿瘤的发生发展过程中，由于肿瘤细胞的增殖失控等原因，导致细胞有丝分裂异常并产生部分染色体断裂与重排，形成了一些结构异常的染色体，称为标记染色体（marker chromosome），分为特异性和非特异性标记染色体两种。特异性标记染色体在肿瘤细胞中稳定遗传，与肿瘤的恶性程度及转移能力密切相关。

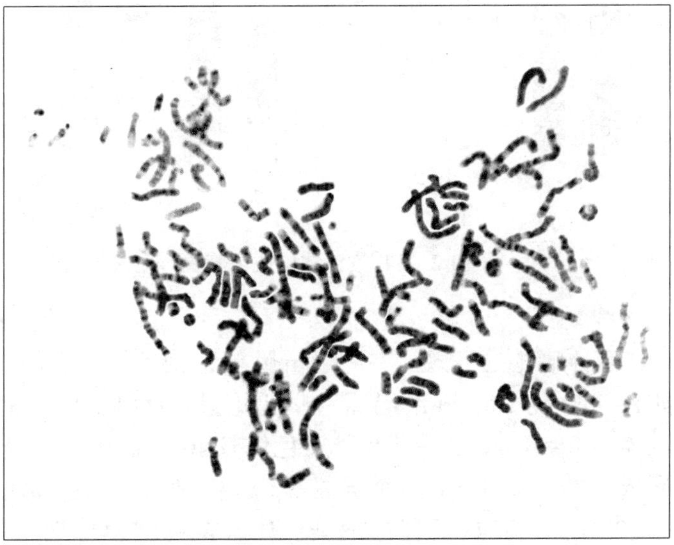

图 10-1　人类恶性肿瘤细胞中染色体数目与结构异常

二、肿瘤细胞中非整倍体和染色体不稳定性

一些肿瘤细胞是稳定的非整倍体。这说明在肿瘤发展中某一阶段发生的染色体错误分离，可以产生异常核型并能够稳定地遗传给子代细胞。非整倍体是潜在的染色体组不稳定的结果，其特点是在细胞分裂时染色体增加或丢失的比率增高。非整倍体与染色体不稳定性含义不同，非整倍体代表细胞拥有非正常染色体数目的状态，而染色体不稳定性则是指染色体获得或丢失的概率增加。例如，唐氏综合征存在的染色体数目异常现象是非整倍体，而非染色体不稳定性。

三、非整倍体促进肿瘤形成

利用有丝分裂检查点功能失调的小鼠模型对肿瘤细胞基因组中非整倍体功能的研究显示，其胚胎成纤维细胞及其他组织细胞发生非整倍体及染色体不稳定性的水平增加，并导致多种肿瘤发生，包括淋巴瘤、肺癌和肝癌。这说明非整倍体促进了肿瘤的发生发展。

知识拓展：肿瘤发生的染色体理论

四、标记染色体的发现及其意义

Nowell 及 Hungerford 于 1960 年发现慢性髓细胞性白血病（CML）中有一个小于 G 组的染色体，由于是在美国费城（Philadelphia）发现的，故命名为 Ph 染色体。最初认为是 22 号染色体的长臂缺失所致，后经 Rowley 用显带技术证明 Ph 染色体的形成是 t(9；22)(q34；q11.2)（图 10-2）。大约 95% 的 CML 患者都是 Ph 阳性，因此它可以作为 CML 的诊断依据，也可用以区别临床症状相似但 Ph 染色体为阴性的其他血液病（如骨髓纤维化等）。有时 Ph 染色体先于临床症状出现，故又可用于早期诊断。Ph 染色体阴性的 CML 患者对治疗反应差，预后不佳。Ph 染色体的发现首次证明了一种染色体畸变与一种特异性肿瘤之间的相关性，是肿瘤遗传学研究的里程碑。

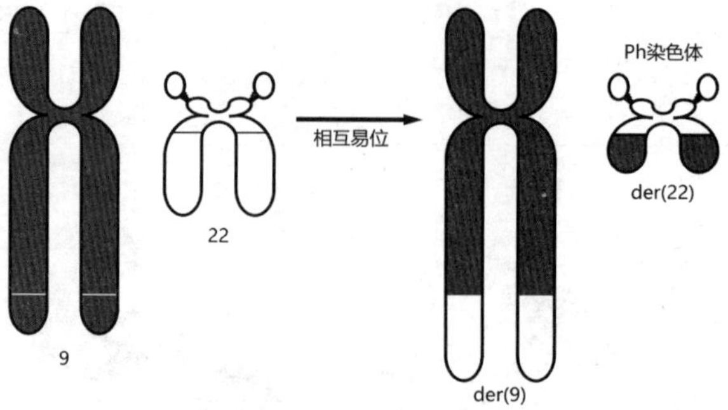

图 10-2　Ph 染色体构成示意图

除了 Ph 染色体，在实体瘤中还发现了一些特异性标记染色体，它们的特点是与特定的肿瘤相关（表 10-1）。如在 90% 的 Burkitt 淋巴瘤（非洲儿童恶性淋巴瘤）病例中可以见到一个长臂增长的 14 号染色体 (14q+)，其中一条 8 号染色体长臂末端的一段 (8q24) 易位到了 14 号长臂末端 (14q32)，形成了 8q− 和 14q+ 两个异常染色体。另外，在部分 Burkitt 淋巴瘤中可见 t(8;22)(q24;q11) 或 t(2;8)(p12;q24) 两种标记染色体。在视网膜母细胞瘤（RB）中常见 13 号染色体长臂缺失，即 del(13)(q14)。Wilms 瘤常累及 11 号染色体短臂的中间缺失，del(11)(p13p14)。在大多数肺小细胞癌中证实存在 3 号染色体短臂缺失，即 del(3)(p14p23)。肺腺癌中出现 del(6)(q23 → qter)（图 10-3）。脑膜瘤常有 22 号染色体长臂缺失 (22 q−) 或整条 22 号染色体丢失 (−22)。

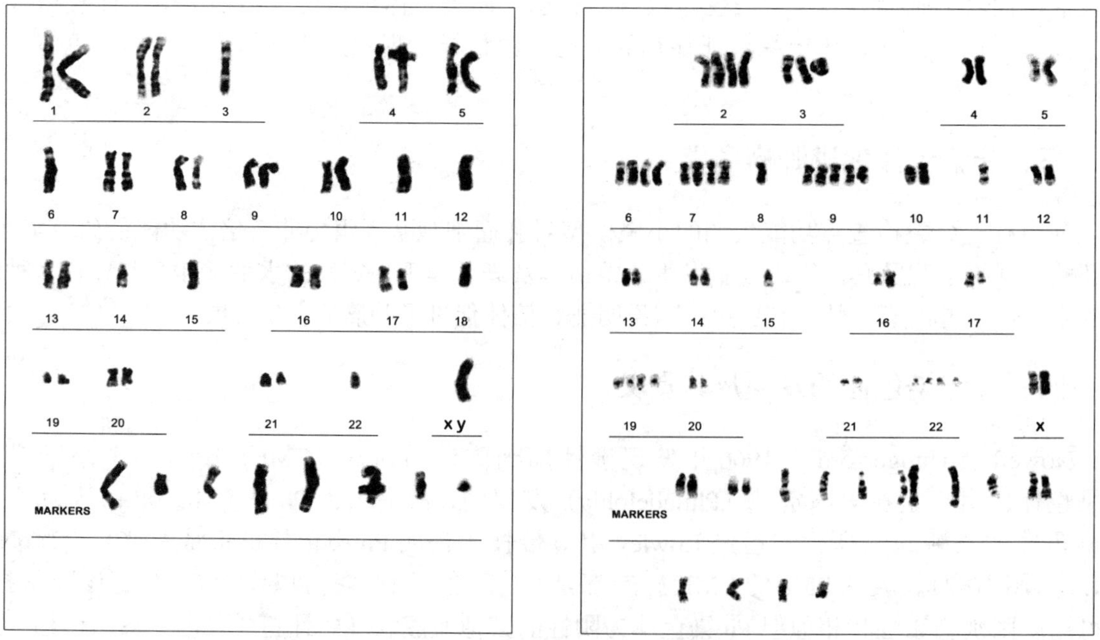

图 10-3　原发性非小细胞肺癌细胞中的染色体改变

表10-1　肿瘤中的特异性标记染色体

肿瘤	标记染色体
慢性髓细胞白血病	t(9;22)
急性早幼粒细胞白血病	t(15;17)
前列腺癌	del(10q)
视网膜母细胞瘤	del(13)(q14)
Burkitt 淋巴瘤	t(8;14)(q24;q32) t(2;8)(p12;q24) t(8;22)(q24;q11)
软组织肉瘤	t(12;22)(q13;q12)
Wilms 瘤	del(11)(p13p14)
小细胞肺癌	del(3)(p14q23)
肺腺癌	del(6)(q23qter)
胃癌	del(7)(p15) del(7)(q22) t(1;3)(p11;q11)

第二节　肿瘤中基因突变与克隆进化

一、内源因素和环境因素均会导致基因突变

DNA 易受内源和外源活性分子的攻击。在人体细胞中，DNA 修饰的一个主要原因是活性氧自由基（reactive oxygen species, ROS），而活性氧自由基是线粒体能量代谢的一种副产物。对 8- 氧鸟嘌呤脱氧核苷酸和其他氧化修饰的核苷酸检测发现，单个细胞一天中由于活性氧自由基而发生改变的核苷酸可达到 10 000 个。即使是正常的细胞代谢也会导致每个细胞每天发生多达 50 000 个 DNA 修饰，如甲基化、烷基化、链间 / 链内交联以及脱嘌呤。许多人类肿瘤的发生起源于慢性炎症，而慢性炎症中胞外来源的活性氧自由基可导致受累组织细胞产生基因突变。此外，诱变剂在环境中无处不在，它们可诱发多种人类恶性肿瘤，如烟草就是一种典型的致癌物质。

二、肿瘤发生所需要的基因突变数量

肿瘤发生是一个进化过程，在这个过程中肿瘤细胞通过一系列基因组或表观基因组突变逐渐提高了其适应性，那么就会出现一个关键问题：肿瘤发生所需要的基因突变数量究竟是多少呢？据统计，人类恶性肿瘤的发病率随着年龄的增长逐渐增高，这表明肿瘤驱动过程中至少需要 5 ～ 6 个基因突变，每个基因突变都会增加下一个基因突变的概率。但儿童肿瘤例外，如视网膜母细胞瘤只需一个致病基因突变即可发病。一些晚发恶性肿瘤如前列腺癌的发生可能需要多达 10 ～ 12 个基因突变。

三、肿瘤进展过程中突变是持续产生的

在恶性肿瘤进展过程中，基因突变是持续产生的。在黑色素瘤、结肠癌和食管癌进展的不

同时期会出现不同的染色体变异与基因突变，这些改变出现的顺序与肿瘤的分级和分期相关。从临床的角度来讲，这些按时间顺序出现的恶性突变至关重要，这表明肿瘤进化必须突破一组特定的基因突变瓶颈，而这些基因就是临床上用于肿瘤个体化治疗的分子靶点。

四、肿瘤是克隆进化的结果

肿瘤是一种体内某个突变细胞克隆演变的疾病。从进化的角度，肿瘤可以被看作为一个大的、遗传和表观遗传异质的种群细胞。对肿瘤克隆有利能使其扩增的遗传性和表观遗传改变，通常对宿主有害，最终导致宿主和肿瘤细胞的死亡。由于这些体细胞异常对肿瘤细胞的适应性有不同的遗传效应，突变克隆可能通过自然选择和遗传漂变在肿瘤中增大或减小，而不管对机体产生什么负面影响。肿瘤细胞的适应性是由细胞与其微环境中的其他因素相互作用而形成的。克隆演变通常增加了肿瘤克隆增殖和生存能力，并可能导致侵袭、转移和耐药。

在肿瘤形成初期的细胞群体中，通常是由单个体细胞的克隆构成，即单克隆起源。但随着肿瘤细胞群的生长演进，受细胞内外条件变化的影响，会出现异质性，单克隆起源的肿瘤细胞核型出现多样性，演变为多克隆性，不同克隆体中染色体畸变不一致。在肿瘤的多克隆细胞群中，占主导地位的克隆构成肿瘤干系（stem line），干系肿瘤细胞的染色体数目称为众数（modal number），占非主导地位的克隆称为旁系（side line）。由于细胞内外微环境的改变决定致癌突变的选择优势，干系与旁系地位可以相互转变，这个过程称为肿瘤细胞的克隆进化。

1976 年，Nowell 创造性地将进化生物学的原理引入肿瘤生物学领域并第一次提出了肿瘤克隆进化概念。肿瘤克隆进化的主要观点包括：①细胞类似于一个特殊的“物种”，细胞克隆相当于物种的无性繁殖；②细胞克隆演变过程中基因组复制发生随机错误（变异），细胞获得去分化、抗凋亡和耐药等表型；③变异随机发生，导致肿瘤群体的遗传异质性，产生多种肿瘤亚群并具有不同的表型，也由此获得了适应不同环境的能力；④随着环境的改变，适宜在新环境中生存的肿瘤亚群获得扩张，不适宜的则被淘汰。这一理论最大的贡献在于揭示了肿瘤细胞具有不断进化的能力，这种能力可使子代细胞获得新的表型，它也是肿瘤发展、转移和耐药的根本原因。

克隆的进化是一个反复和动态的过程。这个过程包括两个重要步骤，体细胞突变和克隆扩增。体细胞突变产生利于生长和生存的表型，而克隆扩增则产生大量获得新突变的增殖细胞。可见，癌症是克隆进化的结果，基因突变是其源泉。

知识拓展：单克隆起源假说

第三节　癌基因

20 世纪初，德国动物学家 Boveri 提出了“在分子水平上，肿瘤是由于细胞 DNA 损伤引起的”这一观点。随后研究发现，在反转录病毒的基因组中除了编码病毒本身复制所必需的病毒核心蛋白、外壳糖蛋白及反转录酶等基因外，还包括一个能引起动物宿主细胞恶性转化的基因。这种基因就是癌基因（oncogene），它是包括人类在内的动物细胞及致癌病毒固有的一类能启动细胞分裂的原癌基因（proto-oncogene）异常活化转化而来的，又名转化基因。

一、癌基因的发现

癌基因的发现可追溯到 20 世纪初对动物致癌病毒的研究。当时人们注意到将患白血病家禽的细胞提取物注入正常家禽体内可引起白血病，并发现这些肿瘤细胞中含有病毒。

1910 年，Rous 发现一种病毒可使禽类产生肿瘤。此病毒能使鸡胚成纤维细胞在培养过程中恶性转化，再给鸡接种后还能诱发肉瘤，称为 Rous 肉瘤病毒（Rous sarcoma virus，RSV）。

后经证实 RSV 是一种 RNA 反转录病毒，除含有病毒复制所需基因外，还含有一种特殊的转化基因，不仅能使培养的细胞转化并呈现恶性表型，也能在动物中引发肿瘤，这种基因被称为病毒癌基因（v-oncogene）。这项研究意义深远。Rous 于 1966 年获诺贝尔生理学或医学奖。

1969 年，Huebner 和 Hodaro 提出癌基因假说（oncogene hypothesis），认为所有的细胞中都含有致癌病毒的全部遗传信息，这些遗传信息代代相传，其中与致癌有关的基因称为癌基因。通常情况下癌基因处于被阻遏状态，只有当细胞内的有关调节机制遭破坏时癌基因才表达，进而导致细胞癌变。

1970 年，Temin 等发现致癌的 RNA 病毒中存在一种反转录酶，于是提出了原病毒假说（provirus hypothesis），认为 RNA 病毒通过反向和正向转录以及与宿主细胞 DNA 发生交换或重组，形成癌基因。Temin 于 1975 年凭此研究成果获得诺贝尔生理学或医学奖。

1970 年 Martin 用 RSV 的温度敏感突变体证实 RSV 基因组内确实存在能使体外培养的正常细胞转化为癌细胞的基因，即被称为 *src* 的病毒癌基因。*src* 是人类发现的第一个病毒癌基因。

1971 年，Duesberg 等比较野生型 RSV 和突变型 RSV（*src* 缺失）的基因组，发现 *src* 基因位于野生型 RSV 基因组 RNA 的 3' 端，突变型 RSV 除了无致癌作用外一切正常，提示 *src* 对 RSV 的生长和增殖并非必需。在观察了 RSV 及其亲缘病毒后，大多数遗传学家认为，只有 RSV 才是真正的自然病毒，而他们的亲缘病毒则由于某种缘故失去了 *src* 基因，成为相关致癌能力有缺陷的突变病毒。那么 RSV 中 *src* 基因从何而来？

Evarmus 和 Bishop 合作研究很快证实了 *src* 基因的真正来源：1975 年，他们用 *v-src* 序列作为探针作 Southern 杂交分析正常鸡细胞及感染 RSV 的鸡细胞基因，发现在未感染病毒的细胞和感染病毒的细胞中都有与 *v-src* 相同的 *src* 基因，这说明正常鸡细胞在感染 RSV 之前，就已拥有至少一个 *src* 基因，*src* 基因本来就是一个正常的鸡细胞基因，当 RSV 病毒感染鸡细胞时，通过遗传重组，把鸡细胞的 *src* 基因插入自己的病毒基因组中，使正常的细胞基因转化成致癌基因。这是第一个被确认的“细胞癌基因”（cellular oncogene，c-oncogene）。其后，在鸟类和包括人类在内的脊椎动物基因组内也相继发现了 *src* 基因，表明 *src* 基因是所有脊椎动物正常的遗传物质。至此，Huebner 和 Hodaro 有关癌基因的假设在许多实验中得到了证实，病毒癌基因是通过转导作用从宿主细胞基因组中掳获的，即癌基因起源于动物。Evarmus 和 Bishop 小组把正常细胞中的 *src* 基因称作原癌基因，其具有在适当环境下被激活变为癌基因的潜力。目前，包括人类在内的所有脊椎动物基因组中，均发现了多种类型的原癌基因。Bishop 由于在癌基因研究中的贡献而获 1989 年诺贝尔生理学或医学奖。

二、癌基因、原癌基因及其功能

原癌基因大多是编码调控细胞生长的蛋白质，其通过异常激活转变为癌基因并出现功能改变，诱导易感细胞形成肿瘤。根据原癌基因蛋白产物的功能及生化特性，可将其分为五类：生长因子、生长因子受体、信号转导因子、转录因子及其他，如程序性细胞死亡调节因子。表 10-2 列出了部分重要癌基因的功能及与之相关的肿瘤类型。

（一）生长因子

生长因子作为细胞外信号可以刺激靶细胞的增殖。几乎所有的靶细胞都具有和相应生长因子相结合的受体。生长因子与反转录病毒癌基因之间的关系是在研究猴肉瘤病毒的 *pdgfb* 基因的过程中发现的，该病毒是从猴纤维肉瘤中提取分离出来的反转录病毒。序列分析证实 *PDGFb* 基因编码 PDGF 的 β 链，这表明异常表达的生长因子具有癌蛋白的作用。

（二）生长因子受体

另一种癌基因为编码具有内源性酪氨酸激酶活性的生长因子受体基因。其蛋白质结构包括 3 个基本区：细胞外配体结合区、跨膜区及细胞内酪氨酸激酶催化区。生长因子与受体的胞外配体结合区相结合，使细胞内酪氨酸激酶催化区激活，触发一系列生化反应，最终导致细胞分裂。当生长因子受体基因突变或者异常表达时会自发维持激活的酪氨酸激酶向胞内传递细胞分裂信号，造成细胞无控式增殖，许多原癌基因都属于生长因子受体，如 *EGFR*、*ERBB2*、*CSF1R*、*KIT*、*MET*、*RET*、*ROS1* 及 *NTRK1* 等。

（三）信号转导因子

促有丝分裂信号由位于细胞表面的生长因子受体传递到胞核中需要经过一系列复杂的反应途径，即信号转导的级联反应。信息的传递一部分是依靠胞质中相互作用的蛋白质的逐级磷酸化，也有一部分与鸟氨酸结合蛋白及第二信使（如腺苷酸环化酶系统）相关。人类发现的第一个反转录病毒癌基因 *src* 编码的就是信号转导因子。

许多原癌基因都是信号转导通路的组成部分，信号转导因子由于突变可转变为癌基因，使其活性不受控制，继而使细胞出现无限增殖。

（四）转录因子

转录因子是一种能够调节目的基因或基因家族表达的核蛋白，是信号转导途径的最后一个环节，它将细胞外信号转换为调节基因表达的效应。

在研究同源反转录病毒时发现许多原癌基因属于转录因子家族，例如 *THRA*、*ETS1*、*FOS*、*JUN*、*MYB* 及 *MYC*，其中 *FOS*、*JUN* 构成 AP-1 转录因子，AP-1 能促进很多目的基因的表达而引起细胞分裂。在造血系统肿瘤和实体瘤中，有转录因子功能的原癌基因通常是由于染色体易位而被激活。

（五）程序性细胞死亡调节因子

正常组织在细胞增殖与死亡之间的调节会达到平衡。在正常胚胎形成及器官发育过程中，程序性细胞死亡是一个重要的调节机制。研究发现，不受程序性细胞死亡调节的细胞可出现无限增殖并容易形成肿瘤。如 Follicular B 细胞淋巴瘤的致病基因是调节程序性细胞死亡的原癌基因 *BCL2*。由于染色体易位导致 *BCL2* 异常高表达，进而导致 B 细胞凋亡程序破坏，引发不适宜的免疫反应导致肿瘤发生。

表10-2　部分癌基因的功能和相关肿瘤类型

癌基因	产物/功能	肿瘤类型
ABL	通过酪氨酸激酶促进细胞生长	慢性髓细胞性白血病
AF4/HRX	影响 HRX 转录因子 / 甲基转移酶，HRX 也称 MLL、ALL1 和 HTRX1	急性白血病
AKT-2	编码蛋白丝氨酸 / 苏氨酸激酶	卵巢癌
ALK	酪氨酸激酶受体	淋巴瘤
ALK/NPM	易位后和核仁磷酸基因（NPM）产生融合蛋白	大细胞淋巴瘤
AML1	编码转录因子	急性粒细胞白血病
AML1/MTG8	易位后形成新的融合蛋白	急性白血病
AXL	酪氨酸激酶受体	血液系统癌症
BCL-2, 3, 6	阻碍细胞凋亡	B 细胞淋巴瘤和白血病
BCR/ABL	BCR 和 ABL 形成融合蛋白引发细胞生长失控	慢性粒细胞白血病和急性淋巴细胞白血病
c-*MYC*	转录因子，促进细胞增殖和 DNA 合成	白血病；乳腺癌、胃癌、肺癌、宫颈癌、结肠癌；神经母细胞瘤和恶性胶质瘤

续表

癌基因	产物/功能	肿瘤类型
DBL	双鸟嘌呤核苷酸交换因子	弥漫性 B 细胞淋巴瘤
DEK/CAN	基因融合形成新蛋白	急性粒细胞白血病
E2A/PBX1	基因融合形成新蛋白	急性前 B 细胞性白血病
EGFR	细胞表面受体，通过酪氨酸激酶活性触发细胞生长	鳞状细胞癌
ENL/HRX	t(11；19) 易位产生融合蛋白	急性白血病
ERG/TLS	t(16；21) 易位产生的融合蛋白，ERG 蛋白也是转录因子	粒细胞性白血病
ERBB	细胞表面受体，通过酪氨酸激酶活性触发细胞生长	恶性胶质瘤，鳞状细胞癌
ERBB-2	细胞表面受体，通过酪氨酸激酶活性触发细胞生长，也称为 HER2 或 neu	乳腺癌、唾液腺癌和卵巢癌
ETS-1	转录因子	淋巴瘤
EWS/FLI-1	t(11；22) 易位产生的融合蛋白	Ewing 肉瘤
FMS	酪氨酸激酶	肉瘤
FOS	AP1 转录因子	骨肉瘤
FPS	酪氨酸激酶	肉瘤
GLI	转录因子	胶质母细胞瘤
GSP	膜相关 G 蛋白	甲状腺癌
HER2/neu	酪氨酸激酶	乳腺癌和宫颈癌
HOX11	转录因子	急性 T 细胞白血病
HST	编码纤维母细胞生长因子	乳腺癌和鳞状细胞癌
IL-3	细胞信号分子	急性前 B 细胞白血病
INT-2	编码纤维母细胞生长因子	乳腺癌和鳞状细胞癌
JUN	AP1 转录因子	骨肉瘤
KIT	酪氨酸激酶	肉瘤
KS3	疱疹病毒编码生长因子	卡波济氏肉瘤
K-SAM	纤维母细胞生长因子受体	胃癌
LBC	鸟嘌呤核苷酸交换因子	粒细胞性白血病
LCK	酪氨酸激酶	T 细胞淋巴瘤
LMO1, *LMO2*	转录因子	T 细胞淋巴瘤
L-MYC	转录因子	肺癌
LYL-1	转录因子	急性 T 细胞白血病
LYT-10	转录因子，也称为 NFκB2	B 细胞淋巴瘤
LYT-10/Cα1	t(10；14)(q24；q32) 易位形成的融合蛋白，靠近 Cα1 免疫球蛋白	
MAS	血管紧张素受体	乳腺癌
MDM-2	编码抑制 p53 并导致 p53 降解的蛋白质	肉瘤

续表

癌基因	产物/功能	肿瘤类型
MLL	转录因子 / 甲基转移酶（也称为 hrx 和 ALL1）	急性粒细胞白血病
MOS	丝氨酸 / 苏氨酸激酶	肺癌
MTG8/AML1	转录阻遏因子融合形成的转录因子，AML1 也称为 RUNX1	急性淋巴细胞白血病
MYB	转录因子	结肠癌和白血病
MYH11/CBFB	16 号染色体倒位形成的融合蛋白	急性粒细胞白血病
NEU	酪氨酸激酶，也称为 erbB-2 或 HER2	恶性胶质瘤和鳞状细胞癌
N-MYC	细胞增殖和 DNA 合成	神经母细胞瘤、视网膜母细胞瘤和肺癌
OST	鸟嘌呤核苷酸交换因子	骨肉瘤
PAX-5	转录因子	B 细胞淋巴瘤
PBX1/E2A	t(1；19) 易位形成融合蛋白，转录因子	急性前 B 细胞白血病
PIM-1	丝氨酸 / 苏氨酸激酶	T 细胞淋巴瘤
PRAD-1	编码细胞周期蛋白 D1，参与细胞周期调控	乳腺癌和鳞状细胞癌
RAF	丝氨酸 / 苏氨酸激酶	多种癌症
RAR/PML	t(15；17) 易位形成融合蛋白，视黄酸受体	急性早幼粒细胞白血病
RAS-H	G 蛋白，信号转导	膀胱癌
RAS-K	G 蛋白，信号转导	肺癌、卵巢癌和膀胱癌
RAS-N	G 蛋白，信号转导	乳腺癌
REL/NRG	2 号染色体缺失形成的融合蛋白，转录因子	B 细胞淋巴瘤
RET	细胞表面受体，酪氨酸激酶	甲状腺癌，多发性内分泌瘤 2 型
RHOM1, RHOM2	转录因子	急性 T 细胞白血病
ROS	酪氨酸激酶	肉瘤
SKI	转录因子	癌
SIS	生长因子	神经胶质瘤，纤维肉瘤
SET/CAN	9 号染色体重排形成的融合蛋白	急性髓细胞白血病
SRC	酪氨酸激酶	肉瘤
TAL1, TAL2	转录因子，TAL1 也称为 SCL	急性 T 细胞白血病
TAN-1	t(7；9) 易位产生的 Notch 基因变异体	急性 T 细胞白血病
TIAM1	鸟嘌呤核苷酸交换因子	淋巴瘤
TSC2	GTP 酶激活因子	肾和大脑肿瘤
TRK	受体酪氨酸激酶	结肠癌和甲状腺癌

（https://cgap.nci.nih.gov/，https://www.cancerquest.org）

三、癌基因的激活机制

癌基因的激活来源于细胞原癌基因的遗传特性改变。这些遗传特性变异的结果使细胞获得了一定的生长优势。在人类肿瘤中癌基因激活有 3 种机制：突变、基因扩增（gene amplification）及染色体重排，这些机制或改变原癌基因的结构或增加其表达量。

（一）突变

突变的原癌基因通过其编码的蛋白质结构的改变而激活。这些变异通常涉及一些关键的蛋白调节区域，导致突变蛋白不受调控并出现持续性激活。各种类型的基因突变如碱基置换、缺失或插入，都有可能激活原癌基因。例如，反转录病毒癌基因，经常由于缺失而被激活。此外还有 EGFR、KIT、ROS1、MET 及 TRK 癌蛋白是由于氨基末端配体结合区的缺失而被激活。但在人类肿瘤中，典型的癌基因突变多数是由于错义突变导致的，即编码蛋白中仅有一个氨基酸的变异。

人类肿瘤的早期研究发现，在原癌基因 *RAS* 家族（*KRAS*、*HRAS*、*NRAS*）中经常可以检测到点突变，*KRAS* 突变在恶性肿瘤中尤为常见。在 30% 肺腺癌、50% 结肠癌及 90% 胰腺癌中存在 *KRAS* 的突变。*NRAS* 突变主要发生在造血系统的恶性肿瘤中，在急性髓细胞白血病及骨髓异常增生综合征中 *NRAS* 突变率为 25%。大部分甲状腺癌中同时存在 3 种癌基因（*KRAS*、*HRAS*、*NRAS*）突变，特别是在已分化的滤泡型甲状腺癌中，3 种 *RAS* 基因突变的联合作用尤为明显。*RAS* 基因发现于膀胱癌细胞系，编码 GTP 结合蛋白（G 蛋白）大家族中的一员。正常情况下，通过鸟苷酸交换因子与 GTP 酶激活蛋白来调控是否与 GTP 结合，从而传递细胞分裂信号。由于基因突变使自身的 GTP 酶失活，RAS 蛋白持续结合 GTP，刺激下游有丝分裂信号，使细胞增殖变为肿瘤细胞。

（二）基因扩增

很多基因突变涉及染色体的部分重复或缺失。一旦细胞某些染色体位点（通常含一个或多个癌基因以及毗邻的遗传单位）出现多个拷贝（常常 20 个以上），就导致了基因扩增，即基因组中某个基因拷贝数的显著增加。基因通过其在基因组内异常扩增，引起核型改变，并产生均质染色区（homogeneous staining regions，HSRs）（图 10-4）和双微体（double minute chromosomes，DMs）（图 10-5）等。均质染色区是缺少正常深、浅染色区带的染色体区段；双微体是成对存在的无着丝粒的微小遗传结构。双微体、均质染色区均代表基因组 DNA 高度扩增，其中至少含有几百个拷贝。扩增使基因的表达增高，为细胞生长提供优势。

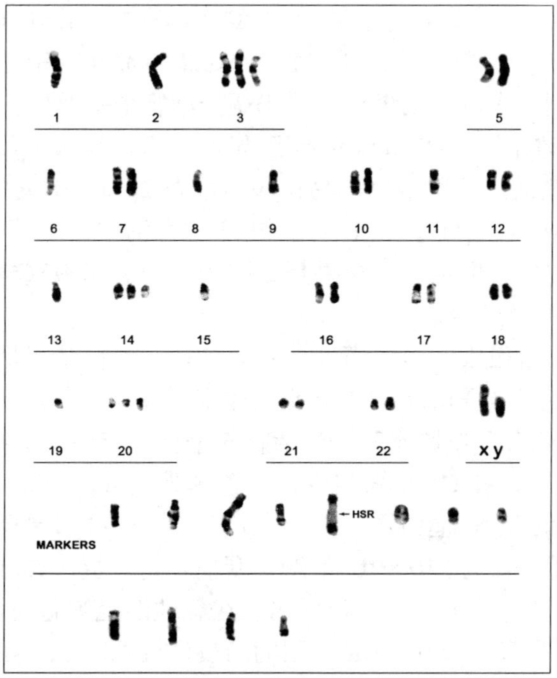

图 10-4　人类恶性肿瘤细胞染色体上的均质染色区（箭头示）

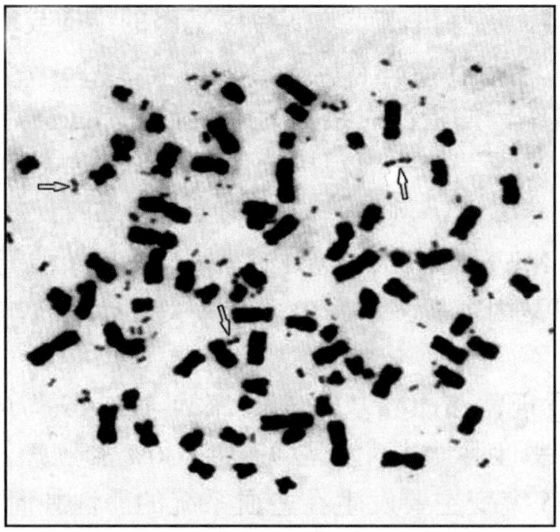

图10-5 人类恶性肿瘤细胞核型中的双微体（箭头示）

人类肿瘤核型中频繁出现均质染色区与双微体，表明在肿瘤中某些原癌基因的扩增是很常见的，其中3个原癌基因家族：*MYC*、*EGFR*及*RAS*的扩增在人类肿瘤中占有很大比例。

（三）染色体重排

在造血系统恶性肿瘤及实体瘤中经常可检测到染色体重排。这些重排主要是染色体易位，其次是染色体片段插入。在血液系统肿瘤中，染色体重排主要通过两种机制致癌：原癌基因的转录激活或产生融合基因。其中原癌基因转录激活是由于染色体重排导致原癌基因易位至免疫球蛋白或T细胞受体基因附近，使原癌基因的转录受免疫球蛋白或T细胞受体调节因子的控制，调节原癌基因异常表达并使细胞恶性转化。当染色体断裂点位于两个不同基因的时候，染色体重排就可能形成融合基因，即两个不同的基因片段连接形成一种复合结构，由一个基因的“头”和另一个基因的“尾”组成融合基因。融合基因编码具有转化活性的融合蛋白。一般来说，参与融合的两个基因均编码具有转化能力的融合原癌蛋白。此外，在造血系统肿瘤中，免疫球蛋白或T细胞受体基因的重排错误往往又增加了染色体重排发生的频率。

1．基因激活 在Burkitt淋巴瘤中，有75%的病例存在t(8；14)(q24；q32)，这是原癌基因转录激活的一个典型例子。染色体重排使位于8q24的*MYC*基因受到位于14q32的免疫球蛋白重链的调节因子控制。易位的结果导致编码调控细胞增殖的核蛋白*MYC*基因激活，这在Burkitt淋巴瘤中起了关键作用。在Burkitt淋巴瘤中，*MYC*基因也可因与免疫球蛋白轻链基因相关的染色体易位而激活。这些染色体易位包括涉及2p11.2上κ链的t(2；8)(p12；q24)及22q11上λ链的t(8；22)(q24；q11)。在Burkitt淋巴瘤病例中，尽管与*MYC*基因相关的染色体断裂点位置有显著的差异，但易位的结果是相同的，均引起*MYC*表达的调节失控，导致细胞异常增殖。

在一些急性T细胞性淋巴细胞白血病（T-ALL）中，*MYC*基因是由t(8；14)(q24；q11)易位激活，*MYC*基因转录由位于14q11的T细胞受体基因α链上的调节因子调控。

2．基因融合 基因融合并使原癌基因激活首先是在研究慢性髓细胞性白血病（CML）中Ph染色体断裂点时发现的。在CML细胞中，染色体发生t(9；22)(q34；q11)使位于9q34的*ABL1*基因与位于22q11的*BCR*基因融合在一起，形成位于22号易位染色体上的*BCR-ABL*融合基因，它编码相对分子质量为210×10^3的融合蛋白，这种蛋白具有很高的酪氨酸激酶活性。BCR/ABL融合蛋白可使骨髓肿瘤细胞克隆增多。在急性淋巴细胞白血病（ALL）中，有20%以上的病例存在t(9；22)易位，其中*BCR*基因的断裂位点不同于CML中的断裂点，这种融合基因编码的BCR/ABL融合蛋白相对分子质量为185×10^3。但目前还不清楚为什么BCR/ABL

融合蛋白在两种血液肿瘤中差异如此之小，而导致的表型差异却如此之大。基因融合有时也会形成融合转录因子。在儿童 ALL 中，出现 t(1；19)(q23；p13)，其结果使 *E2A* 转录因子基因 (19p13) 与 *PBX1* 基因 (1q23) 发生融合。E2A-PBX1 融合蛋白由 E2A 蛋白氨基末端的反向激活区域与 PBX1 的 DNA 结合同源区域构成，具有转化特性，属于癌蛋白。

目前还发现了一种可以诱发肺癌的融合基因 *EML4-ALK*。该融合基因有多种变异体，在 *EML4* 部分有多个截点，分别位于该基因外显子 2、6、13、14、15、18、20 区域，而 *ALK* 基因部分截点只存在于外显子 20 区域。这些融合基因产生的变异体都具有促进肿瘤生长的作用。在先天性纤维肉瘤中还发现了 *ETV6-NTRK3* 融合基因，其染色体重排为 t(12；15)(p13；q25)，*ETV6-NTRK3* 融合基因编码的蛋白通过 ETV6 转录因子的螺旋 - 环 - 螺旋结构域与 NTRK3 的蛋白酪氨酸激酶结合域连接在一起。ETV6-NTRK3 融合蛋白通过胰岛素样生长因子受体底物 1 连接蛋白与多种信号级联放大反应相连接，在致癌性中起着重要作用。

此外，在实体瘤中也发现了很多与肿瘤发生发展相关的融合基因，包括胆管癌中的 *FGFR2-BICC1* 和 *DNAJB1-PRKACB*，前列腺癌中的 *TMPRSS2-ERG*，非小细胞肺癌中的 *EML4-ALK* 和甲状腺乳头状瘤中的 *FUS-TLS* 等。

知识拓展：癌基因理论

第四节　肿瘤抑制基因

20 世纪 60 年代，通过肿瘤细胞与正常细胞杂交研究，发现正常细胞与肿瘤细胞融合形成的杂种细胞丢失了肿瘤细胞的表型，这表明正常细胞的染色体可以逆转肿瘤细胞表型。因此，人们提出了正常细胞中存在抑制肿瘤发生的基因，称为肿瘤抑制基因。肿瘤抑制基因（tumor suppressor gene）是一类存在于正常细胞中、与原癌基因共同调控细胞生长和分化的基因，也称抗癌基因（anti-oncogene）或隐性癌基因（recessive oncogene）。肿瘤抑制基因是保护性基因，正常情况下可抑制细胞生长，此作用通过监控细胞分裂速率、修复错配的 DNA（突变诱因）和控制细胞死亡等多种途径来实现。当肿瘤抑制基因发生突变（由于遗传或环境因素），细胞会出现持续增长并最终形成肿瘤。自从 1986 年在人类视网膜母细胞瘤中首次发现肿瘤抑制基因 *RB* 以来，目前已经发现了 800 余种肿瘤抑制基因。

一、肿瘤抑制基因的发现

早在 20 世纪初期研究癌基因的过程中就发现了肿瘤抑制基因存在的线索。Boveri 通过海胆卵操作实验，发现异常的有丝分裂会导致子代染色体缺失，产生与恶性肿瘤相似的异常细胞团块，由此推测染色体异常会产生能够遗传的、有无限增殖能力的恶性细胞。随后，Charlest 和 Clausen 根据苯并芘致乳头状瘤的实验结果，提出肿瘤的发生可能与细胞中肿瘤抑制基因的失活有关，并提出了肿瘤抑制基因的概念。

1969 年，Ephrussi 和 Harris 的体细胞杂交实验使寻找肿瘤抑制基因的研究拨云见日。他们将小鼠恶性肿瘤细胞与小鼠正常细胞融合后，发现形成的四倍体杂种细胞并无恶性表型，接种到特定宿主体内也不再生长肿瘤。由于四倍体细胞不稳定，传代过程中，来自小鼠正常细胞的染色体会逐渐丢失，随着正常染色体的逐步丢失，杂种细胞的恶性表型逐步恢复。既然杂种细胞有来自恶性肿瘤细胞中已激活的癌基因，理应致癌，这显然不符合癌基因显性作用这一理论。由此，Harris 等推测小鼠正常细胞中可能存在另一种抑制肿瘤的基因，可以抑制癌细胞的恶性表型，并提出肿瘤是一种隐性性状，在杂种细胞中因存在来自正常细胞的染色体（基因）而被抑制。随后一系列的啮齿类体细胞杂交实验及啮齿类肿瘤细胞 - 正常人细胞形成的杂种细胞研究结果也都支持此论点。后续发展起来的微细胞技术可以将单个染色体从正常细胞转移到癌细胞中，并证实人类特定的正常染色体可抑制癌细胞的致瘤性生长。

1971 年，Knudson 提出了著名的“二次突变”或“二次打击假说”（two-hit hypothesis），解释了遗传型与散发型视网膜母细胞瘤的遗传机制（图 10-6）。此外，Kundson 对其他几种儿童肿瘤（如 Wilms 肾母细胞瘤和多发性内分泌瘤等）的调查分析都支持二次突变理论。

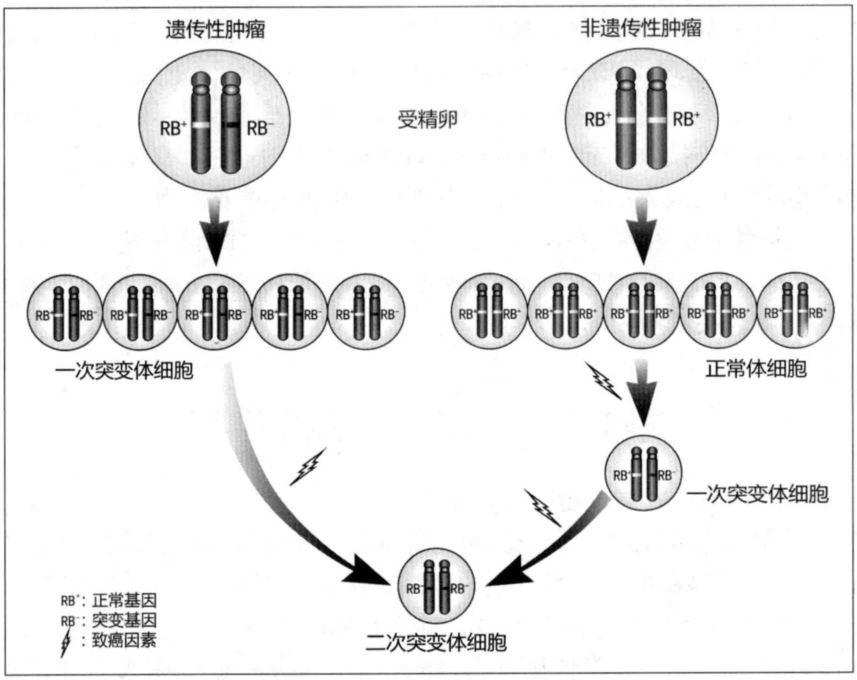

图 10-6　Knudson 二次突变假说示意图

1976 年 Francke 报道在遗传型视网膜母细胞瘤患者外周血淋巴细胞和皮肤成纤维细胞中都发现了 13q14 缺失。1983 年，Cavenee 等用检测杂合性缺失（loss of heterozygosity，LOH）方法证实散发性病例瘤细胞中 13q14 存在杂合性丢失。1985 年，Cavenee 等又在两个视网膜母细胞瘤家系中发现肿瘤细胞中丢失的正是 13 号染色体上的正常等位基因。1987 年，李文华等发表了人视网膜母细胞瘤易感基因的克隆、鉴定和序列，这是人类发现的第一个肿瘤抑制基因。

二、肿瘤抑制基因分类与功能

在细胞复杂的生命过程中，肿瘤抑制基因通过发挥不同的功能来抑制肿瘤的发生。根据其参与生命过程的不同，可将肿瘤抑制因子分为七类：①转录调节因子；②负调控转录因子；③周期蛋白依赖性激酶抑制因子；④信号通路相关抑制因子；⑤ DNA 修复因子；⑥发育及凋亡相关的信号途径组分；⑦其他。由于基因组中一些重要基因具有多重功能，可同时分属不同类别，因此按最主要的功能进行归类。

1．转录调节因子　转录调节因子能够通过调节转录因子活性来间接控制转录过程，进而改变细胞代谢。具有抑癌作用的转录调节因子能够抑制细胞的生长、迁移、周期进程等多种生命过程。属于这一类的典型肿瘤抑制基因有 *RB1*、*TP53*、*SMAD* 家族、*TGFBR2*、*MAP2K4* 和 *VHL* 等。

2．负调控转录因子　基因转录具有正负两种调控方式，其中负调控起到抑制基因转录的作用。在正常细胞中，某些负调控转录因子能够抑制细胞的生长，起到抑制癌症发生的作用。

属于这一类型如肿瘤抑制基因 *WT1*。

3．周期蛋白依赖性激酶抑制因子　细胞周期的正常运行是细胞增殖的基本保证，因此当调节周期进程的激酶受到抑制时，细胞增殖也会相应受到影响。周期蛋白依赖性激酶抑制因子就是基于这一机制发挥抑癌作用。属于这一类的典型肿瘤抑制基因包括 *CDKN2A*（*P16*）、*CDKN2B*（*P15*）、*CDKN1A*（*P21*）和 *CDKN1B*（*P27*）等。

4．信号通路相关抑制因子　细胞的生长需要多种信号通路网络的协同作用，有效抑制这些通路的功能，能够实现对细胞增殖能力的调控。然而，当这些调节出现障碍时，细胞可能出现恶性增殖。属于这一类的肿瘤抑制基因有 *PTEN*、*NF1* 和 *MCC* 等。

5．DNA 修复因子　基因组在复制、转录等生命过程中常产生 DNA 损伤，若未能及时合理修复，可能会引起基因组不稳定，甚至导致细胞的癌变。因此在 DNA 损伤修复中起到重要作用的因子都是抑制癌症发生的候选基因，包括：①参与同源重组修复的基因 *BRCA1/2*、*ATM*、*FANC* 家族、*WRN* 和 *BLM* 等；②参与碱基错配修复的基因 *MSH2*、*MSH6*、*MLH1*、*PMS1* 和 *PMS2* 等；③参与核苷酸切除修复的基因 *XPA*、*XPB*、*XPC*、*XPD*、*XPF* 和 *XPG* 等。

6．发育及凋亡相关的信号途径组分　分化能力较强的细胞分裂能力相对较弱，此类细胞在分化时可避免其发生不正常的分裂。细胞凋亡是维持有机体内细胞数动态平衡的最关键的生命程序，当其出现功能障碍时，可导致肿瘤的发生。这类肿瘤抑制基因包括 *APC*、*CDX2*、*BAX*、*DCC* 和 *NF2* 等。

7．其他　随着对肿瘤抑制因子的研究深入，又发现了许多具有肿瘤抑制功能的基因。这些基因发生功能异常时，会对细胞的增殖、迁移以及黏附等多方面功能造成影响，进而增加肿瘤发生的可能。例如，*NM23* 基因是一种肿瘤转移相关抑制基因，在低转移性肿瘤中的表达水平明显高于高转移性肿瘤的表达水平。另外还有 *FHIT*、*MEN1*、*PTCH1* 等。然而这些基因的具体功能仍有待进一步的研究。

知识拓展：肿瘤抑制基因理论

目前已经明确的肿瘤抑制基因及其功能见表 10-3。

表10-3　部分肿瘤抑制基因的功能和相关肿瘤类型

肿瘤抑制基因	产物/功能	肿瘤类型
APC	肿瘤发生和发展相关特异性转录因子的功能调控	家族性腺瘤和结直肠癌
BRCA1, BRCA2	DNA 损伤修复	遗传性乳腺癌和卵巢癌
CDKN2A	编码 p16 和 p14ARF	脑部肿瘤
DCC	Netrin-1 受体，调节细胞增殖和肠道上皮细胞凋亡	结直肠癌
DPC4（*SMAD4*）	发育相关转录因子，参与肿瘤转移和侵袭	结直肠肿瘤、胰腺肿瘤
MADR2/JV18（*SMAD2*）	介导生长因子受体信号，协助 SMAD4 运输入核	结直肠癌
MEN1	编码与转录因子、DNA 修复蛋白和细胞骨架蛋白互作的 Menin 蛋白	多发性内分泌瘤 1 型
MTS1	细胞周期蛋白依赖性激酶抑制剂，调控细胞周期由 G1 进入 S 期	黑色素瘤
NF1	RAS-GTP 激活蛋白（RAS-GAP）	神经纤维瘤 1 型
NF2	ERM 蛋白质，通过组装蛋白复合物生成细胞质和膜并将其与肌动蛋白连接	神经纤维瘤 2 型

续表

肿瘤抑制基因	产物/功能	肿瘤类型
p53	编码 p21 的转录因子，可使细胞停滞在 G1 期；参与调控细胞大小、DNA 完整性和染色体复制	膀胱癌、乳腺癌、结肠癌、食管癌、肝癌、肺癌、前列腺癌、卵巢癌；脑肿瘤、肉瘤、淋巴瘤和白血病
PTEN	脂质磷酸酶，调节细胞增殖	Cowden 综合征，增加乳腺癌和甲状腺癌风险
RB	结合并抑制 E2F 转录因子，暂停细胞周期进程	视网膜母细胞瘤，肉瘤；膀胱癌、乳腺癌、食管癌、前列腺癌和肺癌
VHL	细胞周期调控，增加 p53 的稳定性和活性	肾细胞癌
WRN	DNA 解旋酶和核酸外切酶，参与 DNA 断裂修复	Werner 综合征
WT1	转录因子，在发育中起至关重要作用	Wilms 瘤

（https://cgap.nci.nih.gov/，https://www.cancerquest.org）

第五节 遗传型恶性肿瘤

部分人类恶性肿瘤的发生具有家族聚集性，即一个家族内有多个成员患有同一种肿瘤或几种肿瘤，这又称为遗传型恶性肿瘤综合征。随着人类肿瘤分子遗传学的研究进展，人们对其发生的分子机制有了更深刻的认识。目前认为，各种癌基因、肿瘤抑制基因、生长相关基因、细胞周期调控基因、信号转导基因和细胞凋亡相关基因等的改变均是肿瘤发生的遗传学基础，它们构成了个体对肿瘤的遗传易感性。这种对肿瘤的遗传易感性可以从亲代传递到子代，使子代更易患肿瘤，并对环境致癌因素更加敏感。遗传型恶性肿瘤综合征在人群中具有发病早、恶性程度高和多发性等特点，符合孟德尔遗传规律。

一、常染色体显性遗传的恶性肿瘤综合征

（一）家族性视网膜母细胞瘤

1．疾病概述 视网膜母细胞瘤（Retinoblastoma, RB）[OMIM# 180200] 是一种起源于胚胎视网膜细胞的眼内恶性肿瘤，发病率为 1/30 000 ～ 1/15 000。该病多发生于儿童早期，常见于 3 岁以下儿童，发病无种族、性别和地域差异，具有家族遗传倾向，可单眼、双眼先后或同时罹患，是婴幼儿最常见的眼内恶性肿瘤，成人罕见。

视网膜母细胞瘤的临床表现为早期眼底出现灰白色肿块，此时肿瘤仅在眼内生长，对眼睛外观无影响，且多无自觉症状。随着肿瘤进一步增长，突入到玻璃体或接近晶状体，使瞳孔呈黄白色光反射，表现为类似“猫眼”的白瞳症。视网膜母细胞瘤病例均呈现典型的面部特征：前额突出、鼻根低且宽、鼻短呈球状、嘴大、上唇薄、人中长及耳垂突出。

视网膜母细胞瘤可分为遗传型和非遗传型两大类，具体表现为三种情况。

（1）遗传型视网膜母细胞瘤约占 40%。其中约 85% 为双眼发病，15% 为单眼发病，外显率为 90% 左右。遗传型视网膜母细胞瘤患者发病早，多在 1 岁半以内发病，通常有家族史，有多个病灶，易发生第二种肿瘤。其发病是由患病或携带致病基因的父母遗传，或正常父母生殖细胞的突变所致。遗传方式符合常染色体显性遗传。临床上将双眼视网膜母细胞瘤、有家族史的单眼视网膜母细胞瘤或多病灶的单眼视网膜母细胞瘤归入遗传型。

（2）非遗传型视网膜母细胞瘤约占 60%。一般为单眼发病，发病较迟，多在 2 岁以后发

病，通常没有家族史，单个病灶，不易发生第二种肿瘤。其发病是由患者视网膜母细胞发生突变所致，其后代视网膜母细胞瘤的发生率与一般人群无显著差异。

（3）遗传型视网膜母细胞瘤中约有 5% 为体细胞染色体变异所致。这类患者除视网膜母细胞瘤外，根据染色体缺失节段大小的不同，常伴有轻重不等的全身异常。主要表现为智力低下和发育迟滞，还可出现小头畸形、多指畸形及先天性心脏病。外周血淋巴细胞出现 13 号染色体长臂中间缺失。尽管不同病例缺失节段长短不同，但均累及 13q14 区域，最小缺失节段为 13q14.2。

2．发病遗传机制　该病由位于人类 13q14.2 的视网膜母细胞瘤基因（*RB1*）突变导致。*RB1* 基因突变的类型包括：①大片段缺失，缺失断裂点可出现在整个 *RB1* 基因范围内；②碱基的插入或缺失，位于基因编码序列中，引起阅读框移位；③点突变，包括错义突变和无义突变。

关于本病的发病机制，存在多种学说，例如二次突变学说、隐性基因突变学说和复等位基因学说等。目前，Kundson 提出的二次突变学说为学术界多数学者所接受。

（二）Wilms 瘤

1．疾病概述　Wilms 瘤（Wilms tumor, WT）[OMIM# 194070] 又称肾母细胞瘤（nephroblastoma），1899 年由德国医生 Max Wilms 首次描述，是婴幼儿泌尿系统最常见的恶性肿瘤，占全部儿科肿瘤的 5% ~ 6%，其发病率约为活婴的 1/10 000，约 75% 的 Wilms 瘤发病在 1 ~ 5 岁，平均发病年龄 3.5 岁。

Wilms 瘤显著的临床表现为婴幼儿虚弱伴上腹季肋部肿块。多数患者在 5 岁前发病，偶见于成年人。肿块多呈圆形或椭圆形，橡胶样硬，表面光滑或呈轻度分叶状，边缘整齐，无压痛，部分患儿有腹痛、血尿、高血压、贫血和发热等症状。Wilms 瘤恶性度较高，生长速度快，发生转移事件早，常可转移至肺、肝、胸膜、主动脉旁及肾门淋巴结等。

Wilms 瘤发病方式可分为遗传型和散发型，其患者所占比例分别约为 38% 和 62%。Wilms 瘤包括单侧和双侧发病，双侧性 Wilms 瘤无论是散发性或家族性，均为遗传型；而单侧性发病的患者中约 10% 是遗传型，其余属散发型。家族性 Wilms 瘤的遗传方式是具有不同外显率和表现度的常染色体显性遗传。

2．发病遗传机制　遗传型 Wilms 瘤的发生具有遗传异质性，在不同的 Wilms 瘤家系或不同的 Wilms 瘤患者中，常分别涉及 *WT1*(11p13)、*WT2*(11p15)、*WT3*(16q)、*WT4*(17q12-q21)、*WT5*(7p) 和 *WT6*(4q12) 等不同的易感基因。这些基因在不同时期不同阶段通过各种途径发生突变而导致肿瘤的发生。

Wilms 瘤发生机制有二次突变学说和肾源性剩余（nephrogenic rest）学说。二次突变学说与视网膜母细胞瘤相同。肾源性剩余学说是指某些个体肾组织中存在胚胎期肾组织，并认为其是 Wilms 瘤的癌前病变。这两个学说都具有自身适用的局限性。

（三）家族性腺瘤性息肉病

1．疾病概述　家族性腺瘤性息肉病（familial adenomatous polyposis，FAP）是一种以结肠和直肠多发息肉为特征的家族性肿瘤综合征，主要分为四种类型，分别是 FAP1、FAP2、FAP3 和 FAP4。其中 FAP1[OMIM# 175100] 最为常见，发病率为 1/ 15 000 ~ 1/10 000，以多发性腺瘤性息肉为主要特征。

典型的家族性腺瘤性息肉病的肠内表现为多发性结直肠腺瘤性息肉，多出现在 20 岁前，肠镜下可见成百上千的腺瘤性息肉。患者临床表现为腹痛、便血、腹泻、全身乏力、消瘦、贫血、肛门坠胀、里急后重、肠梗阻等。FAP 患者的早期临床症状较轻，如不预防性切除大肠，至 40 岁癌变的概率可达 80% ~ 100%。

2．发病遗传机制 该病由位于 5q22.2 的结肠腺瘤性息肉病（adenomatous polyposis coli，*APC*）基因突变导致。60% ～ 70% 的 FAP1 家系存在 *APC* 基因突变。*APC* 基因的突变会影响肠细胞的正常生长和功能，使细胞过度增长产生结肠息肉。尽管带有 *APC* 基因突变的个体最终将发展成结直肠癌，但是息肉的数量及成癌的时间取决于基因突变的位点。FAP2 是由位于 1p34.1 的 *MUTYH* 基因突变导致的常染色体隐性遗传病，FAP3 是由位于 16p13.3 的 *NTHL1* 基因突变导致的常染色体隐性遗传病，FAP4 是由位于 5q14.1 上的 *MSH3* 基因突变导致的常染色体隐性遗传病。

（四）遗传性非息肉性结直肠癌

1．疾病概述 遗传性非息肉性结直肠癌（hereditary nonpolyposis colorectal cancer，HNPCC）又称 Lynch 综合征（Lynch syndrome）[OMIM# 120435]，1966 年由美国医生 Lynch 首次报道，是一种较为常见的常染色体显性遗传病，占所有结直肠癌的 2% ~ 5%，人群发病率 1/1000 ～ 1/200。HNPCC 最为明显的临床特征是家族性聚集，发病年龄较早，多见于右半结肠，伴同时性或异时性的肠外恶性肿瘤，特别是子宫内膜癌、胃癌、卵巢癌等。其临床特征明显区别于家族性腺瘤性息肉病转化的结直肠癌，发病时结直肠内没有大量的息肉病变，且致病基因不同。

知识拓展：肿瘤发生的多步骤遗传损伤学说

2．发病遗传机制 DNA 错配修复（mismatch repair，*MMR*）基因突变是发病的主要原因。这些错配修复基因主要包括 *MLH1*、*MSH2*、*MSH6* 及 *PMS2* 基因，前二者较多见。除此之外，*BRAF* 突变和 *EPCAM* 基因的缺失也可导致 HNPCC 发生。

二、常染色体隐性遗传的恶性肿瘤综合征

一些以体细胞染色体断裂为主要表现的综合征多具有常染色体隐性遗传特性，统称为染色体不稳定综合征。

（一）Bloom 综合征

1．疾病概述 1954 年 David Bloom 首次报道了 Bloom 综合征（Bloom syndrome，BLM/BS）[OMIM* 604610]，是一种罕见的 AR 遗传病，又称“面部红斑侏儒综合征”。Bloom 综合征比较罕见，目前在人群中的发病频率仍未确定。

侏儒体型是 Bloom 综合征的特有体征，表现为比例相称的身材矮小。Bloom 综合征对日光高度敏感，典型面容包括面部毛细血管扩张性蝶形红疹，皮损集中于颊和鼻部；皮疹也可以出现在其他日光暴露区，皮肤表现是以躯干为主要分布区的局限性咖啡斑或色素沉着。轻度颜面部畸形，通常表现为面部狭长、下颌小和耳鼻突出。

Bloom 综合征患者具有高度癌症易感性，约 50% 的 Bloom 综合征患者可罹患癌症，最常见的是实体瘤（约 53%）、白血病（11.3%）或淋巴瘤（25%）；Bloom 综合征患者癌症发病年龄早，平均发病年龄约 15 岁；癌症是 Bloom 综合征患者死亡的常见原因。

2．发病遗传机制 引起 Bloom 综合征的分子基础是位于 15q26.1 的 *BLM* 基因（RECQL3）突变。

Bloom 综合征是一种典型的“染色体断裂综合征”，隐性的 *BLM* 基因突变导致遗传性染色体断裂和重排。*BLM* 基因编码产物是 RecQ 解旋酶，其功能为维持 DNA 的结构和稳定性，防止过多的姐妹染色单体交换。*RECQL3* 基因突变产生截短蛋白并丧失了 DNA 解链酶的功能；错义突变可能影响该酶蛋白的激活，同样失去解链酶功能，导致高频染色体断裂或染色体不稳定增加。由于缺失 RECQL3 蛋白，Bloom 综合征患者细胞姐妹染色单体交换的频率大约是正常人的 10 倍。Bloom 综合征患者对阳光等 DNA 损伤因素具有高度敏感性，这是由于细胞修复紫外线引起的 DNA 损伤功能降低，从而不能修复在 DNA 复制过程中出现的各种异常 DNA

结构，以致出现染色体断裂、易位和姐妹染色单体交换等染色体不稳定综合征的细胞遗传学特征，这种基因改变促使细胞无序分裂从而导致 Bloom 患者癌症的发生。

（二）Fanconi 贫血

1．疾病概述　1927 年瑞士儿科医生 Fanconi 发现一种罕见的 AR 遗传病，表现为贫血、先天畸形及骨髓脂肪化，1931 年该病被正式命名为 Fanconi 贫血（Fanconi anemia，FA）[OMIM# 227650]。Fanconi 贫血是一种先天性家族性再生障碍性贫血，又名先天性全血细胞减少症，发病率为 1/160 000。

Fanconi 贫血患者罹患再生障碍性贫血、骨骼异常、器官缺陷和癌症发病风险增高。大约 90% Fanconi 贫血患者骨髓造血功能受损，导致再生障碍性贫血；患者由于贫血出现极度疲劳，因中性粒细胞减少而频发感染，因血小板减少导致出现凝血障碍。

Fanconi 贫血患者常出现血液系统、头颈部、皮肤、消化系统或生殖系统肿瘤的发病风险增高。患者儿童期患白血病的发病风险明显增高，尤其易患急性髓细胞性白血病。

2．发病遗传机制　Fanconi 贫血的分子基础是 DNA 修复基因发生突变。遗传性 Fanconi 贫血致病基因具有遗传异质性，目前已经确定 17 个相关基因突变可以导致 Fanconi 贫血，其中 16 个基因位于常染色体，仅 *FANCB* 定位于 X 染色体上，表现为隐性遗传。这 17 个 FA 相关基因均参与 DNA 损伤的识别和修复，如果其中一个基因发生突变则会使损伤的 DNA 无法修复而导致肿瘤发生。80% ～ 90% 的 Fanconi 贫血病例是由于 *FANCA*、*FANCC* 和 *FANCG* 三个基因中的一个突变引起。

（三）毛细血管扩张性共济失调症

1．疾病概述　毛细血管扩张性共济失调症（Ataxia-telangiectasia，AT）[OMIM# 208900] 由 Louis-Bar 在 1941 年首次报道，是一种罕见的 AR 遗传性神经变性，发病率为 1/100 000 ～ 1/40 000，无种族和民族差异。

AT 患者首发症状表现为共济失调，为神经系统退行性变所致。感染和肿瘤为本病的常见症状，患儿伴发白血病、淋巴瘤和乳腺癌等恶性肿瘤的概率比正常人高约 100 倍。1 岁左右即可发病，发病初期仅表现姿势和步态异常，闭目难立征阳性，两上肢意向性震颤和眼球震颤等，可有吞咽困难、膝反射消失，随年龄增长缓慢加重。10 ～ 20 岁左右出现手足徐动、舞蹈样动作、发音不清及智力低下。本病患者很少存活过儿童期。

2．发病遗传机制　*ATM* 基因是 AT 唯一的致病基因，位于 11q22.3，有 66 个外显子，是迄今发现的外显子最多的基因之一，编码由 3056 个氨基酸残基组成的蛋白质。AT 发生的分子基础是 *ATM* 基因突变导致编码的 ATM 蛋白缺失，丧失对下游基因的调控作用，阻碍 DNA 修复，从而导致染色体断裂和基因组不稳定并出现恶性肿瘤。

（四）着色性干皮病

1．疾病概述　着色性干皮病（xeroderma pigmentosum，XP）[OMIM# 278700] 等是一组罕见的 AR 遗传病，主要临床特征是患者皮肤对日光，特别是紫外线高度敏感，暴露部位的皮肤易发生色素沉着、萎缩、角化过度和癌变等。

XP 发病率较低，欧美人群报道的发病率约为 1/1 000 000，东亚、中东和北非人群发病率稍高一些，发病无性别差异。XP 共有 8 种亚型，其分布有明显地域差异。

2．发病遗传机制　与 XP 发病相关的有 7 个 DNA 损伤修复基因（*XPA* ～ *XPG*）和 1 个 DNA 错配修复基因变异型（*XPV*），它们均是核苷酸切除修复（nucleotide excision repair，NER）的关键因子，这些致病基因突变导致的 DNA 切除修复酶系统功能缺陷是 XP 的病因。

summary

思考题

1．人类染色体异常与肿瘤发生发展的关系。
2．肿瘤中的基因突变与克隆进化。
3．癌基因与肿瘤抑制基因在肿瘤发生中的作用。

（刘朝晖　傅松滨）

第11章 表观遗传学

经典遗传学认为生命的遗传信息是以基因形式储存在遗传物质上的，基因型决定了生物的表现型。而遗传也更多地被认为是一种基因从亲代到后代的传递过程。然而，人们也发现很多用经典遗传学理论无法解释的现象。众所周知，一个生物个体体内所有细胞的基因组几乎完全相同，而相同的基因组如何在发育过程中造就了不同类型的体细胞？同卵双生的双胞胎，即使是在同样的环境中长大，但有时也会在头发颜色、性格甚至在健康等方面出现一定差异。随着研究的深入，上述遗传现象背后的机制也逐渐被揭示了出来：除了基因组DNA外，还有大量其他遗传学信息调控并影响着基因的表达。与此同时，一个新的学科——表观遗传学（epigenetics）也应运而生。表观遗传学是研究基因的核苷酸序列不发生改变的情况下，基因表达发生了可遗传的变化的一门遗传学分支学科。

"表观遗传学"这一术语最早由英国学者Waddington在1939年提出。1942年，他进一步将"表观遗传学"描述为生物体从基因到基因表型之间存在一种控制机制。Waddington尝试用表观基因型（epigenotype）理论去解释这一机制，并认为贯穿有机体整个发育过程是遗传物质有序表达的结果。但是这种机制究竟是什么，长期以来并不清楚。直至20世纪70年代DNA甲基化（DNA methylation）参与调控基因表达的机制被Holliday率先揭示，人们对于表观遗传学的确切分子遗传学机制才有了深入认识。随后，Holliday于1987年针对"epigenetics"做出了更加系统性的解释，将其定义为"没有DNA序列变化的、可遗传的基因表达改变"。

从概念上讲，表观遗传学是与遗传学相对应的一门科学。表观遗传学所强调DNA序列之外的可遗传改变，是指基因型未发生变化而表型却发生了改变，且这种改变在发育和细胞增殖过程中相对稳定。因此，表观遗传学包括如下三个层面的含义：①主要发生在基因表达调控层面，影响基因的表达；②基因的核苷酸顺序未发生改变；③可遗传性，即这类表观遗传学改变可通过有丝分裂或减数分裂进一步在细胞或个体世代间被稳定遗传下去。

过去30年里，表观遗传学的分子遗传学机制被不断揭示，包括DNA甲基化、组蛋白修饰（histone modification）、非编码RNA（non-coding RNA，ncRNA）在内的三大类机制被认为是表观遗传学调控的核心。

第一节 DNA甲基化

DNA甲基化是最早发现的DNA修饰形式之一，也是DNA的一种天然修饰方式，广泛存在于细菌、植物和哺乳动物中。在进化和生命有机体活动中，DNA甲基化对于调控基因的时空差异性表达、稳定并保护基因组具有重要意义。而另一方面，DNA甲基化异常也常常与胚胎发育、肿瘤等疾病的发生发展有着极为密切的联系。

一、DNA 甲基化

（一）DNA 甲基化概述

作为一种最早被发现的表观遗传学调控机制，在哺乳动物和脊椎动物中，DNA 甲基化主要发生在 CpG 二核苷酸中胞嘧啶的第 5- 位碳原子上，该作用依靠 DNA 甲基转移酶（DNA methyltransferase，DNMT）将甲基基团添加在 DNA 分子胞嘧啶上，形成 5- 甲基胞嘧啶（图 11-1）。需要说明的是，哺乳动物基因组中的 CpG 通常以散在分布和高度富集两种形式存在，而高度富含 CpG 的区域长度多在 500 ～ 2000 bp，被称之为 CpG 岛（CpG island），多位于基因的转录调控区附近。此外，S- 腺苷甲硫氨酸（S-adenosyl methionine，SAM）常作为甲基供体发挥作用。

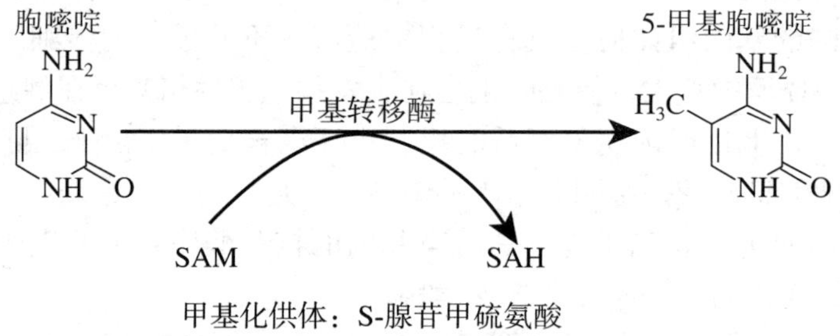

图 11-1　DNA 甲基化作用

（二）DNA 甲基转移酶

在哺乳动物中，共发现存在 DNMT1、DNMT3a 和 DNMT3b 三种 DNA 甲基转移酶。其中，DNMT1 主要针对 DNA 双链中已经有一条发生甲基化而另一条未甲基化的情况，催化 DNA 复制双链中的新合成链发生甲基化，称之为维持甲基化（maintenance methylation），或保留甲基化。DNMT1 对半甲基化位点有 30 ～ 40 倍高的偏好性。相比较 DNMT1 的作用而言，DNMT3a 和 DNMT3b 则主要负责修饰原本不存在甲基化修饰的 DNA 双链发生甲基化，称从头甲基化（de novo methylation）。

1．DNMT1　DNMT1 在神经元、生殖细胞中广泛表达，并且位于 DNA 复制叉中，与增殖细胞核抗原、组蛋白去乙酰化酶 2（HDAC2）和 DNAP1（一种 DNMT1 相关蛋白）组成复合体参与 CG 序列甲基化的维持。

2．DNMT3a 和 DNMT3b　DNMT3a 和 DNMT3b 具有相似的结构域组成，二者均含有 N-端可变区、可与非特异性 DNA 结合的 PWWP 结构域、1 个 Cys-rich 3-Zn 结合结构域和 1 个 C-末端催化结构域。DNMT3a 和 DNMT3b 常常在未分化的胚胎干细胞中高度表达，在体细胞中的表达水平则相对较低。

3．甲基化 DNA 结合蛋白　DNA 甲基化修饰过程除了依赖 DNMT 之外，甲基化 DNA 结合蛋白在此过程中也扮演着极其重要的作用。甲基化 DNA 结合蛋白能够随 DNMTs 一起被招募至 DNA 甲基化位点 CpG，因此也被称为甲基化 CpG 结合蛋白。甲基化 DNA 结合蛋白与甲基化 CpG 的结合，可以引起该基因附近区域染色质构象凝集、阻碍转录因子结合、抑制基因转录。

哺乳动物中已鉴定出的甲基化 DNA 结合蛋白主要包括：① MBD（methyl-CpG-binding domain）蛋白家族；② KAISO 和 KAISO 样蛋白家族；③ SRA（set and ring finger-associated）等 3 个家族。

人类的 MBD 家族包括 MBD1-4、MECP1（methyl-CpG-binding protein 1）和 MECP2（methyl-

CpG-binding protein 2）等 6 个家族成员，是一类含有甲基化 CpG 结合域的蛋白。MBD 是一种由 1 个具有夹环结构的 α 螺旋和 4 个 β 折叠结构组成独特的 α/β 三明治状夹层结构，其中 4 个 β 折叠结构为反向平行排列，其中 2 个较长的 β 折叠与 DNA 双螺旋的 β 型沟槽相互接近。研究表明，MBD 家族成员在和 CpG 结合后会进一步招募转录抑制复合体蛋白如共抑制因子、组蛋白去乙酰化酶（histone deacetylase，HDAC）等来发挥转录抑制作用。其中 MBD1 主要分布在哺乳类动物的肺和肝中，是 MBD 家族分子量最大的蛋白成员。MBD2 主要分布在哺乳类动物的大脑纹状体中，包括 MBD2a 和 MBD2b 两种亚型。MBD2 可结合于启动子区域，参与介导启动子区高甲基化所引起的基因沉默。MBD3 是 MBD 家族中分子量最小的成员，系参与构成染色质重塑复合体一个完整亚型 MBD3/NURD 的组分。MBD4 是一种胸腺嘧啶糖基酶，在肿瘤细胞中是维持启动子区高甲基化状态所必需的。MECP1 尽管最早被认为是一种甲基化 CpG 结合蛋白，但后来证实其是一个能与甲基化 CpG 结合的转录抑制复合物。MECP2 主要分布于有丝分裂后期阶段的神经细胞中，通过与甲基化 DNA 的结合来发挥转录抑制作用，对于大脑功能的发挥具有重要意义。

KAISO 蛋白是脊椎动物早期发育过程中重要的甲基化 CpG 依赖性抑制蛋白，系 ZBTB 家族成员（ZBTB33）。不同于 MBD 家族成员，KAISO 蛋白是一种含有锌指结构的转录抑制因子，借助锌指结构可与至少 2 个甲基化 CpG 实现结合，进而抑制基因转录。此外，基于同源性的研究进一步发现了 ZBTB4 和 ZBTB38 两种与 KAISO 结构和功能非常相似的蛋白，将其归为 KAISO 样蛋白。

SRA 结构域蛋白是一类结合于增强子区甲基化位点的转录抑制因子。例如，SRA 结构域蛋白 UHRF1 是一种胞嘧啶结合蛋白，对于 DNA 甲基化状态的维持至关重要，同时还可进一步通过招募组蛋白甲基转移酶 G9A 来发挥转录抑制作用。

二、DNA 去甲基化

DNA 去甲基化是指从 DNA 上移除甲基的过程，即将 DNA 上的 5- 甲基胞嘧啶还原为胞嘧啶。DNA 去甲基化有 2 种方式：①复制相关的 DNA 去甲基化：这是一个被动的去甲基化过程，主要发生在 DNA 复制过程中，通过靶向干扰 DNMT1 并使之缺失或失活，引起新生成的 DNA 链不能被甲基化。②主动去甲基化：是指在一些特定情况下，甲基被迅速从 DNA 上移除的过程。目前关于这一现象背后的机制还不甚明确。

相比较于 DNA 甲基化的作用，DNA 的去甲基化对于开启特异性基因的表达和重编程的起始具有重要作用。在生命体生长、发育和衰老的过程中，DNA 去甲基化和甲基化之间维持着一种动态平衡关系，而这种动态平衡关系的打破也与疾病的发生与发展密切相关。

三、DNA 甲基化异常相关遗传病

（一）Rett 综合征

Rett 综合征（Rett syndrome，RTT）[OMIM# 312750] 也称雷特综合征，是一种与 X 染色体相关的神经系统功能发育紊乱疾病。1966 年由奥地利学者 Rett 首先报道。

1．疾病概述　根据 Rett 综合征的临床表现，其被分为典型和非典型两大类。典型性 Rett 综合征主要累及女性，女童中的发病率约为 1/12 500。患儿在出生时表现正常，但在 6 ~ 18 个月后开始逐渐显现出头部发育缓慢、智力障碍、严重的精神运动发育迟滞、呼吸功能障碍以及自闭倾向。同时，手部会出现目的性运动技能消退及刻板动作（如绞手、拍手、搓手）。随着患儿的成长，患儿会出现更为严重的智力低下、惊厥、语言功能退化，甚至失去行走能力。非典型 Rett 综合征又常被分为顿挫型（占 80% 左右）、保留语言功能型、晚发退化型、早发惊厥型以及先天性变异型 Rett 综合征（congenital variant of Rett syndrome）[OMIM# 613454] 等 5 种类型。

Rett 综合征大多数表现为散发病例，家族性病例仅占整体发病率的 0.5% ～ 1%。

2. 发病遗传机制 典型 Rett 综合征的致病基因为 *MeCP2* [OMIM* 300005]，定位于 Xq28。已证实 95% 的典型 Rett 综合征患儿存在 *MeCP2* 基因突变，而在非典型 Rett 综合征患儿该基因突变的检出率仅为 40% ～ 50%。研究发现，*MeCP2* 基因的表达产物是一种甲基化 DNA 结合蛋白，MeCP2 可通过与 CpG 的结合并招募相关辅助因子来引起靶基因转录抑制。

先天性变异型 Rett 综合征的致病基因为 *FOXG1*（forkhead box G1）[OMIM*164874]，定位于 14q12，该基因的编码产物也是一种转录抑制因子。

早发惊厥型 Rett 综合征被认为与 *CDKL5*（cyclin-dependent kinase-like 5）[OMIM* 300203] 基因突变有关。该基因定位于 Xp22.13，与 *MeCP2* 基因位点存在部分重叠。*CDKL5* 基因编码产物是一种激酶，能够引起 MeCP2 蛋白发生磷酸化。

（二）遗传性感觉神经病 1E 型

1. 疾病概述 遗传性感觉神经病 1E 型（neuropathy，hereditary sensory，type IE，HSN1E）[OMIM# 614116]，也被称为 1E 型遗传性感觉和自主神经病伴发痴呆和听力损失。此病较为罕见，是一种以感觉障碍、汗腺功能丧失、痴呆和感音神经性耳聋为特征的中枢和外周神经系统退行性疾病。主要表现为进行性外周感觉丧失，并伴发进行性听力损失和早发性痴呆。患者通常在成年发病，在 20 岁左右开始出现中度至重度的感觉神经性听力损失，随年龄增长，患者的病情会进一步加重。30 ～ 40 岁时出现痴呆，还可伴有记忆丧失、注意力不集中、嗜睡、冷漠、易怒和妄想等症状。

2. 发病遗传机制 HSN1E 的致病基因是位于 19p13.2 上的 DNA 甲基转移酶基因 *DNMT1*。*DNMT1* 突变会影响 DNMT1 蛋白的正确折叠，降低其 DNA 甲基转移酶活性、使其过早发生降解，导致基因组总体呈现低甲基化水平和部分位点特异性高甲基化，进而引起中枢和周围神经系统发生退行性病变。

第二节 组蛋白修饰

在真核生物中，作为遗传物质 DNA 的载体，染色质是一个动态的高度凝集结构。染色质在细胞分裂过程某些阶段中所形成的高度凝集状态，因缺乏 DNA 调控活性而常常被称为异染色质；而松散的、去凝集状态的常染色质则常常表现出基因表达活性。核小体是染色质的基本结构单位，可将 DNA 分子包绕在由 4 种组蛋白（H_2A、H_2B、H_3、H_4）各两个分子构成的八聚体核心上，而组蛋白 H_1 进一步将组蛋白八聚体核心串联起来。目前已知，组蛋白八聚体核心组蛋白的 N（氨基）末端在各个物种中高度保守，是重要的修饰与调控靶点。到目前为止，已在组蛋白的氨基（N）末端共发现 60 余种不同的残基，至少存在 8 种不同的组蛋白修饰，包括乙酰化、甲基化、磷酸化、泛素化、SUMO 化、ADP 核糖化、脱氨基作用、脯氨酸异构化等。这些修饰作用被认为是表观遗传学的核心手段之一，不仅可以直接影响染色质的结构，还可以阻断或者吸引某些蛋白与染色质或者组蛋白结合，进而影响染色质的重塑和基因的表达。需要说明的是，不同的组蛋白修饰之间常存在广泛的相互作用与组合来发挥作用，这一现象被称为“组蛋白密码”。

一、组蛋白乙酰化与去乙酰化

（一）组蛋白乙酰化与组蛋白乙酰基转移酶

1. 组蛋白乙酰化 组蛋白乙酰化是指在组蛋白乙酰基转移酶（histone acetyltransferase，

HAT）催化作用下，将乙酰基从乙酰辅酶 A 上转移到组蛋白 N 端尾部较为保守的赖氨酸 ε 位氨基上的修饰过程。组蛋白乙酰化可发生在 H_2A、H_2B、H_3、H_4 的 N 端的特定赖氨酸上，但以 H_3 和 H_4 为主。组蛋白乙酰化具有多样性，核小体上有多个位点可提供乙酰化位点，但特定基因部位的组蛋白乙酰化却是以一种非随机的、位置特异的方式进行的（表 11-1）。

表11-1 组蛋白乙酰化的主要位点及其功能

组蛋白	乙酰化位点	主要功能
H_2A	K5	转录激活
H_2B	K5	转录激活
	K12	转录激活
	K15	转录激活
	K20	转录激活
H_3	K9	转录激活、组蛋白沉积
	K14	转录激活、组蛋白沉积、DNA 修复
	K18	转录激活、DNA 修复
	K23	转录激活、组蛋白沉积、DNA 修复
	K27	转录激活
	K36	转录激活
H_4	K5	转录激活、组蛋白沉积、DNA 修复
	K8	转录激活、DNA 修复
	K12	转录激活、组蛋白沉积、DNA 修复、端粒沉默
	K16	转录激活、DNA 修复
	K91	染色体组装

注：K 为赖氨酸的简写符号

组蛋白乙酰化可以通过对组蛋白电荷以及相互作用蛋白的影响，来调节基因转录，主要表现在：①组蛋白尾部乙酰基的加入，中和了组蛋白的电荷，弱化了组蛋白与 DNA 的相互作用，疏松了染色质结构，促进基因转录；②组蛋白的乙酰化可以为转录因子的招募提供特异性的锚定位点；③组蛋白乙酰化结合其他组蛋白修饰（甲基化、磷酸化、泛素化）形成组蛋白密码影响基因的转录；④抑制异染色质结构的形成。

2．组蛋白乙酰基转移酶 组蛋白乙酰基转移酶是将乙酰基添加到组蛋白 N 端赖氨酸 ε 位氨基上的修饰酶。目前发现的 HAT 可被分为三大类：① GNAT（Gcn5-related N-acetyltransferases）家族；② MYST 家族；③其他具有 HAT 活性的蛋白，如 p300/CBP，ACTR/SRC-1，TAFII250，TFIIIC，Rtt109，CLOCK 等。

（二）组蛋白去乙酰化与组蛋白去乙酰化酶

1．组蛋白去乙酰化 被乙酰化的组蛋白还可以发生去乙酰化，称组蛋白去乙酰化，这一过程由组蛋白去乙酰化酶（histonedeacetylase，HDAC）催化。HDAC 催化的去乙酰化同样主要发生于组蛋白 N 端的赖氨酸残基上。去乙酰化能够逆转乙酰化的影响，恢复组蛋白 N 端赖氨酸残基与 DNA 的静电作用，使得组蛋白与 DNA 的结合更紧密，染色质结构变得紧密，抑制了转录因子与启动子的结合，因此对基因的表达具有抑制作用。

2．组蛋白去乙酰化酶 组蛋白去乙酰化酶是一类能够将乙酰基从组蛋白赖氨酸 ε 位氨基上移除的酶。目前已经鉴定的组蛋白去乙酰化酶共有 18 种，被分为 4 大类。在许多疾病中常存在组蛋白乙酰化水平降低的现象。例如，在大多数肿瘤中发现存在 H4K16 乙酰化水平显著降低，这种低乙酰化水平常常会导致抑癌基因表达水平偏低或沉默，与肿瘤的发生与发展进程密切相关。因此，抑制 HDAC 已成为靶向治疗肿瘤的一种重要策略，一些 HDAC 抑制剂（HDAC inhibitor，HDACi）如 SAHA 等已经获批用于临床治疗实践。

在细胞中，组蛋白乙酰化与组蛋白去乙酰化是一种动态平衡过程，由组蛋白乙酰化转移酶和组蛋白去乙酰化酶协同调控。

二、组蛋白甲基化与去甲基化

（一）组蛋白甲基化

组蛋白甲基化是发生在组蛋白 N 端精氨酸和赖氨酸残基上的一种甲基化共价修饰作用。相比较组蛋白乙酰化修饰，组蛋白的甲基化修饰要复杂得多。首先，甲基化修饰存在多个层次：精氨酸可以被单甲基化或双甲基化；而赖氨酸可以被单甲基化、双甲基化或三甲基化。而不同层次的甲基化修饰可以具有显著不同的功能。其次，甲基化修饰具有多种显著不同的功能，包括转录激活、转录抑制、转录延伸、参与 DNA 损伤应答反应、参与染色质包装折叠等（表 11-2）。

表11-2 组蛋白甲基化的主要位点及其功能

组蛋白	甲基化位点	主要功能
H_1	K26	转录沉默
H_2A	R3	转录抑制
H_3	R2	转录抑制
	R8	转录抑制或转录激活 *
	R17	转录激活
	R26	转录激活
	R42	转录激活
	K4	转录激活
	K9	转录沉默、转录抑制、基因组印记
	K27	转录沉默、X 染色体失活
	K36	转录激活（延伸）
	K79	转录激活、常染色质化、（细胞周期）检查点反应
H_4	R3	转录抑制或转录激活 *
	K20	转录沉默、异染色质化
	K59	转录沉默

注：K 为赖氨酸、R 为精氨酸的简写符号。* 取决于甲基转移酶的类型

负责组蛋白甲基化的酶类主要有三种：①赖氨酸特异性 SET 结构域组蛋白甲基化酶（histone methyltransferases，HMT），主要负责组蛋白 H3K4、H3K9、H3K27 及组蛋白 H4K20 的甲基化；②非 SET 结构域组蛋白甲基化酶负责 H3K79 甲基化；③精氨酸甲基化酶负责组蛋白 H3R2、H3R17 和 H3R26 以及 H4R3 的甲基化。

（二）组蛋白去甲基化

组蛋白甲基化也是一个可逆的过程，由去甲基化酶介导。目前已知存在两大类赖氨酸去甲基化酶：① LSD1 是第一个被发现的组蛋白去甲基化酶，它可以去掉 H3K4 和 H3K9 的甲基化。②含有 JmjC 结构域的组蛋白去甲基化酶（JmjC-domain-containing histone demethylase，JHDM）。其作用位点包括 H3K4、H3K9、H3K36、H3K27、H4K20 等。而关于精氨酸去甲基化酶的研究还不充分。

三、组蛋白修饰异常与遗传病

（一）Genitopatellar 综合征

Genitopatellar 综合征（Genitopatellar syndrome，GPS）[OMIM# 606170]，也称生殖器-髌骨综合征。1988 年由 Goldblatt 等首次报道。

1．疾病概述　Genitopatellar 综合征是一种罕见的遗传病。截至目前有文献报道的 Genitopatellar 综合征病例仅 18 例。

Genitopatellar 综合征的主要临床表现如下：①骨骼病变：大多数患者髌骨缺失或者发育不良；②智力发育迟缓或障碍；③大多数患者有小头畸形；④特殊的颅面特征：脸颊突出，眼睛突出，颌后缩、小颌畸形并伴有下颌前突、两颞颧骨狭窄；⑤肛门异常：肛门闭锁或狭窄；⑥生殖器异常：大多数女性患者会出现大阴蒂和小阴唇，男性患者常有隐睾症和阴囊发育不全；⑦肾畸形：常见肾盂积水，少数患者会出现多发性肾囊肿；⑧ 50% 的患者有先天性心脏病，常见室间隔缺损，房室间隔缺损和卵圆孔未闭；⑨部分患者在出生时会出现肌张力下降所导致的呼吸和进食困难。

Genitopatellar 综合征符合常染色体显性遗传。

2．发病遗传机制　Genitopatellar 综合征是一种与组蛋白乙酰化修饰遗传相关的罕见病。2012 年，*KAT6B* 基因 [OMIM*605880] 被发现是 Genitopatellar 综合征的致病基因，定位于 10q22.2。KAT6B 是一个广泛表达的组蛋白乙酰转移酶，能够调节多个基因的表达，而且能够使组蛋白 H3 的 14 位赖氨酸乙酰化。已发现的突变都位于 18 号外显子，突变形式有插入、缺失和点突变，均会导致 KAT6B 蛋白截短，引起组蛋白乙酰转移酶活性丧失。已发病的大多数患者均为 *KAT6B* 基因致病突变的携带者。

（二）Rubinstein-Taybi 综合征

Rubinstein-Taybi 综合征（Rubinstein-Taybi syndrome，RTS），又称 Rubinstein 综合征、阔拇指巨趾综合征。由 Rubinstein 和 Taybi 在 1963 年首先报道。Rubinstein-Taybi 综合征有 2 种亚型：Rubinstein-Taybi 综合征 1（Rubinstein-Taybi syndrome 1，RTS1）[OMIM# 180849] 和 Rubinstein-Taybi 综合征 2（Rubinstein-Taybi syndrome 2，RTS2）[OMIM# 613684]。

1．疾病概述　Rubinstein-Taybi 综合征是一种先天性异常综合征。以智力障碍、精神发育迟滞、出生后身体发育迟滞、小头畸形、特殊面容、拇指（趾）粗短等为主要特征。面部会出现不同程度的高眉弓、长睫毛、睑裂低斜、睑下垂、宽鼻梁、鼻膈长、拱状腭等异常。患者面部常见鬼脸或异常微笑样表情。此外，有较高的发生肿瘤风险。Rubinstein-Taybi 综合征 2 型患者较 Rubinstein-Taybi 综合征 1 型患者的病情要轻微一些。

RTS 符合常染色体显性遗传模式。Rubinstein-Taybi 综合征的发病率为 1/125 000 ~ 1/100 000，以散发为主。

2．发病遗传机制　引起 RTS1 的致病基因是 *CREBBP* [OMIM* 600140]，定位于 16p13。引起 RTS2 的致病基因是 *EP300* [OMIM* 602700]，定位于 22q13。

CREBBP 突变占到 RTS 发病的 50% ~ 70%，已发现突变类型超过了 150 个，包括移码突变、剪接位点突变和错义突变。*EP300* 基因突变占 RTS 发病的 3% ~ 8%。尚有部分患者发病原因不明。EP300 和 CREBBP 两种蛋白系组蛋白乙酰基转移酶，作为转录激活因子参与对基

因表达调控。

第三节 非编码RNA与表观遗传调控

细胞内的RNA根据是否能翻译为蛋白质可分为信使RNA（mRNA）和非编码RNA（non-coding RNA，ncRNA）。ncRNA是各类不能翻译成蛋白质RNA的统称，占人类基因组序列转录本的98%，在细胞中发挥着非常重要的作用。ncRNA可被分为“持家”非编码RNA、短链非编码RNA和长链非编码RNA等3大类。“持家”非编码RNA主要包括tRNA、rRNA以及snRNA；短链非编码RNA（< 200个核苷酸）主要包括微小RNA（microRNA，miRNA）、小干扰RNA（small interfering RNA，siRNA）、与PIWI蛋白相作用的RNA（PIWI-interacting RNA，piRNA）等；长链非编码RNA的长度一般> 200个核苷酸，以lncRNA（long non-coding RNA）和核内小RNA（small nucleolar RNA，snRNA）为主要代表。这些非编码RNA分子可在多水平、多途径调节基因表达，从而调控细胞的生长发育，影响生命活动过程中的诸多生理与病理进程。

一、miRNA

miRNA是近年来备受关注的一类短链非编码RNA。miRNA与其他短链非编码RNA相比，有几个明显的特征：①长度为21 ~ 24个核苷酸；② 5' 端是磷酸基，3' 端是羟基；③ miRNA的表达具有组织特异性和时空特异性。

miRNA生成至少需要两个步骤：①首先转录出一条长的pri-miRNA；②随后pri-miRNA在细胞核中被进一步加工成具有茎-环结构、由70 ~ 100个核苷酸组成的miRNA前体（pre-miRNA）；③ pre-miRNA进入细胞质后在Dicer酶的作用下被剪切成21 ~ 24个核苷酸的双链RNA，其中一条成为成熟的miRNA。

miRNA可通过结合靶mRNA以干扰后者翻译来发挥作用。该机制同时依赖于RNA诱导沉默复合体（RNA-induced silencing complex，RISC）的作用。miRNA通过与靶标基因mRNA的3' 非翻译区序列结合，进而抑制mRNA的翻译或促进其降解。2016年统计数据表明，在人类基因组中已有2500余条miRNA被鉴定（http：//microrna.sanger.ac.uk）。这些miRNA在许多生物学过程中起着关键作用，包括细胞增殖、分化、凋亡、免疫应答与血管生成等重要生理过程。

二、lncRNA

lncRNA是一类长度超过200个核苷酸的RNA分子，主要位于细胞质或细胞核内。lncRNA与mRNA有很多相似点，如具有5' 帽子及多聚腺苷酸（poly A）结构，因此曾被称为mRNA样的长链RNA（mRNA-like long RNA）。但不同的是，lncRNA因缺乏开放阅读框（open reading frame，ORF），故不能编码蛋白。目前发现的许多lncRNA都具有保守的二级结构、一定的剪切形式、组织或细胞特异性表达以及亚细胞定位。

根据在基因组上相对于蛋白编码基因的位置，lncRNA可以分为5种类型：正义（sense）、反义（antisense）、双向（bidirectional）、内含子间（intronic）、基因间（intergenic）。lncRNA所在的位置与其功能有一定的相关性。

lncRNA最初被认为是RNA聚合酶Ⅱ转录的副产物，不具有生物学功能。近年来研究表明，lncRNA参与了X染色体的沉默、基因组印记、染色体修饰、转录激活、转录抑制及核内运输等多种重要调控过程。研究表明，lncRNA能在转录前、转录和转录后水平等多个层次通过多重机制调控基因表达。根据近年来所发现的 lncRNA 的作用机制，lncRNA 主要具有以下几个方面的功能：①通过在蛋白编码基因上游启动子区发生转录，干扰下游基因的表达，如酵母中 *SER3* 基因的转录会受到其上游 lncRNA *SRG1* 转录的干扰；②通过抑制 RNA 聚合酶Ⅱ或者介导染色质重塑以及组蛋白修饰，影响下游基因表达，如小鼠中的 *p15AS*；③通过与蛋白编码基因的转录本形成互补链，进而干扰 mRNA 的剪切，从而产生不同的剪切形式；④通过与蛋白编码基因的转录本形成互补链，并在 Dicer 酶作用下产生内源性的 siRNA，干扰靶基因的表达；⑤通过结合到特定蛋白上，改变该蛋白的亚细胞定位或活性；⑥作为小分子 RNA，如 miRNA 和 piRNA 的前体分子来发挥作用。

三、其他非编码 RNA

非编码 RNA 种类繁多，而且不同种类的 RNA 在结构和功能方面有着显著的差异。例如，小干扰 RNA 是一类包含正义和反义 RNA 的双链小分子，长度多在 21 ~ 25 个核苷酸，由 Dicer 加工而成。siRNA 在生物学上有许多不同的用途。目前机制比较明确的是 siRNA 可与互补的目标 mRNA 序列结合，引发靶基因的沉默。piRNA 是直到 2006 年才发现的一类长度为 24 ~ 32 个核苷酸的单链小 RNA，主要存在于哺乳动物的生殖细胞和干细胞中。piRNA 主要与 PIWI 亚家族成员 PIWI 或 AGO3（argonaute RISC catalytic component 3）蛋白质结合而发挥作用。snoRNA 是最早在核仁发现的小 RNA，大多数 snoRNA 具有保守的特征二级结构，研究表明 snoRNA 参与 rRNA 前体的加工剪切及组装。

四、非编码 RNA 与遗传病

（一）常染色体显性 50 耳聋

1. 疾病概述 50% ~ 70% 的先天性耳聋可能与遗传因素有关。遗传性耳聋按表型可分为综合征型耳聋（syndromic hearing loss，SHL）和非综合征型耳聋。前者指除了耳聋以外，同时存在眼、骨、肾、皮肤等部位的病变，这类耳聋占遗传性聋的 30%；后者只出现耳聋的症状，在遗传性聋中占 70%。根据遗传模式，非综合征型耳聋又可分为常染色体显性耳聋（autosomal dominant deafness，DFNA）、常染色体隐性耳聋（autosomal recessive deafness，DFNB）、X 连锁、Y 连锁和线粒体遗传性耳聋。截至 2014 年 6 月，已定位的 NSHL 基因位点 134 个，其中 DFNA 基因位点 52 个，DFNB 基因位点 77 个，X- 连锁遗传非综合征型聋（DFNX）基因位点 5 个。命名上后面的数字表示基因定位时间上的顺序。

常染色体显性 50 耳聋（deafness，autosomal dominant 50，DFNA50）[OMIM# 613074]，是一种非综合征型耳聋，临床上以耳聋为单一症状。

2. 发病遗传机制 常染色体显性 50 耳聋的致病基因为 *DFNA50*，定位于 7q32。基因编码产物为 miR96 [OMIM*611606]。

DFNA50 与 *miR96* 基因多个位点的点突变相关。研究表明 *miR96* 突变会导致人和小鼠渐进性失聪。2009 年 Lewis 等通过改变 *miR96* 种子区域的单个碱基构建了相应的突变小鼠模型。杂合子小鼠表现出进行性的听力损伤，纯合子则表现为完全性的耳聋。2009 年 Mencia 等在患有常染色体显性耳聋家系调查中发现 *miR96* 种子区域的一个点突变（+13G > A）可能引起 DFNA50 耳聋。在随后的进一步筛查中，发现了 *miR96* 上另外 3 个核苷酸置换也有可能引起非综合征型耳聋。2012 年 Solda 等在一个意大利家庭成员中发现了 *miR96* 基因的一个新的突变（+57T > C）也可能导致听力受损。

DFNA50 符合常染色体显性遗传。杂合突变者即可患病，纯合突变可能会出现更严重的临床表型。

（二）软骨毛发发育不良综合征

1．疾病概述 软骨毛发发育不良（cartilage-hair hypoplasia，CHH）［OMIM# 250250］综合征又称短肢侏儒免疫缺陷征、McKusick 干骺端软骨发育不良等。由 McKusick 等于 1965 年首次报道。

CHH 的临床主要特点为身材矮小、毛发与长骨干骺端软骨发育不良。此外，还会出现免疫缺陷和反复感染。CHH 在 Old Order Amish 人群中高发，在新生儿中的发病率约为 1/1300。在芬兰人后裔中的发病率约为 1/20 000，但在其他人群中发病较为罕见。

2．发病遗传机制 本病的致病基因为 *RMRP*（RNA component of mitochondrial RNA processing endoribonuclease）。*RMRP* 基因定位于 9p13，其表达产物为一种 268 个核苷酸的 lncRNA。RMRP 可与蛋白结合形成具有 RNA 核糖内切酶活性的核糖核蛋白复合物 MRP，在不同细胞器中发挥不同的分子功能：①在线粒体中负责在 DNA 复制位点切割引物 RNA；②在细胞核中负责 rRNA 的加工剪切修饰，切割 18S rRNA 和 5.8S rRNA 间的链接 RNA。研究表明，突变 g.70A > G 直接影响核糖核蛋白复合物 MRP 的 RNA 内切酶活性，减少成熟 5.8S rRNA 的生成。

知识拓展：高通量测序与非编码RNA研究

CHH 符合常染色体隐性遗传，但 CHH 纯合突变子具有外显不全的特点，外显率约 70%。

第四节 表观遗传现象与遗传病发生

表观遗传研究一类特殊的可继承的生物性状的变化。不同于经典的遗传性状的突变，表观遗传性状的变化并非由 DNA 序列改变造成。近年研究逐渐揭示表观遗传机制在多细胞生物个体发育、生长、衰老及疾病过程中起着非常重要的作用。此外，该机制还参与生物个体多种复杂的生理过程，包括细胞的分化、性别决定有关的 X 染色体失活、基因组印记等。

一、X 染色体失活

在哺乳动物中，雌性和雄性个体 X 染色体的数目不同，这类动物需要以一种方式来解决 X 染色体剂量的差异。在雌性哺乳动物中，两条 X 染色体有一条往往是失活的，称为 X 染色体剂量补偿。人的两条 X 染色体是随机失活的，并且 X 染色体失活（X inactivation）的选择和起始发生在胚胎发育的早期，这个过程被 X 失活中心（X-inactivation center，XIC）所控制，是一种反义转录调控模式。X 失活中心还有“记数”的功能，即保持每个二倍体中仅有一条 X 染色体有活性，其余全部失活。X 染色体的失活状态在很大程度上依靠 DNA 甲基化来维持，通过有丝分裂或减数分裂遗传给后代。

（一）X 染色体失活的表观遗传机制

1996 年，Penny 等首先发现 X 染色体的 Xq13.3 存在一个 X 失活中心，X 失活是从 XIC 区段开始启动，然后扩展到整条染色体。XIC 长约 1 Mb，包含许多非编码区域，至少包括 4 个已知基因：*Xist*、*Xce*、*Tsix* 和 *DXPas34*。

第一个基因 *Xist* 是 X 染色体失活特异性转录基因，也是 X 染色体上启动转录最早的基因。同时，*Xist* 也是一个长非编码基因。两条 X 染色体的 *Xist* 基因都能从上游启动子启动 *Xist* 的稳定转录，但随后只有一条 X 染色体产生的 *Xist* 会将这条染色体自身整体包裹，从而启动异染色质化和失活过程。而另一条 X 染色体转录的 *Xist* 会很快被降解，从而保证这条 X 染色质处于正常的常染色质状态，都具有基因表达活性（图 11-2）。

第二个基因 *Xce*，它在基因组中的组成与 X 染色体随机失活中的选择有关。当 *Xce* 处于纯合状态时，在体细胞中的 X 失活是完全随机的，而当 *Xce* 为杂合状态时，失活就不是完全随机的。

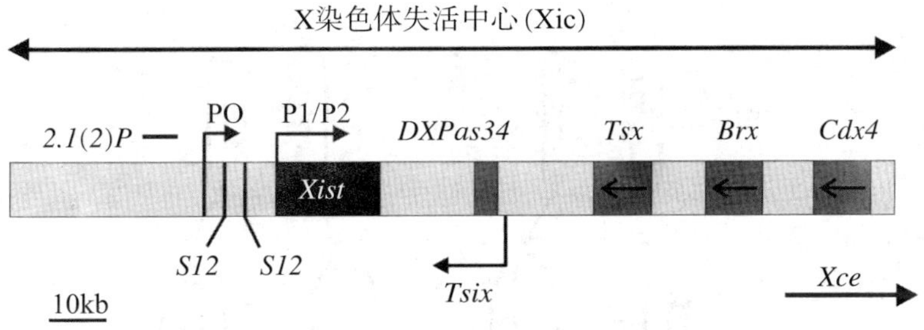

图 11-2　X 染色体失活过程示意图

第三个基因 *Tsix* 是位于 *Xist* 下游的瞬时调控元件。X 染色体失活开始前，两条 X 染色体都表达 *Tsix* RNA，X 染色体失活一旦开始，*Xce* 变为单链表达，并结合在保持活性的 X 染色体上直到 *Xist* 关闭。最近的研究还确认了一种 X 染色体失活选择的候选反式作用因子 CTCF，其结合位点位于 *Tsix* 内，提示 CTCF 与 *Tsix* 可能协同起着 *Xist* 的外源开关功能。

第四个基因 *DXPas34* 富含 CpG，包括一个 15kb 的微卫星重复序列。*Tsix* 转录的重要起始位点位于 *DXPas34* 内，提示对 X 染色体失活有一定调控作用。

此外还发现，失活 X 染色体的组蛋白 H3、H4 的 N 端赖氨酸残基乙酰化程度较低。研究发现，组蛋白去乙酰化发生在 X 染色体失活以后，表明组蛋白去乙酰化可能与 X 染色体失活的维持有关。X 染色体失活的详细分子机制还有待于进一步阐明，但 X 染色体失活是表观遗传学研究的很好范例，它涉及基因组印迹、lncRNA 和甲基化等机制，能帮助人们更好认识基因沉默是如何建立和维持的。

（二）与 X 染色体失活有关的遗传病

Wiskott-Aldrich 综合征 1 型（Wiskott-Aldrich syndrome 1，WAS1）[OMIM# 301000] 以免疫缺陷、湿疹、伴血小板缺乏症为主要特征。该病是由于 *WAS1* 基因 [OMIM* 300392] 突变所致。*WAS1* 基因位于 Xp11。该病患者多为男性。携带有 *WAS1* 突变基因的女性由于染色体随机失活表现为嵌合体，通常无症状表现。女性患病的原因在于不对称 X 染色体失活，即携带有正常 *WAS1* 基因的染色体过度失活所致。

Pelizaeus-Merzbacher 综合征（Pelizaeus-Merzbacher syndrome，PMS）[OMIM# 312080] 是一种 X 连锁隐性遗传弥漫性脑白质髓鞘形成障碍性遗传疾病。其致病基因为 *PLP1*（proteolipid protein 1）[OMIM* 300401]。研究表明携带有突变 *PLP* 基因的 X 染色体更倾向于失活。在 Rett 综合征的研究过程中也发现类似现象，携带有 *MeCP2* 突变基因的 X 染色体更倾向于失活。但即便是失活的 X 染色体，也有一部分基因可以逃避失活，逃避失活的等位基因的表达水平有很大的差异。一些逃避失活的基因过量表达而增加某些疾病的易感性，如 *TIMP1* 基因随着年龄的增加表达量逐渐增加，导致迟发型疾病。

此外，研究还发现女性易感的自身免疫性疾病也与 X 染色体失活相关。

二、遗传印记

追溯到数世纪前，伊拉克人发现驴和马正交、反交，其子代有驴骡和马骡的差异。如雌性马和雄性驴交配时生育马骡，而以雄性马与雌性驴交配时生育驴骡。马骡更像马，特征是鬃毛短、耳朵小；驴骡更像驴，特征是鬃毛厚、耳朵长，粗壮的腿。人类或动物的有些数量性状也只继承父系或母系遗传特征，而不是表现父母同一性状的平均值，这种现象被称为遗传印记，也称基因组印记（图 11-3）。

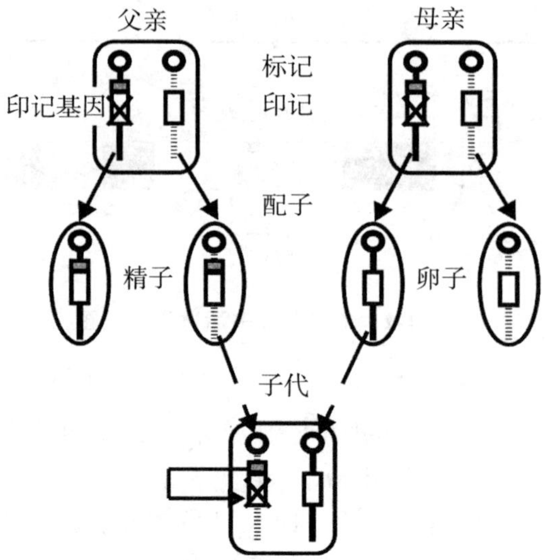

图 11-3　遗传印记过程

（一）遗传印记的概念

遗传印记或基因组印记，是指受精卵形成过程中，来源于父亲或者来源于母亲的等位基因被修饰后，该印记导致下一代仅仅表达父源或者母源等位基因。遗传印记是一种非孟德尔式遗传，其中父源等位基因不表达被称为父系印记（paternal imprinting），而母源等位基因不表达者就称为母系印记（maternal imprinting）。

印记基因的形成和表达存在复杂的调控机制，并受多种因素的影响。DNA 甲基化是产生遗传印记的主要原因。在配子形成早期，来自父方和母方的印记将被擦除。父方等位基因在精母细胞形成精子时产生新的甲基化模式，母方等位基因甲基化模式在卵子发生时形成，因此在受精前来自父方和母方的等位基因具有不同的甲基化模式。哺乳动物基因的印记过程包括印记去除（去甲基化）、印记形成（重新甲基化）、印记维持（甲基化维持）三个过程。父方基因组的去甲基化是将甲基直接去除；而母方基因组的去甲基化则多数是因甲基转移酶 DNMT1 活性受阻而使甲基化维持失败。研究表明遗传印记的擦除并不是完全彻底的。印记基因的形成和表达存在复杂的调控机制，并受多种因素的影响。印记基因的异常表达引发伴有复杂突变和表型缺陷的多种人类疾病。

（二）遗传印记的特点

遗传印记主要与 DNA 甲基化、染色质重塑和非编码 RNA 的调节作用有关。遗传印记的特点主要表现为：①印记基因成簇分布，遍布基因组中。例如，在人基因组中已发现 50 多个印记基因，这些印记基因成簇聚集形成染色体印记区。有些印记基因连锁时会有不同的印记效应，如在小鼠中胰岛素样生长因子 2（insulin-like growth factor 2，*Igf2*）和 *H19* 这两个印记基因连锁，但在雌性小鼠中 *Igf2* 印记失活，*H19* 在雄性小鼠中印记失活。②遗传印记基因的内含子小。③雄性印记基因重组率高于雌性印记基因。④印记基因的表达具有组织特异性。如在小鼠中，印记基因 *Ins1* 和 *Ins2* 在卵黄中 *Ins1* 单等位基因表达；在胰腺中 *Ins1* 和 *Ins2* 则同时表达。⑤遗传印记在遗传给后代时也可以被逆转。个体产生配子时会擦除上代印记，打上自身印记。

（三）印记基因的表达调控机制

迄今发现人的印记基因已有 50 多个，分布于基因组的 12 个区域，大多成簇排列，其中有许多与疾病的发生密切相关。虽多数印记基因的作用机制尚不清楚，然而几乎都与 DNA 甲基化模式的异常相关联。值得注意的是涉及不同亲本来源的印记基因的 DNA 甲基化模式都是在生殖细胞成熟过程中建立的。也就是说，遗传印记是生殖细胞系的一种表观遗传修饰，这种修饰由一整套分布于染色体不同部位的印记中心来协调。印记中心直接介导了印记标记的建立及其在发育全过程中的维持和传递，并导致以亲本来源特异性方式优先表达两个亲本等位基因中的一个，而使另一个沉默。

20 世纪 90 年代初，科学家首先发现 *IGF2* 和 *H19* 是人类印记基因，继而发现 DNA 甲基化在印记基因表达中的作用。*IGF2* 是一种父源等位基因表达的胚胎生长因子。*H19* 基因产物是一种母源等位基因表达的 pol Ⅱ 转录子，它的转录物是丰度很高但功能不详的非编码 RNA，并不翻译为蛋白质。*IGF2* 基因和 *H19* 基因呈簇分布，期间有一个富含 CpG 岛的差异甲基化区域（different methylation region，DMR），又称 ICR（imprinting control region）。这三者的排列次序是：5'-*IGF2*-DMR-*H19*-3'。DMR 作为印记调控区，借助差异甲基化，以及它特有的染色体屏障调节蛋白 CTCF 结合位点，对 *IGF2* 和 *H19* 进行交互易换式的印记调节（图 11-4）。*H19* 和 *IGF2* 的表达要竞争位于 *H19* 3' 下游的一个增强子。在母源染色体上，DMR 是非甲基化的，它允许锌指蛋白 CTCF 与它相结合，从而隔断了 *IGF2* 和位于 *H19* 下游的增强子，所以该增强子只活化 *H19* 的转录。而在父源染色体上，DMR 是甲基化的，它不仅使 *H19* 基因沉默，CTCF 也因此不能与之结合，结果是父源 *IGF2* 基因在增强子作用下活化表达。在这个印记调控区，相对增强子作用而言，DMR 起了一个染色质屏障作用，被称为隔离子（insulator），在印记中起关键调控作用。

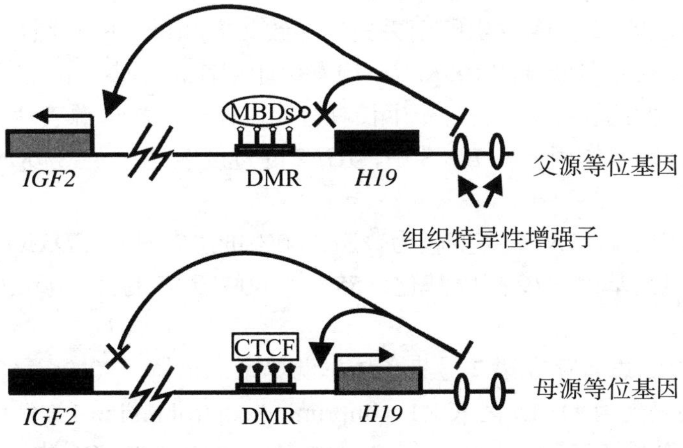

图 11-4　启动子（P）、差异甲基化区（DMR）、锌指蛋白（CTCF）和增强子（E）对 *IGF2* 和 *H19* 的交互易换式印记模式示意图

此外，该区段的第 2 个印记调控区也对包括编码细胞周期素依赖的激酶抑制蛋白的基因 *CDKN1C*（cyclin-dependent kinase inhibitor 1C）（也称 $P57^{KIP2}$）在内的多个与细胞分裂周期相关的基因进行类似的调节。这个印记调控区内基因的印记失调会导致细胞的恶性生长。

（四）印记异常与遗传病

印记基因引起疾病主要表现在以下两个方面：一是印记等位基因的再活化，即印记丢失（loss of imprinting，LOI）；二是印记基因的另一拷贝等位基因异常造成该基因失活。

1．Beckwith-Wiedemann 综合征与 Silver-Russell 综合征

（1）疾病概述：Beckwith-Wiedemann 综合征（Beckwith-Wiedemann syndrome，BWS）[OMIM# 130650]，又称巨大舌 - 脐膨出综合征或过度生长综合征（overgrowth syndrome）。Silver-Russell 综合征（Silver-Russell syndrome，SRS）[OMIM#180860]，又称不对称身材 - 矮小 - 性发育异常综合征（asymmetry short statue variations in sexual development syndrome），由 Silver 和 Russell 在 1953 年及 1954 年报道。

舌巨大、脐膨出、过度生长是 BWS 的三个重要特征。患者身体在出生前就会发生局部过度生长，妊娠期间可见胎盘过大、脐带过长和羊水过多。患儿的平均出生体重在 4kg 左右，身高在 52cm 左右。出生后的头部特征主要表现为五官粗糙、大囟门、面中部发育不全、巨舌、眼睛突出、耳垂呈现线形皱褶等特征；肝、肾、脾等内脏巨大、心肌肥大、胰腺增生、腹直肌分离、肾髓质发育不良、输尿管扩张、外部生殖器过度生长、隐睾等特征。身体表现为明显的单侧肥大等特征。此外，约 30% 患儿出生时表现为低血糖，并可致神经功能障碍。另有 10% 患儿出生时伴有 Wilms 瘤。

SRS 患儿一般智力正常，少数患儿可有运动认知发育落后及学习障碍，该病主要症状为产前和生后发育迟缓，典型 SRS 患者会身材矮小，出生时的体重会比平均值低 2 个标准差，出生后的体重及身高也会比平均值低 2 个标准差。因骨骼发育不对称，患者可能有头部、躯干与四肢骨骼的左右不对称，其中以四肢最明显。患者常具有特殊面容，脸小呈三角形使前额显得突出。

（2）发病遗传机制：BWS 与 SRS 的致病基因主要位于印记基因聚集的 11p15.5 区域，其发病机制与基因组印记有关。

11p15.5 印记基因聚集区包含有编码生长因子、肿瘤抑癌基因等印记基因。BWS 的发病实际上是 11p15.5 印记基因聚集区中 *IGF2* 和 *CDKN1C*（$P57^{kip2}$）两个印记基因的错误表达所致。在正常情况下，*IGF2* 为父源基因表达（母方基因印记），而 *CDKN1C* 为母源表达（父方基因印记）。而在患者中，*IGF2* 基因发生印记丢失，导致父方和母方的基因均表达，造成 *IGF2* 基因过度表达；同时，父方和母方的 *CDKN1C* 均发生印记而都不表达。在胚胎发育过程中，父源表达的基因（母方基因印记）一般对于生长具有促进作用，而母源表达的基因（父方基因印记）则对于生长具有抑制作用。在 BWS 中，*IGF2* 的过度表达以及 *CDKN1C* 的不表达，最终造成胚胎过度生长。

在家族性 BWS 中，*CDKN1C* 突变较为普遍，60% 的患者具有 *CDKN1C* 突变。此外，10% 的患者还发现存在印记基因 *H19* 高甲基化，55% ～ 60% 患者的 *KCNQ1OT1* 基因 5′ 端常发生去甲基化。

7% ～ 10% 的 SRS 患者存在第 7 号染色体母源单亲二倍体。30% ～ 60% 的 SRS 患者存在 11p15 区缺陷，主要表现为 11p15 区 ICR1（imprinting control region 1）低甲基化，而低甲基化 ICR1 导致抑制父源基因 *IGF2* 的表达和促进母源 *H19* 表达。在 SRS 中，*IGF2* 的不表达以及 *H19* 的过表达，最终造成胚胎生长缓慢。

2．Prader-Willi 综合征与 Angelman 综合征

（1）疾病概述：Prader-Willi 综合征（Prader-Willi syndrome，PWS）[OMIM#176270]，又称低肌张力 - 低智力 - 性腺发育低下 - 肥胖综合征。Angelman 综合征（Angelman syndrome，AS）[OMIM#105830]，又称快乐木偶综合征。

PWS 是一个复杂的多系统异常，主要临床特征有：新生儿及婴儿期肌张力低，发育延迟，儿童期开始食欲过盛故导致肥胖，身材矮小，性腺机能减退，行为异常伴中度智力低下等。

AS 的主要临床特征有：共济失调步态，震颤，癫痫发作，好动症，严重智力障碍，语言障碍，无意识发笑，以及以大振幅慢峰波为特点的脑电图。

（2）发病遗传机制：PWS 和 AS 是两种临床症状和遗传形式不同的遗传疾病，但是，两者的致病因素都与 15q11-q13 印记基因的表达有关。75% 的 PWS 病例为染色体 15q11-q13 缺失，而且缺失主要发生在父源染色体。24% 的 PWS 为母源单亲二体型（uniparental disomy，UPD）所致。约 70% 的 AS 患者的致病原因为母源染色体 15q11-q13 缺失，5% 的 AS 为父源单亲二体型，10% 的 AS 是由于 *UBE3A* 基因（编码一种 E3 泛素连接酶）突变所致。

15q11-q13 区域包含多个父源表达编码多肽的基因（*MKRN3*、*MAGEL2*、*NECDIN* 和 *SNURF-SNRPN*），若干父源表达的 snoRNA 基因（*SNORD64*、*SNORD107*、*SNORD108*、*SNORD109A*、*SNORD109B*、*SNORD115* 和 *SNORD116*），以及母源表达的 *UBE3A* 和 *ATP10A*。缺乏 *SNORD116* 的表达被认为是导致 PWS 表型的关键。而 AS 则可能是由于 *UBE3A* 的突变或缺失使过多的不必要蛋白堆积在神经元而导致疾病。*UBE3A* 位于 *SNURF-SNRPN* 下游，母源 *UBE3A* 的表达和父源 *SNURF-SNRPN* 的表达是由位于上游的印记中心控制，在调节印记状态及 PWS 和 AS 发病中起着重要作用。

思考题

1．何谓表观遗传学？表观遗传学修饰的主要机制有哪些？
2．如何理解 DNA 甲基化在调控基因表达过程中的重要作用？
3．组蛋白修饰有哪些主要类型？组蛋白乙酰化修饰如何影响基因的表达？
4．何谓遗传印记？印记基因有哪些主要特征？
5．简述 Prader-Willi 综合征与 Angelman 综合征的发病机制。

（刘迎春　胡劲松）

L11-2w
Summary

第12章 发育遗传学

发育和遗传都是生命的基本现象，人们很早就对发育和遗传机制进行研究，但却一直各行其道。胚胎学家力求阐明不同组织器官的发育模式及其相互作用，而遗传学家则试图破译遗传密码、探讨基因的遗传性及其表达调控机制。直至随着分子生物学的发展，发育和遗传这两个学科在基因水平重新联合起来，发育遗传学（developmental genetics）的大门才真正开启。

和遗传学其他分支学科一样，发育遗传学所关注的核心问题依然是基因如何决定性状，但却侧重于研究这些性状在生命早期发生的遗传控制。其目的在于阐明发育中基因表达的调控机制，探讨多种内外因素对遗传信息表达和发育过程的影响，揭示导致出生缺陷的遗传和环境因素的作用。

近年来，综合应用模式生物、各种组学、表观遗传学和生物信息学等学科的技术与方法开展研究，现代发育遗传学已发展成为一门由遗传学与发育生物学、基因组学、分子细胞生物学以及生物信息学等学科相互结合、相互渗透的新兴交叉学科，并与临床医学紧密结合，在阐明生命的发生、发展机制，探讨出生缺陷发生的遗传背景、识别出生缺陷的主要环境危险因素，并开展相应的病因及发生机制研究等多个领域发挥着重要的作用。

第一节 发育的基本过程

生物的个体发育是指细胞分裂、生长分化、成熟以及衰老的一系列过程，这一过程高度程序化，各事件按照严格的时空顺序有步骤、分阶段地依次展开，彼此间高度协调，共同完成发育过程。对于大多数生物而言，发育通常包括胚前发育、胚胎发育和胚后发育三个阶段。

一、胚前发育

胚前发育指配子发生过程，是个体发育过程中重要的起始活动，包括精子发生（spermatogenesis）和卵子发生（oogenesis）。

（一）精子发生

人类精子发生在睾丸曲精小管中进行，始于男性的青春期，包括以下 4 个时期：①增殖期：睾丸曲精小管上皮中的精原细胞经过多次有丝分裂不断增殖。②生长期：一部分精原细胞（A 型精原细胞）继续增殖，另一部分精原细胞（B 型精原细胞）则进入生长期，细胞体积逐渐增大而成为初级精母细胞。③成熟期：每个初级精母细胞经过减数分裂Ⅰ形成 2 个次级精母细胞，染色体数目减半。每个次级精母细胞再经过减数分裂Ⅱ，姐妹染色单体分离，形成 2 个精细胞。最终，每个初级精母细胞形成 4 个精细胞。④变形期：圆形的精细胞逐渐变形，经过顶体形成、核染色质凝聚、尾部形成及多余胞质脱落等一系列变化，转变成蝌蚪状的精子。精子抛弃了绝大部分细胞质，具有活跃游动能力，有利于受精过程的完成。

（二）卵子发生

卵子发生开始于胚胎发育早期的卵巢中，包括以下 3 个时期：①增殖期：卵巢表面上皮中的卵原细胞经过多次有丝分裂不断增殖。②生长期：胚胎发育的第 3 个月左右，卵原细胞进入生长期，细胞体积逐渐增大而发育成为初级卵母细胞。每个初级卵母细胞均被若干个滤泡细胞包围，构成卵泡。③成熟期：每个初级卵母细胞经过减数分裂Ⅰ形成 1 个较大的次级卵母细胞和 1 个小的第一极体，染色体数目减半。次级卵母细胞和第一极体再分别进行减数分裂Ⅱ，前者形成 1 个较大的卵细胞和 1 个较小的第二极体，后者形成 2 个第二极体。最终，每个初级卵母细胞形成 1 个卵细胞和 3 个第二极体。卵细胞中保留着绝大部分细胞质，生产和储存了大量个体发育中很重要的蛋白质和 mRNA，有利于控制受精卵的早期发育过程。

人类的卵子发生过程不连续，胚胎发育的第 6 个月左右，卵原细胞已经生长成为初级卵母细胞。女婴出生后，大部分初级卵母细胞逐渐退化、消失，只有约 400 个初级卵母细胞始终停滞在减数分裂前期Ⅰ的双线期，直至青春期后每月有 1 个初级卵母细胞发育，完成减数分裂Ⅰ，开始减数分裂Ⅱ，排卵时停留于中期Ⅱ，若能受精则完成减数分裂Ⅱ，形成 1 个成熟的卵细胞并释放第二极体，若不能受精将在 24h 内退化死亡。

二、胚胎发育

胚胎发育包括受精及胚胎发生的一系列复杂过程，是发育遗传学研究的重点阶段。

（一）受精

受精（fertilization）是指精子与卵子结合形成受精卵的过程。对人类而言，其过程主要包括：①精卵相遇识别。自卵巢排出的次级卵母细胞处于减数分裂中期Ⅱ，进入并停留在输卵管壶腹部，等待与精子结合。而精子在女性生殖管道内运行过程中，精液中的糖蛋白被子宫和输卵管上皮细胞分泌的酶降解，获得受精能力。获能精子接触次级卵母细胞的放射冠时，顶体被激活，释放顶体酶，溶解放射冠与透明带，打开只能允许一个精子进入次级卵母细胞的通道。精子的质膜和次级卵母细胞的质膜融合。②精子的胞核和胞质进入到次级卵母细胞内，完成配子融合。③次级卵母细胞活化，释放卵皮质颗粒，水解透明带的精子受体，使透明带的结构和化学成分发生变化，不能再与精子结合，从而保证单精受精。④次级卵母细胞启动并完成减数分裂Ⅱ。卵细胞胞核和进入卵内的精子胞核逐渐膨大，分别称为雌原核和雄原核。⑤雌雄原核相互靠近，核膜消失，染色体混合，形成二倍体的受精卵。

（二）胚胎发生

人类的胚胎发生（embryogenesis）是指个体从受精卵开始，经历增殖分裂、分化及凋亡等一系列活动，最终形成成熟胎儿的复杂过程。人胚胎在子宫内的发育需要约 38 周的时间，分为胚期和胎期两个时期。

1. 胚期 从受精到第 8 周末称为胚期（embryonic period）。此期受精卵历经卵裂、胚泡形成、二胚层胚盘的发生、三胚层胚盘的形成、三胚层的分化、胚体形成几个阶段，最终发育成为各器官、系统与外形初具人体雏形的胚胎。

（1）卵裂：受精卵的细胞分裂称为卵裂，卵裂产生的子细胞称为卵裂球。卵裂是一种特殊的有丝分裂过程，细胞在分裂间期无生长，受精卵的胞质被不断分割到子细胞中。因此，随着细胞数目的增加，细胞体积将逐渐变小。受精后 2 ～ 3 天，受精卵通过数次卵裂形成一个由 12 ～ 16 个卵裂球组成的实心细胞团，形似桑葚，称为桑葚胚。受精后 72h，桑葚胚已进入子宫腔内。

（2）胚泡形成：桑葚胚继续分裂，细胞间出现液体，液体的聚集使细胞间出现空隙，在受精后约第 4 天形成囊泡状的胚泡。胚泡的卵裂球为 100 个左右，细胞间空隙已逐渐扩大并融合为一个大腔，周围由一层扁平的滋养层细胞包绕。腔内的一侧有一群大而不规则的细胞，称为内细胞群，这些细胞即为胚胎干细胞。此后，胚泡通过滋养层着床于子宫壁内膜。

(3) 二胚层胚盘的发生：内细胞群细胞继续增殖、分化。受精后第 2 周左右，靠近滋养层的一层柱状细胞形成上胚层，靠近胚泡腔一侧的一层立方形细胞形成下胚层。上胚层和下胚层紧密相贴，形成圆盘状的二胚层胚盘。胚盘是胎儿的原基。

(4) 三胚层胚盘的形成：至受精后第 3 周初，上胚层部分细胞迅速增生，在胚盘一端中轴汇集，形成原条。原条的细胞继续增殖，并向深部迁移，形成凹陷的原沟，原沟底的细胞在上、下胚层间扩展迁移，部分细胞在上、下胚层间形成一个新的细胞层，称为中胚层；中胚层部分细胞迁入下胚层，逐渐替换下胚层细胞，形成内胚层；之后，原上胚层改称外胚层。至受精后第 3 周末，由外胚层、中胚层和内胚层三个胚层构成的三胚层胚盘形成。

(5) 三胚层的分化：三胚层细胞相互作用，通过细胞运动和组织构建，最终发育成为胚体各组织器官。外胚层主要分化为皮肤上皮（包括上皮各种衍生物如腺体等）、中枢神经系统、周围神经系统及感觉器官；中胚层主要分化为肌肉、结缔组织（包括骨骼、血液等）、生殖与排泄器官的大部分；内胚层主要分化为消化管的大部分上皮、肝、胰、呼吸器官、生殖与排泄器官的小部分。

(6) 胚体形成：早期胚胎为扁平的盘状结构，随着各器官逐渐分化定型，胚胎的形态也随之发生变化。首先在胚盘的周缘出现明显的卷折：头、尾端卷折形成头褶和尾褶，两侧缘卷折形成侧褶。随着头褶、尾褶和侧褶的逐渐加深，盘状的胚盘演变为柱状的胚体。至受精后第 4 周末，胚体（从头至尾）呈“C”字形。第 5 周至第 8 周，胚体外形出现明显的变化，例如胚体渐直、肢芽出现并发育、颜面形成等。至受精后第 8 周末初具人形。

2. 胎期 从受精后第 9 周至出生称为胎期（fetal period）。这一时期胎儿逐渐长大，各器官、系统继续发育分化，部分器官的功能逐渐出现并进一步完善。

三、胚后发育

胚后发育是指个体出生后的生长、衰老和死亡过程。对人类来说，胚后发育包括婴儿期、儿童期、青春期、成人期（青年期、中年期和老年期）几个阶段。

第二节 发育的调控机制

发育是生物界最为复杂的过程之一，对发育机制的探讨可以帮助人们理解发育的本质问题，从而服务于临床，有效预防各种出生缺陷的发生，或在此基础上建立起出生缺陷疾病的现代诊疗手段。

值得注意的是，由于发育遗传学研究在人类的实验存在着严肃的伦理问题和较大的局限性，如不可能人为制备突变体、强制具有某种畸形表型的患者婚配或对患者进行实验操作等。因此，发育遗传学研究对象主要集中于黑腹果蝇、秀丽线虫、斑马鱼、小鼠等模式生物。生物由共同祖先演化而来，在进化过程中保留了许多作为发育基础的基因和遗传通路，许多控制发育的遗传机制在所有物种间都极为相似。因此，可以通过对模式生物基因结构和功能的探讨来推测人类相应基因的功能；通过对模式生物正常和异常发育过程的研究来阐明包括人类在内许多物种的遗传规律。目前已知的发育机制大多来源于对这些模式生物的研究结果。

一、发育的细胞生物学机制

从细胞水平来说，发育通常包括细胞分裂、细胞决定、细胞分化、图式形成、形态发生及程序性细胞死亡等几种主要机制，这些机制间彼此有机联系，相互协调、共同控制着发育过程。

1．细胞分裂　细胞分裂（cell division）是发育的基础，持续存在于发育的不同阶段。生物通过减数分裂形成生殖细胞，精卵受精后，受精卵接着进行一系列细胞有丝分裂过程，形成数目庞大、在遗传本质上相同的细胞。

2．细胞决定　个体发育至囊胚时，细胞间并没有明显可以区别的特征，但有些细胞注定要进入某种发育途径，生成某种特定组织。胚胎细胞在发生分化之前已确定向特定方向分化的变化过程，称为细胞决定（cell determination）。此时的细胞或组织即使被移至其他部位，甚至于其他生物体时，也能不受异源环境的影响，依然延续未转移前的分化过程。细胞决定是细胞分化的前奏。

3．细胞分化　细胞分化（cell differentiation）是发育的核心，胚胎通过细胞分化在结构和功能上出现差异，从而形成上皮细胞、血细胞和肌细胞等不同的细胞类型。细胞分化的实质是基因组时空表达模式的特化，即细胞的基因组DNA并不全部表达，而是按一定的时空顺序，在不同的细胞或同一细胞不同的发育阶段发生差异性表达，从而导致细胞特异性蛋白质的产生，这些特异性蛋白赋予了各分化细胞不同的特征。与此同时，细胞分化过程还可以受环境所诱导，如胚胎各细胞间的相互作用。

4．图式形成　图式形成（pattern formation）是指发育过程中控制胚胎细胞的行为使其在正确的空间位置上形成特定结构的过程，包括胚胎身体前后端和背腹面的确立以及细胞在不同胚层中的分配等。图式形成与细胞分化关系密切却又彼此独立，例如，人的上下肢拥有相同类型的分化细胞（都有骨、肌肉及皮肤等），但其排列方式在上肢与下肢中却差异很大，即相同的分化细胞可以在不同的部位出现不同的排列方式。

5．形态发生　形态发生（morphogenesis）是指细胞在图式形成后，通过一系列增殖、变形、迁移、黏着、凋亡等活动，最终形成复杂组织、器官和个体形状的过程。形态发生使生物体的身体在多维时空中精确构建成形，并最终发育成为具有正常大小和形状的胚胎。

6．程序性细胞死亡　程序性细胞死亡（programmed cell death）是由生理信号引发的自主性的细胞清除过程，在发育中起着非常重要的作用，是许多结构的形态发育所必需的。程序性细胞死亡可使细胞在发育的特定阶段按序死亡，使个体细胞保持一定的数量和处于正确的位置。例如，人胚胎早期手指和脚趾间有组织相连，这些组织将进行程序性细胞死亡，从而使胎儿的手指和脚趾完全分开。

二、发育的分子遗传机制

从分子水平来说，基因是发育过程中的主要调控因子，在发育的不同时空，存在着不同组合的特定基因的表达，它们形成一个复杂、立体的调控网络，从而控制着发育过程。以果蝇为例，最初的母体效应基因确定新个体的前后轴和背腹轴，随后的分节基因使胚胎形成节的分隔，后续的同源异形基因则决定每一体节形态的分化，并调节下游更为广泛的基因表达，在不同时空顺序上形成一个多层次、全方位的调控网络，以此来精确控制发育分化过程。

在发育这一复杂过程中，基因组的两类遗传信息均起着非常重要的作用。一类是传统意义上的遗传信息，即DNA编码序列所提供的遗传信息；另一类是表观遗传信息。表观遗传信息并不改变基因的序列，而是通过DNA甲基化、组蛋白修饰以及非编码RNA调控等方式来调节和保障基因组信息正确的时空表达。可以说，遗传学信息提供了合成生命所必需蛋白质的模板，而表观遗传信息则提供了基因组信息精细的调节方式，即何时、何地和怎样应用遗传学信息的指令（详见本书第十一章）。正常发育过程取决于两类遗传信息彼此协调、准确无误地运行，任何遗传信息的异常都可能导致出生缺陷。

与此同时，环境因素也参与了发育过程的调控。对人类而言，从出生前胚胎发育所依赖的母体子宫环境，到出生后个体发育所面对的外界环境，多个内外环境因素都对发育过程起着调控作用，不良的环境因素同样也可能导致出生缺陷的发生。

（一）母体效应基因

母体效应基因（maternal effect gene）是指在卵子发生过程中进行表达，表达产物（母体因子——mRNA 和蛋白质）存留于卵子中，受精后通过这些母体因子影响胚胎发育的基因。卵子发生过程中，众多的母体效应基因被转录，有些母源 mRNA 转录物被掩藏在特殊的核糖核蛋白颗粒中，直至受精后才能被翻译。

母体效应基因在控制受精卵的快速卵裂和动物发育早期身体前后轴及背腹轴的确立中均起着重要的作用。不同物种体轴确立的方法和策略不尽相同。在非洲爪蟾和斑马鱼的体轴形成中，母体效应基因 β-*catenin* 是形成背轴的关键，可启动一系列背部化基因的表达；而在果蝇前后轴确立中，四种母体效应基因 *bicoid*、*nanos*、*hunchback* 和 *caudal* 起着重要的作用。

果蝇发育早期的卵细胞阶段，由滋养细胞和卵泡细胞分泌诱导，在椭圆型卵细胞的两端分别差异性地储存了 *bicoid* mRNA 和 *nanos* mRNA，其中 *bicoid* mRNA 集中在卵母细胞的前端，而 *nanos* mRNA 则集中在后端。受精后，mRNA 翻译过程被激活，每种 RNA 就地翻译。由于渗透和扩散，Biciod 蛋白浓度从前往后依次递减，而 Nanos 蛋白浓度则依次递增。Biciod 和 Nanos 蛋白分别对 *caudal* mRNA 和 *hunchback* mRNA 的翻译具有抑制作用，这就造成后两种原本在胚胎中均匀分布的 mRNA 出现了蛋白质表达的梯度分布，即 Hunchback 蛋白浓度从前往后依次降低，而 Cuadal 蛋白浓度从前往后依次增高。Hunchback 蛋白作为一种转录因子，可调控参与前端分化的基因表达，因此，Hunchback 蛋白高表达区域将发育成头部；而 Cuadal 蛋白作为控制后端分化基因的专一性活化因子，Cuadal 蛋白高表达区域将发育成尾部；二者过渡区域将发育成胸部。若分别消除 *biocoid* 或 *nanos* 基因的表达，则可获得没有头胸或腹部异常的胚胎（图 12-1）。

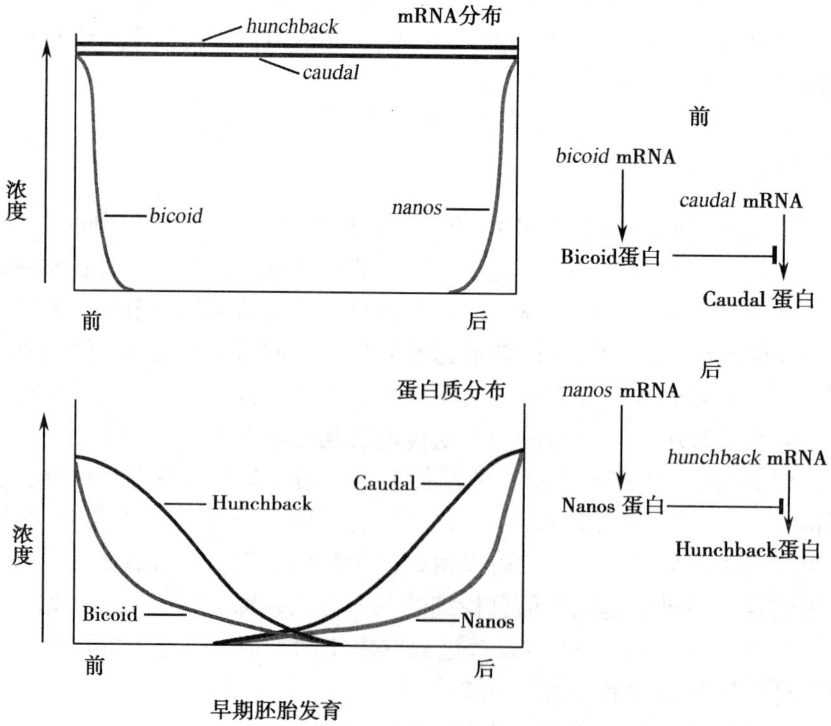

图 12-1 mRNA 差异定位确定果蝇早期发育的前—后体轴

（二）发育调控基因

目前人们对于发育过程中的基因调控机制仍不完全清楚，但已经明确的是，从简单的酵母到复杂的人类，胚胎发育的基因调控机制高度保守，且这种保守性存在于转录水平、RNA 加工和转运水平、翻译水平以及翻译后水平。通过在模式生物中的研究，人类先后发现了一些重要的发育调控基因，并在此基础上进行了发育的基因调控机制研究。目前，已经明确了 *Hox*、*Sox*、*Pax* 等发育基因家族在个体早期发育过程中的作用。这些基因在进化上均十分保守，多为调控基因，广泛存在于从低等到高等的各类生物体内，通过调节一组目的基因的表达来控制性状的表现，从而调控发育过程。

Hox 基因（*Hox* gene）是控制发育的主要基因，对动物的细胞分化和器官发生等过程均起着关键作用。该基因首先发现于果蝇，决定果蝇每一体节的性质与形态特征，其突变可使果蝇身体的一部分结构转变为相似的另一部分结构，如使果蝇的触角发育成腿等。随后，在线虫、鱼类、鸟类和哺乳类中都发现了 *Hox* 基因的同源基因。这些 *Hox* 基因在进化上高度保守，均含有一段 180bp 的同源框序列，其蛋白质产物称为同源域。同源域可以和 DNA 特异性结合，作为转录因子激活或抑制靶基因的表达。大量研究表明，*Hox* 基因家族成员在哺乳动物的发育过程中，参与了躯干前后轴的模式化、神经系统的发育、肢体发生的位置、各个重要器官系统的形成和转化以及体细胞遗传病的发生等多个过程。*Hox* 基因的突变、过表达或缺失均可能导致出生缺陷。例如，人类 *HOXA13* 及 *HOXD13* 基因的异常会导致并指、多指等畸形。

知识拓展：*Hox* 基因与疾病

Sox 基因（SRY-box gene）家族是一类以 *SRY* 基因为基本成员的控制发育的基因家族。1990 年，人类 Y 染色体上的性别决定基因 *SRY* 被克隆，此后在果蝇、鱼类、鸟类、哺乳类等多个物种中都发现了 *SRY* 基因的同源基因，后来把这类与 *SRY* 基因同源的基因称为 *Sox* 基因。*Sox* 基因家族成员都含有一个编码 79 个氨基酸的保守区域，即 HMG 盒，可以与 DNA 特异性结合，参与基因的表达调控。现有研究表明，*Sox* 基因家族在发育过程中主要参与了性别决定与分化、神经系统发育、骨形成和生血细胞的发生等事件。*Sox* 基因的突变、缺失等都有可能导致发育异常或先天性疾病。

Pax 基因（paired box gene）也是一个进化上保守的基因，普遍存在于从果蝇到人类的各种生物体中。目前已知 *Pax* 基因家族有 9 个成员，各成员均编码一个 128 个氨基酸的成对结构域，可以和 DNA 特异性结合，并由此行使转录抑制调节作用。研究表明，*Pax* 基因在发育过程中参与感觉器官（如眼、内耳等）、骨骼系统，胸腺、肌肉、甲状旁腺、中枢神经系统、泌尿生殖系统等器官系统的发育，其主要作用包括调控发育基因的转录、促进细胞增殖和自我更新、抑制细胞凋亡、引导细胞前体的定向迁移和分化等。*Pax* 基因的非正常表达会导致多种器官或组织的发育畸形。

（三）发育相关信号通路

发育过程需要细胞间的相互协调，以精确安排组织和细胞亚型所需空间，这种协调是通过不同的细胞信号通路来完成的。脊椎动物胚胎发育过程涉及多个信号通路，包括 Wnt、Nodal、Hedgehog、BMP 和 FGF 等，它们构成了一个复杂的调控网络，参与调控胚胎发育过程中的各种生命活动。

Wnt 基因是鼠类乳腺癌病毒诱导的小鼠乳腺癌中克隆出的一种原癌基因，其家族成员广泛存在于从线虫到脊椎动物的许多物种中。*Wnt* 家族基因产物与其他相关基因的蛋白组成了一条复杂的 Wnt 信号通路，参与了胚胎发育的几乎全部过程，在动物胚胎分化、控制胚胎轴向的正常发育、细胞极性决定、传递生长和发育信息等方面起着关键的调控作用。中枢神经系统、雌性生殖管、乳腺、肾、肢端、毛发以及牙齿的发育都需要 Wnt 信号通路的参与。此外，该通路还与胚胎干细胞以及多种组织干细胞的自我更新和分化调控密切相关。Wnt 信号通路的失调将会导致胚胎夭折或多种出生缺陷的产生。

Nodal 基因是转化生长因子 β 家族的重要成员之一，该基因最早发现于小鼠，后来逐渐在其他模式生物中发现其同源物。近年来，在小鼠、斑马鱼、爪蟾和鸡胚的研究中发现，Nodal 信号通路在诱导中胚层的发育、确定前后体轴位置、左右体轴的建立中发挥着重要作用。缺少 Nodal 信号的斑马鱼胚胎中，中胚层完全缺失。此外，Nodal 信号存在于所有脊椎动物胚胎的左侧部分，许多上游信号通过下游的 Nodal 蛋白控制胚胎发育的左右不对称性，当在胚胎的右侧异位表达 Nodal 信号时，原本在左侧表达的基因也可以在右侧表达。

Hh 基因是在筛选引起果蝇突变的基因时被发现的，其突变可使果蝇胚胎发育呈毛团状，似受惊刺猬。现有研究表明，Hh 信号通路是一条广泛存在于从果蝇到人类的多个物种中高度保守的信号通路，参与了胚胎发育过程中细胞增殖、细胞决定及多种组织的模式形成，特别与头面部、毛发、肢芽的形态发生以及神经管的形成密切相关。

（四）性别决定与分化

对人类而言，正常的性别发育包括三个连续的事件：受精时染色体性别的确定（XX 或 XY），性腺的发育和分化（卵巢或睾丸），适当性别表型和第二性征的发育（女性或男性）。其中，受精卵的染色体组成是性别决定的物质基础。但在胚胎发育早期，XX 和 XY 个体的性腺并无差异，且既有能向卵巢发育的潜能，又有能向睾丸发育的潜能。具有双重发育潜能的生殖腺发育分化为卵巢或睾丸的过程，有着极为复杂的调控机制，涉及多个性别决定基因的共同参与。近年来，通过大量在基因敲除小鼠和性别分化与发育异常患者中的研究，人们不断识别 *SRY*、*SOX9*、*FGF9*、*DMRT1*、*WT1*、*SF1*、*WNT4* 等性别决定基因（表 12-1），各个基因在特定的时间和空间上严格定量表达，共同调控性别分化过程。这一过程中任何基因表达时空甚至剂量的变化均可能导致性别分化机制的异常。

知识拓展：*SRY* 基因

表12-1　人类主要的性别决定基因

基因	基因定位	目前已知的主要功能
SRY	Yp11.2	胚胎发育早期决定性腺分化和睾丸形成，在性别分化中起开关作用
SOX9	17q24.3	*SRY* 的同源基因，在胚胎发育早期决定性腺分化及睾丸形成，*SRY* 通过 *SOX9* 来调控睾丸发育
FGF9	13q12.11	*SRY* 的下游基因，在睾丸细胞增殖、Sertoli 细胞分化以及中肾细胞迁移中发挥作用
WT1	11p13	在间质细胞形成睾丸的过程中发挥作用
SF1	9q33.3	*WT1* 的下游基因，在睾丸和肾上腺的发育中发挥作用
DMRT1	9p24.3	在决定性腺分化和睾丸的形成中发挥作用
WNT4	1p36.12	常染色体上潜在的卵巢决定基因，抑制雄性性别分化及雄激素合成

第三节　发育异常与出生缺陷

发育异常导致的出生缺陷是发育遗传学在医学领域的重要研究内容。近些年来，随着工业的发展和环境污染的加重，出生缺陷已成为早期流产、死胎、围产儿及婴幼儿死亡、儿童和成人先天残疾的主要原因，给家庭和社会带来沉重的负担。

一、出生缺陷的概念及分类

（一）出生缺陷的概念

出生缺陷（birth defect）是指婴儿出生前发生的身体结构、功能或代谢等方面异常的统称，受遗传和环境等多种因素的影响。出生缺陷疾病种类繁多，既包括各种结构畸形，也包括代谢、功能以及行为发育等方面的异常；既可于出生时就表现出来，也可在出生后一段时间才显现出来，如智力障碍等。

先天畸形（congenital malformation）是指以形态结构异常为主要特征的出生缺陷。在过去很长一段时间内，出生缺陷和先天畸形这两个概念可以相互替代，但随着越来越多的疾病被纳入出生缺陷的研究范畴，目前认为，出生缺陷的含义更为广泛，通常包括先天畸形、染色体异常、遗传代谢性疾病、功能异常如盲、聋和智力障碍等。

（二）出生缺陷的类型

目前已知的出生缺陷病种有 8000 ～ 10 000 种，涉及众多的基础与临床学科。因此，研究人员可从不同学科角度将出生缺陷分成不同的类型。

1．根据胚胎的发生过程分类　根据出生缺陷的胚胎发生过程，可以将出生缺陷分为以下几种类型（表 12-2）：

表12-2　出生缺陷的类型（根据胚胎发生过程分类）

类型	表现	病例
整胚发育畸形	严重遗传缺陷引起，多不能发育成完整胚胎	早期死亡
胚胎局部发育畸形	胚胎局部发育异常，累及多器官	头面发育不全、并肢畸形等
器官和器官局部发育畸形	某一器官不发育或发育不全	室间隔膜部缺损、双侧或单侧肺不发生等
组织分化不良性畸形	胎儿某一组织分化不良	骨发育不全、巨结肠等
发育过度性畸形	器官或器官某部分增生过度	多指（趾）等
吸收不全性畸形	胚胎发育中某些结构吸收不全	蹼状指（趾）、肛门闭锁等
超数和异位发生性畸形	器官原基超数发生或发生于异常部位	多乳腺、双肾盂等
发育滞留性畸形	器官发育中途停止，器官呈中间状态	气管食管瘘、双角子宫等
重复畸形	单卵双生的胎儿未能完全分离，胎儿整体或部分结构不同程度地重复出现	连体儿
寄生畸形	单卵双生的两个胎儿发育速度相差很大，小者附于大者某一部位	寄生胎

2．根据畸形的严重程度分类　根据畸形的严重程度，可将出生缺陷分为简单畸形和多发畸形两大类（表 12-3）。

表12-3　出生缺陷的类型（根据畸形严重程度分类）

类型	亚型	病例
简单畸形	畸形（某一器官或器官的某一部分原发性缺失）	先天性心脏病、唇裂、腭裂等
	畸化（由于环境因子的干扰所导致的器官或组织异常）	妊娠期风疹病毒感染所导致的先天性白内障等
	变形（不正常的机械力扭曲、牵拉正常结构所形成的缺陷）	宫内拥挤或子宫异常而导致的畸形足等
	发育异常（细胞不正常地形成组织）	外胚层发育异常等

续表

类型	亚型	病例
多发畸形	序列征（由单个因素引发的级联反应而导致的单一器官缺陷）	Potter 序列征等
	综合征（由已知致病病因引起，具有一定的可识别的畸形模式）	唐氏综合征等
	关联征（几种畸形并非随机地一起发生，但在发生机制上又不能用序列征、综合征的发生机制来解释）	VATER 关联征等

3．根据缺陷的发生部位分类 世界卫生组织（World Health Organization，WHO）在出生缺陷的国际统计学分类中根据发生部位进行分类，并对各种出生缺陷编排了分类代码。1977年出版的第 9 版《国际疾病分类指南》（International Statistical Classification of Disease，ICD）中详细编入了绝大多数出生缺陷，根据畸形发生的器官系统，采用三位数字对各种畸形编码，如无脑畸形编码为 740。该方法将不同医疗卫生工作者收集的出生缺陷资料进行比较、分组和统计，对出生缺陷病例的信息采集、诊断和质量控制等具有重要的作用，后来世界各国进行出生缺陷调查统计时均采用这一分类方法。该分类法其后又经几次修改，形成不同版本。目前使用的是 1993 年出版的 ICD-10，ICD-11 的修订工作正在进行中，预计将于 2018 年投入使用。

在 ICD-10 中，先天畸形被列为第十七章——先天性畸形、变形和染色体异常，编码为 Q00 ~ Q99，并按照发生器官系统的不同，进行了相应的分类和编码，共分为 11 大类（表 12-4）。而一些先天性疾病、宫内感染等则被列在其他章节的分类编码中，如先天性代谢性疾病的分类编码为 E70 ~ E90。

表12-4 国际疾病分类（ICD-10）——先天性畸形、变形和染色体异常

分类	编码
神经系统先天性畸形	Q00 ~ Q07
眼、耳、面和颈部先天性畸形	Q10 ~ Q18
循环系统先天性畸形	Q20 ~ Q28
呼吸系统先天性畸形	Q30 ~ Q34
唇裂和腭裂	Q35 ~ Q37
消化系统的其他先天性畸形	Q38 ~ Q45
生殖器官先天性畸形	Q50 ~ Q56
泌尿系统先天性畸形	Q60 ~ Q64
肌肉骨骼系统先天性畸形和变形	Q65 ~ Q79
其他先天性畸形	Q80 ~ Q89
染色体异常，不可归类在他处者	Q90 ~ Q99

二、出生缺陷的发生机制

个体发育过程由其遗传特性所决定，亦可受多种内外环境因素的影响。这一过程中任何因子的异常均可能导致出生缺陷。

(一)出生缺陷的影响因素

出生缺陷的主要影响因素为遗传因素、环境因素或二者的相互作用。20 世纪 70 年代，美国学者 Wilson 曾对人类出生缺陷的病因进行综合分析，认为由遗传物质变异导致的出生缺陷约占 25%，由单纯环境因素导致的出生缺陷约占 10%，而多数出生缺陷则是两者相互作用的结果，约占 65%。2006 年，美国发布的《全球出生缺陷报告》提出了新的出生缺陷病因比例：遗传因素约占 40%，环境因素占 5% ~ 10%，原因不明或两者相互作用的约占 50%。

1．遗传因素　遗传因素决定了胚胎发育过程，遗传物质的改变会引起胚胎发育异常，导致出生缺陷。引起出生缺陷的遗传因素主要包括基因突变、致病性拷贝数变异和染色体畸变。

(1) 基因突变：基因是发育过程的主要调控因子，不同组合的特定基因的程序化启动与关闭，控制着组织器官的形成与个体发育，其突变将导致单基因遗传病、多基因遗传病等多种出生缺陷。其中，单基因遗传病的遗传背景已较为清楚，而多基因遗传病则涉及多个基因的复杂参与以及基因和环境之间的相互作用，研究进展较为缓慢，尚处于探明易感基因的阶段（表 12-5）。

表12-5　部分出生缺陷的主要候选基因

疾病	主要候选基因	基因定位	编码产物
先天性心脏病	*TBX5*	12q24.21	T 框蛋白
	NKX2-5	5q35.1	NK 型同源框蛋白
	GATA4	8p23.1	GATA 结合蛋白
多指（趾）/ 并指（趾）	*HOXD13*	2q31.1	同源框蛋白
	HOXA13	7p15.2	同源框蛋白
唇裂 ± 腭裂	*TGFA*	2p13.3	转化生长因子
	MSX1	4p16.2	同源框蛋白
先天性多囊肾病	*PKD1*	16p13.3	多囊蛋白 1
	PKD2	4q22.1	多囊蛋白 2
隐睾	*INSL3*	19p13.11	胰岛素样因子
	SRY	Yp11.2	性别决定因子
	WT1	11p13	威尔姆氏肿瘤抑制因子
	HOXA10	7p15.2	同源框蛋白
先天性马蹄内翻足	*HOXD12*	2q31.1	同源框蛋白
	HOXD13	2q31.1	同源框蛋白
	DTDST	5q32	硫酸盐转移因子

(2) 致病性拷贝数变异：拷贝数变异（copy number variations，CNV）一般指人类基因组中 1kb 至几个 Mb DNA 大片段拷贝数的缺失、插入及重复等，也称为拷贝数多态性。CNVs 是 DNA 分子多态性的形式之一，其变异既有个体正常的多态性变异，也有致病性的变异。近年来研究发现，致病性 CNVs 通过改变基因剂量或调节基因表达而产生疾病表型，可引起先天性智力障碍、孤独症、生长发育迟缓及某些先天性结构畸形等出生缺陷。

(3) 染色体畸变：包括染色体数目异常与结构畸变。由于大多数染色体畸变将涉及多个基因的增减或位置改变，破坏了基因组平衡。因此，染色体畸变患者常表现出多组织器官的畸形现象（详见本书第五章）。对于染色体畸变引起的出生缺陷患者，目前尚无有效治疗方法。

2．环境因素 胚胎或胎儿在发育过程中虽然有绒毛膜、羊膜和胎盘屏障的保护，但仍会受环境中某些因子的干扰而导致出生缺陷。影响胚胎发育的环境包括胚胎所处的微环境（胎膜、羊水、胎盘等）、母体自身的内环境（疾病、代谢、营养等）及母体周围的外环境。致畸因子可直接或间接影响这些环境而作用于胚胎或胎儿。

造成出生缺陷的环境因素包括物理因素、化学因素及生物因素等。其作用途径和效应机制复杂多样：可诱发生殖细胞或胚胎细胞的基因突变或染色体畸变，以致DNA结构和功能受损；可对细胞基因复制、转录、翻译或细胞分裂等过程造成干扰，影响细胞的增殖，引起某些组织细胞死亡；可干扰细胞分化过程中的某一特定阶段、步骤或环节，影响胚胎正常发育；可破坏母体及胎盘的稳态，造成胚胎死亡、畸形或生长发育迟缓等。

（1）物理因素：某些物理致畸因子对出生缺陷的影响很早就已经得到证实。导致出生缺陷的物理因素主要包括：①电离辐射：即天然和人工产生的放射性核素蜕变所发射的α、β、γ和X射线，以及电子、中子等。射线会使DNA双链分子的断裂频率和各种错误性修复频率增加，抑制有丝分裂、杀伤细胞、改变细胞的正常迁移和彼此联系，从而引起胎儿生长迟缓、小头畸形、智力低下，以及出生后的肿瘤等。电离辐射的致畸作用除了与各射线的穿透力、一次性的照射强度或剂量有关外，还与照射强度和剂量的累加效应有关。②高温：高温可干扰神经上皮细胞的正常增殖、迁移和黏着过程，使神经生长因子及其受体减少，导致神经管畸形及智力低下等出生缺陷。缺陷的严重程度取决于温度升高的程度以及持续时间等。③噪声：噪声能对细胞分裂和DNA合成产生不良影响，明显增加染色体结构畸变率，从而损害胎儿的听觉发育，引起内耳损伤，甚至使脑细胞发育萎缩、脑细胞死亡等。同时，噪声还可以引起子宫及胎盘缺血，导致胎儿缺氧和发育障碍。噪声越大、频率越高，对胎儿的危害就越大。④机械性压迫和损伤：妊娠最后10周，胎儿体形较大，宫内活动空间较小，较容易受到机械性压迫和损伤。如羊膜破裂可导致羊膜索综合征，出现四肢的压缢或切断；子宫等异常的压迫或胎儿强制性体位，可导致斜颈、足内翻等。受压变形较轻的部位出生后有逐渐自然恢复的可能，但受压严重者可致残甚至于导致死亡。

（2）化学因素：随着工业的高速发展，环境污染日益严重，各类化学致畸原对出生缺陷的影响越来越大。绝大多数致畸原具有诱发畸形或发育异常的阈作用剂量，在一定剂量范围内，胚胎毒性效应随剂量增大而呈正比例增加。导致出生缺陷的化学因素主要包括：①重金属：如汞、铅、镉等。汞可以通过胎盘，与胚胎细胞中核酸结合，延缓细胞分裂成熟，从而影响胚胎或胎儿的发育；铅可损伤细胞的DNA、染色体和纺锤体，影响细胞分裂。②药物：由于胎盘特殊的生理构造，大部分药物可以通过不同形式进入胎儿体内，从而影响胎儿的生长发育。胚胎细胞对抗肿瘤药物比成熟分化的细胞更为敏感，因此，大多数抗肿瘤药物在较低剂量时就能对胎儿产生较大的损害。目前已知甲氨蝶呤、氨蝶呤、马利兰（白消安）、苯妥英钠、三甲双酮等抗肿瘤、抗惊厥药物均可对胎儿产生致畸作用；某些抗生素如链霉素、四环素、庆大霉素等也有一定的致畸作用。此外，孕妇在妊娠早期较长时间使用性激素，可致胎儿生殖系统畸形；某些抗凝血药物，如肝素、华法林等也能导致胎儿畸形。美国食品药物管理局（FDA）根据药物对胎儿的危害性将妊娠期用药分为A、B、C、D、X五类（危害性依次增大，X类药物是孕期禁用药物），从而对孕妇的临床药物使用提供安全性方面的指导。③农药：美国环保局的报告表明，在已登记农药的1500种活性成分中，约1/3有胚胎毒性，1/4可致畸。例如，有机磷农药可以通过胎盘屏障直接作用于胚胎组织，或者通过抑制胎盘中脂酶的活性，使胎儿产生肢体畸形等出生缺陷；有机氯农药可以通过胎盘到达胎儿体内，并有明显的蓄积作用，从而造成足内翻、先天性髋关节脱位等出生缺陷。④有机溶剂：主要包括苯类物质、二硫化碳、麻醉剂等。孕妇定期吸入甲苯会导致小头、小眼裂、中枢神经系统发育异常等出生缺陷；二硫化碳可引起先天性心脏病、中枢神经系统缺陷和腹腔缺陷等出生缺陷。

知识拓展：FDA 的《妊娠期使用药物危险性等级》

（3）生物因素：妊娠期间母体感染的病原生物，可以通过胎盘、羊水引起胎儿宫内感染，导致多种出生缺陷。导致出生缺陷的生物因素主要包括巨细胞病毒、风疹病毒、疱疹病毒、梅毒螺旋体和弓形虫等。巨细胞病毒感染可导致胚胎细胞大量死亡以及处于 S 期和 M 期细胞的阻滞，细胞出现染色体数目或结构的改变，从而引起胚胎生长发育异常；风疹病毒感染可破坏细胞的有丝分裂，干扰组织器官的生长发育，从而导致先天性白内障、心脏畸形等严重的出生缺陷。

（4）其他因素：①母体疾病：孕妇患有苯丙酮尿症，妊娠期若不采用特殊饮食控制苯丙氨酸水平，可导致子代小头畸形、智力发育不良等；孕妇患有糖尿病，可导致子代心脏缺陷、小头畸形、肾积水等。②母体营养：孕妇的热量和蛋白质供给严重不足会破坏母体及胎盘的稳态，影响胎儿的大脑发育；母体缺乏叶酸会导致子代神经管缺陷。③母体不良生活方式：妇女在妊娠期酗酒可能导致胎儿酒精综合征。④母体心理因素：孕期母体心理应激可使子代出现头颅发育异常、心脏结构缺陷及神经毒性损害等。

3．遗传因素和环境因素的相互作用　在出生缺陷的病因学调查中，多数出生缺陷仍然是遗传和环境两种因素结合后相互影响、共同作用的结果。一方面，当遗传因素起决定作用时，常是因为环境因素诱发了基因突变或染色体畸变，即环境致畸因子通过影响或改变遗传构成，或干扰、破坏遗传物质正常的时空表达，从而形成了各种难以逆转的出生缺陷。另一方面，当环境因素起决定作用时，缺陷的发生也常与胚胎和母体的遗传背景有关。例如，在使用链霉素的孕妇中，仅有少数新生儿发生第八对脑神经（听神经）的损害，这说明胚胎的基因型将决定和影响胚胎对环境致畸因子的易感程度。化学致畸剂的吸收、代谢、解毒、排泄等过程是通过体内一系列的酶和转运蛋白完成的，这些蛋白质编码基因的多态性可导致致畸因子易感性的个体差异。

因此，出生缺陷的表现类型和发生频率，受胚胎或母体基因的调控，并与基因和环境致畸因子之间的相互作用方式有关。

（二）出生缺陷的致畸敏感期

出生缺陷的发生除了决定于致畸因子的性质和胚胎的遗传构成等因素外，还决定于胚胎受致畸因子作用时所处的发育时期。致畸因子作用于不同发育时期的胚胎不仅引起反应程度不同，而且所累及的器官和发生的出生缺陷类型也有很大的差别。例如，妊娠第 5 ～ 10 周感染风疹病毒，会引起心脏畸形；而在第 4 ～ 6 个月感染则会引起中枢神经系统的异常。这是由于胚胎在不同发育时期对致畸因子的敏感性不同造成的。因此，了解出生缺陷发生的敏感期，是对出生缺陷做出正确诊疗和预防的前提。

受精后第 1 ～ 2 周是一个非畸形易发期，此时胚胎处于早期细胞分裂增殖阶段，受致畸因子作用后将出现两种情况：一是仅有少量细胞被致畸因子影响，其余细胞正常分裂增生，代偿力强，胚胎正常发育，不发生畸形；二是致畸因子作用强，胚胎受损死亡而导致早期流产。

受精后第 3 ～ 8 周称为致畸敏感期，此期胚胎细胞分化明显，器官多数原基分化出现，胚体形成，对致畸因子最为敏感，最易发生器官形态的异常。不同器官由于分化和形态发生时间的不同，各有自己的畸形敏感期，同一种致畸因子作用于不同时期可产生不同器官的畸形。此外，由于各器官系统的敏感期有重叠，可出现多种畸形并存的情况。

从受精后第 9 周开始直至胎儿出生，各组织、器官初步形成，胎儿功能处于逐步完善状态，受致畸因子作用后易出现组织器官的功能障碍。同时，这一时期虽不是致畸敏感期，但仍能引起少数器官系统（如外生殖器官）发生结构上的畸形（图 12-2）。

（三）出生缺陷的发生

判断某一致畸因子对胚胎或胎儿是否造成损害，应从致畸因子的作用机制、接触剂量、接触致畸因子时的胎龄、各组织对致畸因子的致畸倾向、与其他物质的联合作用以及母亲和胎儿

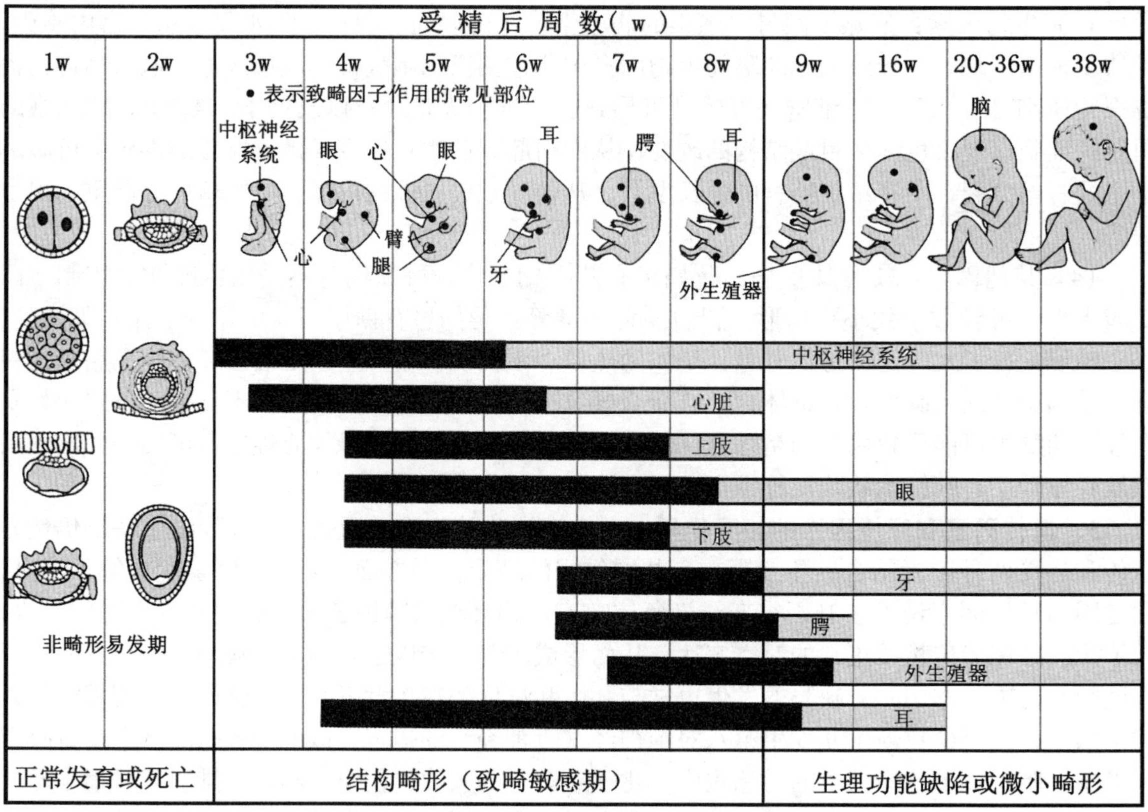

图 12-2　胚胎发育时期与畸形发生的关系示意图

黑线：畸形易发期，可发生严重结构畸形；灰线：可发生功能缺陷和其他非严重畸形

的基因型等多个方面进行全面分析，才能客观评价。

出生缺陷的发生最终体现为胚胎发育过程中细胞分裂、细胞分化、形态发生或细胞凋亡等事件的异常。其效应机制通常可分为以下几类：①迁移异常：器官形成过程中有细胞迁移和器官定位的变化，上述过程受阻会导致畸形。例如睾丸不下降至阴囊将导致隐睾的形成。②形成过程受阻：器官形成过程中有很多形态发生过程，其中某一步骤受阻可导致相应的畸形。如前、后神经孔未闭合将会导致神经管缺陷。③诱导作用异常：胚胎发生过程中存在诱导和被诱导的关系。如脊索诱导神经管的发生，若同时出现两个脊索就可诱导出两个神经管，形成双头畸形。④发育滞留：由于组织分化紊乱而引起，发生时间较晚。如结肠发育期间，如果肌间神经节细胞未及时分化出来，结肠不蠕动，将导致结肠极度膨大，形成巨结肠。⑤吸收不全：胚胎发育过程中，有一些结构形成后会经历一个再吸收的过程，如程序性细胞死亡可以使不该存在的结构消亡。再吸收不全可引起并指（趾）、肛门闭锁及食管闭锁等。

三、常见的出生缺陷

L12-4a
案例：胎儿酒精综合征

2006 年美国发布的《全球出生缺陷报告》估计：全球每年新增出生缺陷人数约 800 万，每年有 330 多万 5 岁以下的儿童死于出生缺陷，约有 320 万儿童终生残疾。国际出生缺陷监测和研究情报交换所的《2013 年年度报告》显示：2013 年全球发生频率最高的畸形分别为先天性心脏病、尿道闭锁 / 狭窄、先天性脑积水。《中国出生缺陷防治报告（2012）》显示：我国出生缺陷的发生率约为 5.6%，每年新增出生缺陷约 90 万例，其中出生时临床明显可见的出生缺陷约有 25 万例。中国出生缺陷监测数据表明：2005—2015 年，先天性心脏病、多指（趾）、总唇裂为我国出生缺陷发生率顺位的前三名。

1．先天性心脏病　先天性心脏病是胎儿时期心脏血管发育异常所导致的疾病，也是最常见的出生缺陷，我国每年新增病例超过 13 万例。先天性心脏病包括室间隔缺损、房间隔缺损、法洛四联症等几种主要类型。其中，室间隔缺损是由于室间隔在胚胎时期发育不全，形成异常交通，在心室水平产生左向右的血液分流所致；房间隔缺损是由于原始心房间隔在发生过程中吸收和融合出现异常，导致左右心房间仍残留未闭的房间孔所致；而法洛四联症则由肺动脉狭窄、主动脉骑跨、室间隔缺损及右心室肥大 4 种畸形组成，是由胚胎发育过程中属于大血管的圆锥动脉干转位发生障碍，出现发育异常所致。

先天性心脏病的遗传机制相当复杂，多数病例属于多基因遗传，但也有少数病例是常染色体显性遗传、常染色体隐性遗传、染色体病或其他综合征的常见症状之一。导致先天性心脏病的遗传因素主要包括基因突变和染色体畸变，目前已经发现 *TBX5*、*NOTCH2*、*SOS1*、*RAF1* 等多个基因的突变可导致先天性心脏病，这些基因大部分编码转录因子，调节心脏发育的特定阶段。此外，在已知的染色体畸变（13 三体、18 三体、21 三体等）患者中，大部分伴发先天性心脏病。先天性心脏病的环境致畸因素主要与宫内感染风疹病毒、巨细胞病毒，大剂量接触放射线及孕期服用某些药物（如镇静剂、抗代谢药物等）有关。

2．多指（趾）　多指（趾）是我国高发的出生缺陷之一。患儿手或足有一或多个额外的指（趾）或指（趾）样赘生物，可单侧或双侧发生。按部位主要可分为轴前型（桡侧或胫侧）和轴后型（尺侧或腓侧）两种类型，其中，轴前型又可分为 4 个亚型（Ⅰ、Ⅱ、Ⅲ和Ⅳ型），而轴后型又可分为 2 个亚型（A 型和 B 型）。

多指（趾）可独立发生，可同时合并并指（趾）或短指（趾）等畸形，亦可以是许多综合征（如 13 三体综合征）的症状之一。在遗传基础上，单发多指（趾）畸形多为常染色体显性遗传，但具有高度的遗传异质性。轴前型Ⅰ型和Ⅲ型的致病基因尚未定位，Ⅱ型的致病基因是位于 7q36.3 的 *LMBR1* 基因，Ⅳ型的致病基因为位于 7p14.1 的 *GLI3* 基因。

3．总唇裂　总唇裂是最常见的一组颌面部畸形，也是我国高发的出生缺陷之一，包括唇裂及唇裂合并腭裂等类型。正常情况下唇在胚胎早期由外鼻突、内鼻突和上颌突在中线融合形成，如果在此期间任何一项或几项未能融合，均会导致唇裂和（或）腭裂。

单纯性唇腭裂大多属于多基因遗传。在其遗传基础的研究中，目前已通过动物实验、连锁和关联分析发现 *TGF-α*、*MSX1* 等易感基因。而在其环境因素的流行病学研究中发现：母亲在孕早期患病、服用抗病毒药物、吸烟或被动吸烟等均可能成为单纯性唇腭裂的环境致畸因素；而在孕早期补充维生素及叶酸可以降低子代的发病风险。总唇裂患儿出生后的治疗方式为外科手术为主的综合序列治疗，包括矫形 - 外科 - 正畸 - 语音等多个环节。

4．神经管缺陷　神经管缺陷是一组严重的中枢神经系统畸形，涉及脑部和（或）脊髓的发育异常，由胚胎发育早期神经管闭合受阻所致。病情严重者可胎死宫内，存活的婴儿也常伴有永久性残疾。根据神经管发育受阻时期和部位的不同，神经管缺陷主要分为无脑畸形、脊柱裂和脑膨出三种类型。其中，无脑畸形最为严重，是由神经管前孔不闭合所致；脊柱裂最为常见，是由神经管后孔不闭合所致；而脑膨出则较为少见，是由神经管靠延脑部位缺损所致。

作为遗传因素和环境因素共同作用而引起的多基因遗传病，神经管缺陷的遗传度约为 60%，其发病率依地区和国家而有所不同，我国北方地区的发病率较南方高。目前其遗传基础研究多集中于叶酸代谢相关基因的关联分析，如 *MTHFR* 基因的多态性分析等。在环境致畸因素的研究中，已发现孕妇缺乏叶酸、服用抗癫痫药物、高烧及接触农药等均可能导致子代神经管缺陷。其中，母体叶酸缺乏是导致胎儿神经管缺陷的高危因素。有研究表明，从孕前至孕早期，每日服用小剂量（0.4 mg）叶酸增补剂，在北方高发地区可以预防 85% 的神经管缺陷，在南方低发地区也可以预防 40% 的神经管缺陷。我国政府自 2009 年起在全国实施增补叶酸预防神经管缺陷项目，免费为农村妇女在孕前 3 个月至孕早期 3 个月每日补服叶酸，从而使神经

案例：神经管缺陷

Summary

管缺陷发生率明显降低，由 1996 年的 13.59/10 000 下降到 2013 年的 3.37/10 000。

思考题

1．个体发育包括哪些基本阶段？各阶段的主要特征是什么？

2．如何理解基因在发育过程中的时空调控与人类疾病的关系？

3．对出生缺陷的主要影响因素应怎样综合评价？

（罗　兰）

第13章 遗传病的诊断

遗传病的诊断（diagnosis of genetic disease）是指临床医生根据患者的症状、体征以及各种辅助检查结果并结合遗传学分析，确认其是否患有某种遗传病，判断其遗传方式及遗传规律。家系分析、细胞水平的染色体检查、生化水平的酶和蛋白质的分析以及分子水平的基因诊断等是遗传病诊断的常用方法。

遗传病诊断可分为现症患者诊断、症状前诊断、产前诊断三种类型。现症患者诊断（symptomatic diagnosis）是指遗传病患者的临床表现出现以后的诊断，或称遗传病患者的诊断。症状前诊断（presymptomatic diagnosis）是指在某些遗传病临床表现出现之前所做的诊断。产前诊断（prenatal diagnosis）或称出生前诊断，是以羊膜穿刺术或绒毛取样术为主要手段，对羊水中的胎儿脱落细胞或绒毛细胞进行遗传学分析，以判断胎儿的染色体或基因是否正常。近年来，随着生物技术和生殖医学的迅速发展，产前诊断又形成了一个新的分支——植入前遗传诊断（preimplantation genetic diagnosis，PGD），它是在胚胎着床前对处于卵裂期的胚胎进行检测，从而判断胚胎是否携带致病基因。有效的产前诊断和症状前诊断可较早地发现遗传病患者或携带者，在胚胎的早期进行选择性流产，能减少或杜绝遗传病患者的出生，或在症状出现之前及早治疗，降低发病风险，或延缓发病时间及减轻症状。

第一节 遗传病的临床诊断

遗传病的临床诊断主要包括询问病史、检查症状和体征、绘制系谱和系谱分析等。

一、症状诊断

症状诊断是指医务工作者对家系包括先证者在内的所有已出现症状的患者进行询问病史、检查症状和体征为主要内容的诊断。

（一）病史

遵循准确、详细的原则，详细了解就诊者的家族史、婚姻史、生育史以及疾病的始发年龄和病程特点等，对不同的遗传病开展有针对性的调查。

1. 家族史 遗传病多有家族聚集现象，因此调查家族史是遗传病诊断的重要环节。家族史要充分反映父系和母系各家族成员的发病情况。采集家族史时要避免患者和代诉人由于文化程度、记忆能力、思维能力、判断能力及精神状态方面的原因而对症状、体征的描述不准确、不全面、提供假材料等情况的出现，使获得的家族史材料准确、完整。

2. 婚姻史 着重了解婚龄、次数、配偶健康情况以及是否为近亲结婚。

3. 生育史 着重询问生育年龄、子女数目及健康状况，有无流产、死产和早产史，如有新生儿死亡或患儿，则除询问父母及家庭成员上述情况外，还应了解患儿有无产伤、窒息，妊娠早期有无患病毒性疾病和接触过致畸因素，如致畸药服用史、电离辐射或化学物质接触史等。

智力低下可由多种因素引起，其中相当一部分患者是由于遗传物质损伤造成的，如脆性 X

染色体综合征、苯丙酮尿症等。但如果母亲怀孕期间有风疹、肝炎和梅毒等病史，或新生儿出现窒息、产伤、脑炎、脑膜炎、头颅外伤和内分泌失调等，同样可引起儿童的智力低下。这就需要把病史、家族史、生育史、婚姻史一并了解，结合实验室检查，综合分析后确诊。

（二）症状与体征

遗传病既有与其他疾病相交叉的症状与体征，又有其特殊的临床表现，从而为诊断提供线索。由于多数遗传病在婴儿或儿童期即可有相应的症状与体征，如儿童身体发育的进程、智力水平、性器官以及第二性征发育状况等均有特征性变化。例如，智力低下伴有霉臭味尿液则提示为苯丙酮尿症；智力发育不全伴有白内障、肝硬化等提示为半乳糖血症；智力低下伴有眼距宽、眼裂小、外眼角上斜等体征考虑为唐氏综合征；特殊的猫叫样哭声考虑为 $5p^-$ 综合征；智力发育不全伴有生长发育迟缓及五官、四肢、内脏等方面的畸形提示可能为常染色体病；性腺发育不全或有生殖力下降、继发性闭经、行为异常的考虑为性染色体病等（表 13-1）。

表13-1　常见染色体病伴随体征

部位	体征
一般情况	发育迟缓、智力低下、低出生体重
头面部	小头、方颅、前囟门未闭、脑积水、枕骨扁平
眼	眼距宽、小眼裂、外眼角上斜、虹膜缺损、内眦赘皮、白内障、蓝巩膜
耳	小耳、巨耳、低位耳、角状耳、耳轮翻转、耳道畸形、耳聋
鼻	低鼻梁、鼻根宽大
口腔	唇裂、腭裂、小口畸形、巨舌
颈	颈蹼、后发际低
胸	鸡胸、乳间距宽、乳房发育异常
腹	脐疝、腹股沟疝、十二指肠闭锁
四肢	短肢、短指、并指、平足、摇椅足、肘内翻、肘外翻、髋脱臼、肌张力增高、肌张力降低
外生殖器及肛门	隐睾、生殖器发育不全、尿道上裂、尿道下裂、小阴茎、肛门闭锁

二、系谱分析

系谱分析是研究人类某种疾病或异常性状遗传方式的最常用方法，系谱以图解的形式提供各种信息，易于分析和解释。

在绘制系谱过程中要注意以下几点：①系统性和完整性：一个完整的系谱要包括三代以上各成员的患病资料，对于死者亦要尽可能详细了解死因，进行必要的核查。近亲婚配、死胎、流产和婴儿死亡等情况也需记录在系谱中。②去伪存真：由于患者及家属的文化水平、医学知识、表达和判断能力不同，提供的信息会有偏差；有的患者不愿承认自己有遗传病，怕影响本人和子女的婚配；有的怕暴露自己的生育次数；重婚、再婚者，非婚子女、养子养女等也有不愿告诉医生实情的。遇到上述情况，需要医生耐心、热情，并取得患者及家属的信任，以获取真实的资料。③注意新的基因突变：有些遗传病家系中除先证者外，找不到其他患者，从系谱中难以判断其遗传方式，应考虑是由于新的基因突变引起的。例如，假肥大型肌营养不良约有 1/3 的病例为新的基因突变引起。一般认为是由于患者母亲卵子形成过程中 X 染色体上 *DMD* 基因突变所致。

在系谱分析中还要注意辨别遗传方式，区别孟德尔式遗传病、非孟德尔式遗传病、遗传异质性和一些特殊的遗传现象，如遗传印记和动态突变等。

（一）孟德尔式遗传病

孟德尔式遗传病为单基因遗传病，符合孟德尔式遗传特征。包括常染色体显性遗传病、常染色体隐性遗传病、X 连锁显性遗传病、X 连锁隐性遗传病、Y 染色体连锁遗传病等。单基因遗传病的确认依靠系谱分析。对于典型的单基因遗传病，当家系足够大时，其遗传方式的分析较简单，但临床上更多单基因遗传病的遗传方式并非十分典型。遗传异质性、外显不完全、延迟显性或环境因素等可能通过影响基因的表达进而混淆系谱的解释。例如，具有遗传异质性的疾病：①先天性耳聋：有 50% 为单基因遗传病，其中常染色体隐性占 43.5%，常染色体显性占 6%，X 连锁隐性占 0.5%，另外还有 30% 是由于环境因素所致，特发的占 20%。②先天性白内障：有 20% 为染色体畸变，25% 为胎内感染，10% 是单基因遗传病，其中多数为常染色体显性遗传，少数为常染色体隐性遗传，此外尚有 34% 是特发的。在常染色体显性遗传病中，有一类延迟显性的患者，他们往往到成年后甚至延迟到老年才发病，如成年型多囊肾平均 40 岁发病；亨廷顿舞蹈症多数病例在成年以后发病；Alzheimer 病 55 岁以后发病。在绘制这类家系的系谱时，有些患者尚未表现症状，要注意了解疾病的遗传规律，做出正确的分析判断。此外，某些疾病存在外显不完全，这会导致隔代遗传现象，如不加以注意就容易将显性遗传病误作为隐性遗传病对待。

（二）非孟德尔式遗传病

有些遗传病的传递规律并不符合经典的孟德尔遗传方式，现代分子生物学的进展为此提供了答案。

1．线粒体遗传病　细胞核染色体（通常称为核 DNA 或基因组 DNA）不是遗传物质的唯一来源，线粒体 DNA 的改变也将引起许多遗传性疾病。线粒体遗传病的特点主要表现为母系遗传、晚发，并呈进行性加重。

2．多基因遗传病　多基因遗传病是一系列遗传信息通过两对及以上致病基因的累积效应所致的遗传病，包括许多出生缺陷和慢性晚发型疾病，有家族聚集现象。

在以往被认为是多基因遗传病的一些疾病中，有相当一部分被证明是遗传异质性所致，即受单个主基因控制。例如，糖尿病、癫痫、婴儿巨结肠症和先天性心脏病，其中一部分是单基因遗传缺陷，在诊断中要注意加以区别。

（三）具有特殊遗传方式的疾病

1．遗传印记　遗传印记是指来自双亲的基因或染色体存在着功能上的差异，是一种依赖于配子起源的某些等位基因的修饰现象。来自双亲的同一基因和染色体区域的表达不是等同的，这些等位基因在传递上符合孟德尔遗传规律，但在表达方面受传递的双亲性别影响，由此而产生母源印记或父源印记，在系谱分析中要加以注意。如亨廷顿舞蹈症患者发病年龄一般在 30 ～ 50 岁，但有 5% ～ 10% 患者在 20 岁以前发病，且病情严重，这些患者致病基因来自父亲，发病年龄在 40 ～ 50 岁的子女致病基因多来自母亲。目前发现有数十种遗传病存在着遗传印记现象，这种现象很难用经典的孟德尔定律来解释，也不能用性连锁遗传、线粒体遗传及多基因遗传来回答。

2．动态突变　一些遗传病的发生可能仅仅是由于脱氧三核苷酸串联重复的拷贝数增加所致，处于突变状态的基因在世代传递中呈不稳定状态，在由亲代向子代传递时有三核苷酸重复次数不断增多的倾向，因而造成后代发病年龄逐渐提前且病情逐代加重的情况，这种突变称为动态突变。动态突变是导致人类遗传病的一种新的基因突变类型，发生的分子机制比较复杂，现已知有 10 余种疾病的产生与动态突变有关。

三、一般检查

一般检查包括生化检查、影像学检查、电生理检查及病理检查等。血浆中 F Ⅷ因子活性水平显著降低对甲型血友病（hemophilia A）的诊断有重要价值，呈常染色体显性遗传的脊髓小脑性共济失调（spinocerebellar-ataxia，SCA）的CT检查多发现小脑萎缩，进行性肌营养不良症肌电图检查提示存在肌源性损伤，组织病理学检查对皮肤相关的遗传病诊断必不可少。

四、症状前诊断

症状前诊断是对遗传病家系中的患病高风险个体在症状出现前进行的一种临床诊断，主要针对某些延迟显性遗传病的杂合子个体。症状前诊断依赖于家系调查、临床和实验室检查以及DNA诊断结果。

亨廷顿舞蹈症是一种呈常染色体延迟显性遗传的疾病，杂合体（Aa）青春期无任何临床表现，多在40岁以后才发病，多数以舞蹈动作为首发症状，开始不自主运动较轻，以后症状不断进展，一般在舞蹈动作发生后出现认知、精神功能衰退。对于一个亨廷顿舞蹈症家系中的未发病个体来说，可能未携带致病基因，也可能携带致病基因但未到发病年龄。通过对患者和未发病个体的亨廷顿舞蹈症连锁DNA分子单倍型的分析，确定未发病个体的单倍型是否与亨廷顿舞蹈症基因连锁，或检测*HTT*基因是否有$(CAG)_n$扩增，这将利于医疗对策的选择，降低子女患病风险。

第二节　遗传病的细胞学诊断

人类细胞遗传学研究的主要对象是染色体，各种生物染色体数目和形态都是恒定的。染色体病为先天性的染色体数目异常和结构畸变所导致的疾病，同一种染色体畸变存在于患者全身所有的细胞或一部分细胞中。染色体病常以一系列畸形和症状组合的形式表现，故又称染色体综合征，分为常染色体病和性染色体病。遗传病细胞学诊断的主要方法包括染色体检查、性染色质检查以及分子细胞遗传学分析技术等。

一、染色体显带核型分析

核型是一个体细胞全部染色体。核型分析是将待检细胞的全套染色体按照Denver体制配对、排列后分析，确定其与正常核型异同的过程。人类染色体用Giemsa染料染色呈均质状，但是如果染色体经过变性和（或）酶消化等不同处理后再染色，则可呈现一系列深浅交替的带纹，这些带纹图形称为染色体带型。每条染色体都有特定的带型，甚至每个染色体的长臂和短臂都有特异性。显带技术可以准确地识别鉴定每一条染色体。如果染色体特定带型发生变化，则表示该染色体的结构发生了改变。

近年来，染色体高分辨显带技术已能制备1000条以上的清晰的染色体带型，从而使微小的染色体畸变得以判别，以致不断地有新的人类异常核型被发现，为人类染色体畸变的研究提供了越来越多的可借鉴的依据。染色体检查标本可取自胎儿的皮肤、脐带血、受精卵卵裂细胞、绒毛和羊水中胎儿脱落细胞，从而进行产前染色体诊断；亦可取患者的外周血和身体的各种组织进行现症患者的检查。检查适应指征可归纳为以下几个方面：

1. 智力发育不全、生长迟缓或伴有其他先天畸形者。
2. 夫妇中有染色体异常，如平衡易位、嵌合体等。
3. 家族中已发现染色体异常或先天畸形个体。
4. 多发性流产的妇女及其丈夫。
5. 原发闭经和男女不育不孕症者。
6. 35岁以上的高龄孕妇。
7. 有两性内外生殖器畸形者。

二、性染色质检查

性染色质检查包括 X 染色质和 Y 染色质检查，主要用于疑为两性畸形或性染色体数目异常疾病的诊断或产前诊断，方法简单，但确诊仍需依靠核型分析。

1．X 染色质检查 X 染色质的检查可刮取口腔黏膜、阴道黏膜脱落上皮细胞，亦可采用绒毛或羊水中胎儿脱落细胞涂片，经硫堇或甲苯胺蓝染色，在光镜下计数 X 染色质数目，从而推导该个体的 X 染色体数目。此项技术可用于因 X 染色体数目异常而引起的性染色体病检测，如特纳综合征 X 染色质为阴性，Klinefelter 综合征 X 染色质为阳性。

2．Y 染色质检查 Y 染色质检查适用于具有 1 条或 1 条以上 Y 染色体的个体或细胞群。如正常男性只有 1 个 Y 小体，而 XYY 男性有 2 个 Y 小体。

三、荧光原位杂交技术

荧光原位杂交（fluorescence in situ hybridization，FISH）是 20 世纪 80 年代末在放射性原位杂交技术的基础上发展起来的一种非放射性分子细胞遗传技术。

用 FISH 方法诊断染色体异常及产前诊断羊水细胞较常规细胞遗传学（conventional cytogenetics，CC）方法有 3 个优点：①由于 FISH 技术是应用已知核酸序列作为探针，与靶 DNA 进行荧光原位杂交，只需观察荧光信号即可做出诊断，大大降低结果分析的复杂性，检测结果更客观、准确、可靠。对于一些复杂的或少见的结构异常，FISH 技术结合 CC 法做出的诊断更加准确，尤其对于羊水细胞培养生长不良或中期染色体分析有困难者更显优越。②应用 FISH 技术既可以检测中期分裂相又可检测间期细胞核，省却了细胞培养和染色体制备等过程，只需根据相应信号的数目即可以做出明确诊断。通常在获取标本后 24 ～ 48h 便可得出结果，与传统的核型分析（需 10 ～ 14 天）相比在时间上大大缩短。③应用 FISH 技术可以识别常规的染色体显带分析难以确定的染色体结构改变，许多不能归类的标记染色体，FISH 技术可以确定畸变的来源。

FISH 技术也有其局限性，例如，它只能用特异的探针检测已知的染色体异常，一种探针往往只能检测出一种异常等。目前，采用 5 种荧光素不同的组合同时标记 24 种人类染色体，经过一次杂交即可完成所有染色体筛查的多色 FISH 技术，有效弥补了 FISH 技术在遗传病诊断中的不足，并有很好的应用前景。

四、微阵列比较基因组杂交技术

微阵列比较基因组杂交（array comparative genomic hybridization，aCGH）技术是用微阵列取代传统比较基因组杂交（comparative genomic hybridization，CGH）的中期分裂相，使荧光标记的探针竞争性地与微阵列上的短片段靶序列杂交。与传统的 CGH 相比，aCGH 技术有两方面的明显优势：①灵敏度高、精确性好：aCGH 避开了复杂的染色体结构，所杂交的靶序列仅为包含了少数基因的一段短 DNA 片段，所以能找出传统 CGH 检测不出的 DNA 序列拷贝数的差异，并把结果定位于基因组上，大大提高了人们对染色体细微异常的研究和认识；②自动化、程序化：aCGH 技术中不需要染色体核型的制备和分析，与普通的基因芯片检测表达谱的过程一样，其结果完全可以由机器和计算机自动操纵控制，既快速又直观。

近年来，众多研究人员利用 aCGH 技术对遗传性疾病所伴随的染色体异常进行了全面系统的分析，获得了与显带分析和 FISH 相一致的结果，且 aCGH 具有更高的分辨率，能够大规模、高通量地一次性检测所有染色体位点的异常，并能够自动分析结果，更加客观省时。在对某些样本的研究中，用 aCGH 还发现了一些 FISH 技术未能检测到的染色体异常。

案例：性染色体病

第三节　遗传病的蛋白质水平诊断

由于基因突变及基因表达调控异常等原因，单基因遗传病往往会造成酶或蛋白质缺如、结构异常或翻译后加工修饰缺陷等，影响机体的代谢和器官的发育，在临床上表现出一系列症状。遗传病的蛋白质水平诊断又称为遗传病的生物化学检查，是遗传病诊断中的重要辅助手段，包括一般的临床生化检查和遗传病的特异性检查，如酶和蛋白质的定性和定量分析，以及反应底物、中间产物、终产物和受体与配体的检查，其结果可反映基因的变异情况。针对不同类型的遗传病缺陷，采用的生化检查方法也不相同：分析酶变异型的方法主要有电泳速率、酶动力学、指纹分析和免疫反应等技术；分析蛋白质变性的方法主要有电泳技术、肽链和氨基酸序列分析等。临床上的生化检查常用于先天性代谢病的产前诊断和新生儿代谢病的筛查（表13-2）。如果产前诊断未进行或漏检，那么对新生儿的筛查则尤为重要，通过这种筛查可对早期缺乏临床症状且可以治疗的疾病做到早发现、早治疗，以防止患儿脑、肝和肾等重要器官不可逆转的损害。产前诊断中常采集绒毛、羊水、脐带血和胎儿皮肤等进行分析，新生儿筛查最常用的是血和尿。表13-3中列出了常用于尿检测的一些简便方法，这些方法非常适用于初检和普查。迄今已发现2000余种因酶的缺陷引起的遗传代谢病，能进行产前诊断的已超过100种，对那些应用生化手段尚不能有效检测纯合体和杂合体的遗传代谢病，还必须借助于其他手段。

表13-2　常见通过酶活性检测的遗传性代谢缺陷病

疾病	遗传性缺陷酶	采样组织
白化病	酪氨酸酶	毛囊
苯丙酮尿症	苯丙氨酸羟化酶	肝
组氨酸血症	组氨酸酶	指（趾）甲屑
高苯丙氨酸血症	二氢蝶啶还原酶	皮肤成纤维细胞
瓜氨酸血症	精氨酰琥珀酸合成酶	皮肤成纤维细胞
精氨酸琥珀酸尿症	精氨酸代琥珀酸裂解酶	红细胞
同型胱氨酸尿症	丙氨酸、丁氨酸、胱硫醚合成酶	肝
枫糖尿症	支链酮酸脱羧酶	肝、白细胞、成纤维细胞
半乳糖血症	半乳糖-1-磷酸-尿苷转移酶	红细胞
黑矇性痴呆	氨基己糖酶	白细胞
糖原贮积病Ⅰ型	葡萄糖-6-磷酸酶	肠黏膜
糖原贮积病Ⅱ型	α-1，4葡萄糖苷酶	皮肤成纤维细胞
糖原贮积病Ⅲ型	红细胞脱支酶	红细胞
糖原贮积病Ⅳ型	支化酶	白细胞、皮肤成纤维细胞
糖原贮积病Ⅵ型	肝磷酸化酶	白细胞
Gaucher病	β-葡萄糖苷酶	皮肤成纤维细胞
Duchenne型肌营养不良	肌酸磷酸激酶	血清
胱硫醚尿症	胱硫醚酶	肝、白细胞、成纤维细胞
腺苷脱氨酶缺乏症	腺苷脱氨酶	红细胞
酪氨酸血症Ⅰ	对羟苯丙酮酸羟化酶	肝、肾
酪氨酸血症Ⅱ	酪氨酸氨基转移酶	肝
氨酰脯氨酸缺乏症	氨酰脯氨酸酶	白细胞

表 13-3　遗传性代谢病常用的尿检测法

方法	检测物	阳性反应	呈阳性反应的遗传性代谢病
10% 三氯化铁试验	苯丙酮酸	绿色	苯丙酮尿症、尿黑酸尿症、组氨酸血症、高酪氨酸血症
2,4- 二硝基苯肼试验	α- 酮酸	黄色沉淀	苯丙酮尿症、枫糖尿症、组氨酸血症、高酪氨酸血症
靛红反应	脯氨酸、羟脯氨酸	尿滤纸呈深蓝色	高脯氨酸血症、脯氨酸尿症、羟脯氨酸血症
银硝普钠试验	同型胱氨酸	紫色	同型胱氨酸尿症
碘反应	胱氨酸、(同型）半胱氨酸、胱硫醚、甲硫氨酸	尿滤纸不脱色	胱氨酸尿症、同型胱氨酸尿症、胱硫醚尿症、肝豆状核变性
邻 - 联甲苯氨反应	铜	尿滤纸呈蓝色	肝豆状核变性
尿糖定性试验	半乳糖、葡萄糖	由绿转黄色	半乳糖血症、果糖不耐受症、特发性果糖尿症、乳糖不耐受症、戊糖尿症
甲苯胺蓝试验	硫酸软骨素	尿滤纸呈紫色	黏多糖贮积病各型、Marfan 综合征

第四节　遗传病的基因诊断

已发现的人类遗传性疾病有近万种，用普通的生化分析技术只能在发病前或产前对其中为数极少的一部分遗传病做出诊断。许多基因的表达有个体发育的阶段性（如有些基因在胎儿早期并不表达）和组织特异性（如苯丙氨酸羟化酶只在肝组织中表达），用常规的方法分析胎儿标本（羊水、羊水细胞、绒毛细胞）或其他人体材料，常常不能检出其基因的异常。然而，作为构成机体基本单位的细胞，无论其来自何种器官或组织，它们的基因组成却是一致的（免疫球蛋白、T 细胞受体基因和肿瘤细胞例外），采用基因分析的方法，在个体发育的任何阶段，以任何一种有核细胞为检测材料，都可能检测出其基因缺陷。1978 年，Kan 等首次利用限制性片段长度多态性技术成功地实现了对镰状细胞贫血进行产前诊断，从而开创了遗传病基因诊断的新时期。这一技术的问世标志着人们对疾病的认识已从传统的表型诊断步入基因型诊断的新阶段，是现代分子生物学和分子遗传学在理论和技术上与医学结合的典范。

一、基因诊断的特点

基因诊断（gene diagnosis）又称为分子诊断（molecular diagnosis），是指利用分子生物学实验技术，直接检测体内 DNA 或 RNA 在结构或表达水平上的变化，从而对疾病做出诊断。基因诊断直接从基因型推断表型，越过产物（酶与蛋白质）直接检测基因而做出诊断，这是基因诊断与传统诊断方法的主要差异，故基因诊断又称为逆向诊断（reverse diagnosis）。这一诊断方法不仅可对患者做出直接诊断，还可以在发病前做出症状前诊断，也可对有遗传病风险的胎儿做产前诊断。由于基因诊断不受基因表达的时空限制，也不受取材的细胞类型和发病年龄的限制，还可以从基因水平了解遗传异质性，有效地检出携带者，因此基因诊断在遗传病诊断中的重要作用日益凸显。

二、基因诊断的基本途径及常用方法

遗传病的基因诊断主要有两种途径：直接诊断和间接诊断。

（一）直接诊断

直接诊断是直接检测致病基因本身的异常，通常使用基因本身或紧邻的DNA序列作为探针，或通过聚合酶链式反应（polymerase chain reaction，PCR）扩增产物，以探查基因有无突变、缺失等异常及其性质。直接诊断适用于已知基因异常的疾病诊断。

直接诊断的指征包括：致病基因明确的单基因遗传病；患者群体致病基因突变谱已建立，有突变热点；基因较小，检测时间与成本符合临床需要。

1．PCR及相关技术 PCR是最基本、应用最为广泛的DNA突变检测技术，它模拟体内DNA的天然复制过程，在体外扩增DNA分子，主要用于扩增位于两段已知序列之间的DNA区段。PCR的原理是利用一对人工合成的能分别与靶DNA双链序列配对的寡聚核苷酸引物，在耐热DNA聚合酶（Taq）的作用下扩增目的DNA片段。重复热变性、引物复性及延伸若干个循环，靶序列的拷贝数就会按指数成倍增长。

（1）PCR技术检查：我国南方流行的Bart's胎儿水肿综合征是由于位于16p13.3上*HBA1*和*HBA2*两对等位基因缺失引起的。1987年张基增等用PCO1和PCO2作为*HBA*的扩增引物，*HBB*（11p15.4）上PCO3和PCO4扩增引物作为内对照，从Bart's胎儿水肿综合征的白细胞和羊水细胞中提取基因组DNA，PCR扩增30个周期后可做出明确的产前诊断（图13-1）。

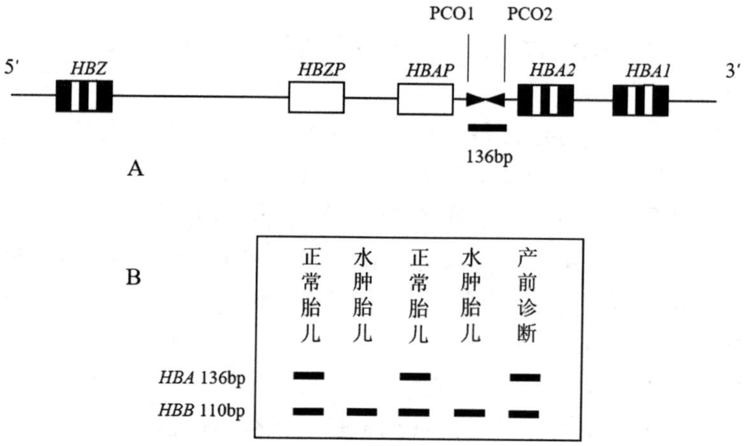

图13-1　16号染色体类α-珠蛋白基因簇连锁图解（A）；Bart's胎儿水肿综合征病例PCR扩增诊断图解（B）

（2）PCR-单链构象多态性（single-strand conformation polymorphism，SSCP）分析：该技术是1989年Orita等建立的PCR扩增产物单链DNA凝胶电泳技术。它是一种基于单链DNA构象差异的快速、灵敏、有效的检测基因点突变的DNA多态方法。

单链DNA片段呈复杂的空间折叠构象，这种立体结构主要是由其内部配对碱基分子相互作用力来维持的，当有一个碱基发生改变时，会在一定程度上影响其空间构象，空间构象有差异的单链DNA分子在聚丙烯酰胺凝胶中电泳迁移率不同，从而鉴别有无基因突变。

例如，无过氧化氢酶症是一种常染色体隐性遗传病，纯合体患者过氧化氢酶活性只有正常人的0.2%～0.4%，杂合体血液中过氧化氢酶活性则处于中间水平。过氧化氢酶基因由13个外显子和12个内含子组成。应用32^{P}标记PCR反应底物，扩增第4个外显子和内含子附近的203 bp的片段，应用PCR-SSCP法可清楚地判断患者和杂合体（图13-2）。应用不对称PCR（5′端引物：3′端引物=10：1）扩增30个周期以上，将产物进行DNA序列分析后表明，纯合体患者5的PCR扩增产物的泳动速率与正常人不同，杂合体患者3扩增产物显示两条。可见运用PCR-SSCP法可测出单个碱基的改变。

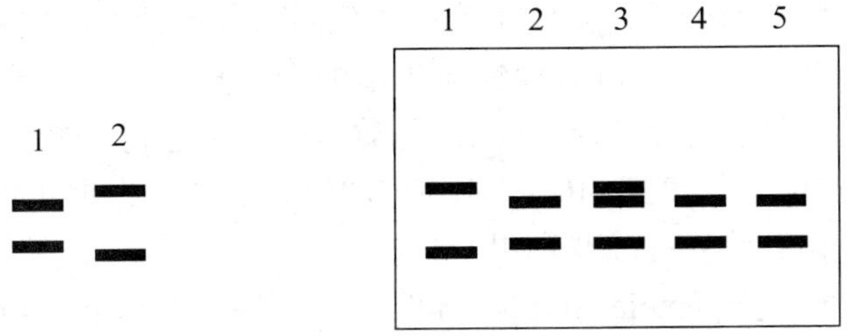

图 13-2　应用 PCR-SSCP 法检测无过氧化氢酶症

左侧图：泳动变位模式图 1．纯合体患者；2．正常人

右侧图：1．正常人；2．纯合体患者；3．杂合体（2 的弟弟）；4．纯合体患者；5．纯合体患者

（3）PCR- 限制性片段长度多态性分析：限制性内切酶（restriction endonuclease）简称“限制酶”，是能识别特定的 DNA 双链序列并能在识别序列或其邻近处进行双链切割的酶。限制性片段长度多态性（restriction fragment length polymorphism，RFLP）是由于 DNA 序列的变异所引起的限制性酶切位点的改变，从而导致酶切片段大小的差异。这些片段在不同的个体中存在差异，并在人群中表现出遗传多态的现象。

软骨发育不全（achondroplasia，ACH）是遗传性侏儒症中最常见的类型，呈常染色体显性遗传，约 80% 患者为散发型。Shiang 等和 Rousseau 等发现成纤维细胞生长因子受体 3 跨膜区基因 *FGFR3* 第 10 外显子 1138 位核苷酸的点突变是 ACH 发病的原因，其中 95% 以上为 G → A 替换，尚有少量发生 G → C 替换，FGFR3 是一种酪氨酸激酶受体，具有调节发育等功能，该突变使得第 380 位氨基酸由甘氨酸转变为精氨酸，引起 FGFR3 蛋白异常，导致先天性软骨发育不全。目前 PCR-RFLP 是诊断 ACH 最有效的方法，由于 1138 位 G → A 突变产生了 *Sfc* Ⅰ或 *Bfm* Ⅰ的酶切位点，应用 PCR 技术扩增 164 bp 片段，经酶解可产生 109 bp 和 55 bp 两条带即可判断为发生了突变；若无 G → A 突变，164 bp 片段不能被酶解，仅存在一条 164 bp 带，如系谱中的 I_1、 I_2 和 II_1（图 13-3）。用 *Sfc* Ⅰ酶切未能切开的 PCR 产物用 *Msp* Ⅰ酶解电泳后呈现 164 bp、109 bp 和 55 bp 三条条带，说明 *FGFR3* 基因跨膜区 1138 位核苷酸发生了 G → C 替换；若无 G → C 突变，也仅显示一条 164 bp 带。因此从分子水平上检测该突变非常方便。

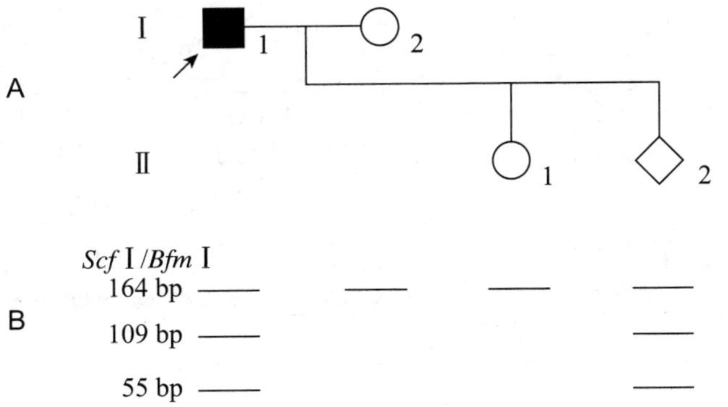

图 13-3　应用 PCR-RFLP 检测软骨发育不全（ACH）

（4）PCR- 多重连接探针扩增（multiplex ligation-dependent probe amplification，MLPA）：该技术是一种针对待测 DNA 靶序列进行定性和半定量分析的方法，在一次反应中可以同时检测多个不同核苷酸序列的拷贝数变化，具有通量高、特异性好的优势，可用于检测大的片段缺失、重复。

每对 MLPA 探针包括两条荧光标记的寡核苷酸序列，每条探针包括一段引物序列和一段特异性序列。通过与靶序列的杂交，并使用连接酶把两部分探针连接成一条核苷酸单链，再通过通用引物进行扩增。由于设计的每对探针所扩增的产物长度不一，毛细管电泳可将 PCR 产物的不同片段进行分离，最后应用 Genemarker 等软件对结果进行分析。只有当连接反应完成，才能进行随后的 PCR 扩增并收集到相应探针的扩增峰，因此，根据扩增峰的改变，可判定靶序列是否存在点突变、拷贝数目的改变和甲基化。

知识拓展：PCR

2．分子杂交 分子杂交（molecular hybridization）是根据碱基互补配对原理，利用标记探针确定单链核酸碱基序列方法。在分子遗传学中，待测单链核酸与已知序列的单链核酸（探针）间通过碱基配对形成双螺旋片段。这种技术可在 DNA 与 DNA，RNA 与 RNA 或 DNA 与 RNA 之间进行，形成 DNA-DNA，RNA-RNA 或 DNA-RNA 等不同类型的杂交分子，根据杂交结果就可以分析待测标本 DNA 中某基因的状况。

核酸杂交可分为液相杂交（solution hybridization）和固相杂交（solid-phase hybridization）。由于液相杂交后过量的未杂交探针从溶液中除去较为困难而导致误差较大，现如今使用较少。固相杂交即在醋酸纤维膜或尼龙膜上固定靶 DNA，再用探针与其杂交，洗去溶液中未结合的探针，干燥后进行检测。常用的固相杂交方法主要包括 Southern 印迹杂交（Southern blot hybridization）、Northern 印迹杂交（Northern blot hybridization）和斑点印迹杂交（dot blot hybridization），分别代表检测 DNA 片段的杂交、检测 RNA 的杂交和 DNA 或 RNA 半定性的定量杂交。其中 Southern 印迹杂交是一种应用极为广泛的经典 DNA 杂交方法，Southern 印迹杂交用于遗传病的基因诊断可以直接检测致病基因内部的突变，包括限制性内切酶酶切位点的点突变、缺失、插入或倒位，也可以利用 RFLP 连锁分析进行致病基因的遗传标记分析。

镰状细胞贫血的检测就是利用限制性内切酶 *Mst* Ⅱ（其识别序列与酶切位点为 CCTNAGG）消化待检的 DNA 样品，正常的 *HBB* 基因和突变的 *HBS* 基因其第 5 ～ 7 位密码子序列分别为 *HBB*：CCTGAGGAG，*HBS*：CCTGTGGAG，可见 *HBS* 在第 6 位密码子由原来的 GAG 变成 GTG，从而使 *Mst* Ⅱ不能识别，因而比 *HBB* 少了一个识别位点。如果用 *HBB* 基因作为探针与 *Mst* Ⅱ酶切后的 DNA 样品进行 Southern 杂交，*HBB* 出现 1.2 kb 和 0.2 kb 两个杂交片段，而 *HBS* 只出现 1.4 kb 一个片段，这样就可以根据 *Mst* Ⅱ酶切位点的有无所产生的不同长度的限制性片段直接对 HBS 进行基因诊断（图 13-4）。其中 1.2 kb 为正常人的 *HBB* 基因

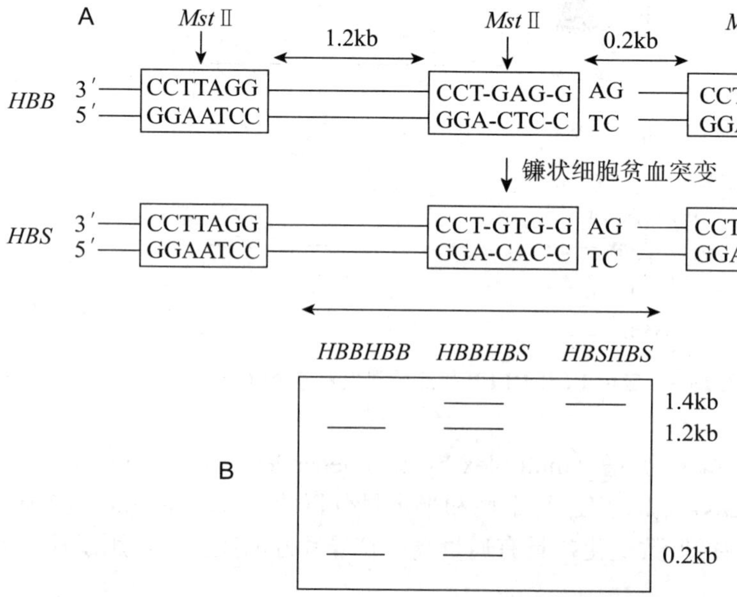

图 13-4　镰状细胞贫血突变 *Mst* Ⅱ酶切片段产生的特异性 RFLP 及 HBS 的基因诊断

A. *HBB* 基因 5′ 侧翼区 *Mst* Ⅱ酶切片段产生的特异性 RFLP；B. *HBB* 和 *HBS* DNA *Mst* Ⅱ酶切产物电泳图

的等位片段，而 1.4 kb 为镰状细胞贫血患者和携带者特有的等位片段。

血友病 A 又称第Ⅷ因子缺乏症，用第Ⅷ因子的 cDNA 探针与限制性内切酶 *Bgl* Ⅰ消化后的 DNA 进行 Southern 印迹杂交，可对患者和携带者做出明确的诊断：图 13-5 中 $Ⅱ_6$ 为先证者，母亲的两条 X 染色体分别具有第Ⅷ因子基因 20 kb 和 5.0 kb 的等位片段，先证者 $Ⅱ_6$ 从其母亲得到具 5.0 kb 等位片段的那条 X 染色体。其弟 $Ⅱ_7$ 为正常个体，他得到母亲 20 kb 的那条 X 染色体，从而说明患者母亲（$Ⅰ_1$）具 5.0 kb 的那条 X 染色体携带有致病基因。$Ⅱ_1$、$Ⅱ_3$ 为 5.0 kb 等位片段的纯合子，因而他们必然从母亲处获得带有致病基因的那条 X 染色体，因而是致病基因的携带者。$Ⅱ_4$ 的基因型为 20 kb/5.0 kb，从 $Ⅱ_1$ 和 $Ⅱ_3$ 推断其父亲的 X 染色体也具有 5.0 kb 的等位片段，因而 $Ⅱ_4$ 具有 20 kb 等位片段的那条 X 染色体必然来自其母亲（$Ⅰ_1$），由于其父为正常人，所以 $Ⅱ_4$ 应属正常个体。以上检测分析结果提示 $Ⅱ_1$ 和 $Ⅱ_3$ 携带有致病基因，若妊娠必须做产前基因诊断。

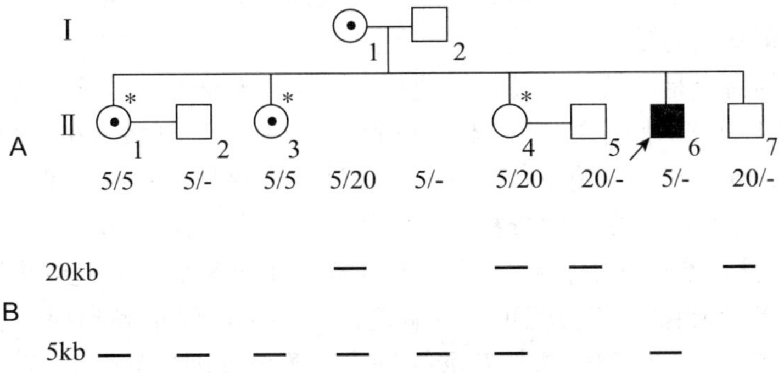

图 13-5　*Bgl* Ⅰ酶对一血友病家系的 RFLP 分析

A．先证者系谱；B．RFLP 图

3．Sanger 测序　DNA 序列测定是诊断已知或未知基因突变最直接可靠的方法，也是目前了解人类疾病的遗传学基础和实施分子诊断的重要方法。经典的 DNA 测序技术称为 Sanger 测序法（Sanger sequencing），是基因诊断的“金标准”，由英国科学家 Sanger 和美国科学家 Gilbert 于 1975 年发明。这一技术使人们首次读出 DNA 的碱基序列。

在 DNA 合成过程中，DNA 聚合酶催化 3'- 脱氧核苷三磷酸（dNTP）与 DNA 链的 5'- 磷酸基团连接形成 3'，5'- 磷酸二酯键，使得 DNA 链延伸。在 Sanger 测序体系中，人为掺入 2'，3'- 双脱氧核苷三磷酸（ddNTP），当 ddNTP 位于链延伸末端时，由于它没有 3'-OH，不能再与其他脱氧核苷酸形成 3'，5'- 磷酸二酯键，DNA 合成便被终止。每一次序列测定由一套四个单独的反应体系构成，每个反应含有四种 dNTP，并分别混入四色荧光染料标记的 ddNTP。每一反应体系在 DNA 聚合酶催化的引物延伸过程中产生一系列被 ddNTP 终止的不同长度的 DNA 片段。由于 DNA 片段大小不同，经过毛细管电泳分离，DNA 在毛细管电泳中的迁移率也不同。当每个 DNA 分子通过毛细管读数窗口时，激光检测器就对荧光分子进行逐个检测，分析软件将不同的荧光自动转变为 DNA 序列，从而达到 DNA 测序的目的。

Sanger 测序法可以用于点突变、小的插入和缺失等检测，优点是阅读 DNA 片段长、精确度高。缺点是通量低、测序成本高。

4．高通量测序技术　高通量测序（high-throughput sequencing）又称二代测序（next generation sequencing，NGS），对应于以 Sanger 测序为代表的第一代测序技术而得名。高通量测序可检测整个基因组存在的点突变、插入及缺失等，与 Sanger 测序相比，高通量测序免去了 DNA 片段克隆，产生宏量的序列信息，分析速度快捷且分析成本明显降低。

高通量测序流程一般由模板准备、测序和成像、序列组装和比对等部分组成。目前高通量测序的主要平台代表有454测序平台、HiSeq基因组分析平台和SOLiD测序平台。它们虽各具特点，但在原理上有很多共同之处：①将目标DNA剪切为小片段；②单个小片段DNA分子结合到固相表面；③单分子独立扩增；④每次只复制一个碱基并检测信号；⑤高分辨率的成像系统。

高通量测序技术的出现，使得获得核酸序列数据的单碱基测序费用相对于Sanger测序大幅度降低，随之也给基因组学研究带来了更多新方案。目前，高通量测序技术已经广泛应用于动植物全基因组测序、基因组重测序、外显子组测序、转录组测序、小RNAs测序和表观基因组测序等方面，并在孟德尔疾病和复杂疾病的研究以及疾病的基因诊断中发挥重要作用。

5．基因芯片技术 基因芯片（DNA chip）的测序原理是杂交测序，即通过与一组已知序列的核酸探针杂交来进行核酸序列测定的方法。将大量探针分子固定于固相支持物上与荧光标记的靶基因进行杂交，再通过荧光检测系统对芯片上各个反应点的荧光位置、荧光强弱进行扫描，通过检测每个探针分子的杂交信号强度进而获取样品分子的数量和序列信息。经相关软件分析处理后，获得靶基因的基因突变结果。

基因芯片突出的特点是高效、敏感、高通量，一次性对样品大量序列进行检测和分析，解决了传统核酸印迹杂交技术操作繁杂、自动化程度低、操作序列数量少、检测效率低等不足。并且通过设计不同的探针阵列、使用特定的分析方法可使该技术具有多种不同的应用价值，如基因表达谱测定、突变检测、多态性分析、基因组文库作图及杂交测序等。

6．等位基因特异性寡核苷酸探针 检测单碱基或几个碱基的突变或小插入、缺失突变的最佳探针是合成的寡核苷酸，其长度短，灵敏度高，甚至可以精确到探针和标本之间单个碱基的错配。人工合成的正常序列的寡核苷酸探针——等位基因特异性寡核苷酸（allele-specific oligonucleotide，ASO）一般用于检测已知的点突变，通常需要合成两种探针，一种与正常基因序列完全一致，能与之稳定地杂交，但不能与突变基因序列杂交；另一种与突变基因序列一致，能与突变基因序列稳定杂交，但不能与正常基因序列稳定杂交，这样就可以把只有一个碱基发生了突变的基因区别开来。

ASO与传统的Southern印迹的重要区别在于所用的DNA探针不同，大多数情况下，用标准的克隆DNA探针做DNA杂交，无法区分正常基因与单碱基突变或小突变（如小片段缺失或插入）的序列，只有用短的ASO探针才能够探查单核苷酸突变。不管个体的两条同源染色体上是否携带相同的正常或异常DNA序列，或一条染色体为正常，另一条染色体为异常，ASO都可以准确区分个体间特定的单个DNA序列。但必须谨慎分析ASO的检测结果，因为同一基因座的突变可能并非同样的序列改变。因此，若杂交结果为阴性，不一定表明患者的整个基因序列没有突变，可能在该突变基因的其他位点上存在ASO无法检测出的突变。

另外，ASO还可结合PCR技术，即先将含有点突变基因有关片段进行体外扩增，然后再与ASO探针做点杂交，这样可大大简化方法，节约时间，而且用极少量的基因组DNA就可完成检测。

（二）间接诊断

当致病基因已知而异常未知，或致病基因本身尚属未知时，可通过对受检者及家系进行连锁分析，以推断前者是否获得了带有致病基因的染色体。

间接诊断的指征有：致病基因明确的单基因遗传病；未能检出致病基因功能区的致病突变，或缺乏明显的突变热点或基因较大的单基因遗传病，采取直接诊断耗时长且成本高，不符合临床的实际需求，且家系中有健在的、临床通过“金标准”诊断明确的患者。

1．PCR-短串联重复序列分析 短串联重复序列又称微卫星DNA，广泛存在于原核生物和真核生物基因组中。由于重复单位及重复次数不同，使微卫星DNA在不同种族、不同人群之间的分布具有很大差异性，构成了 STR 遗传多态性。STR 的检测方法是针对基因组特定的多态性区域设置引物进行 PCR 扩增，然后通过凝胶电泳对扩增产物进行鉴别，该方法可以确定某个位点具体有多少个重复的微卫星序列，并可绘制 STR 图谱。

血友病 B 是由凝血Ⅸ因子（FⅨ）缺乏引起的一种严重的 X 连锁隐性遗传性出血疾病。临床以出血为主要表现，关节腔和肌肉出血是严重病例的特征性表现。*F9* 基因位于 Xq27.1，全长 34 kb，目前已知的 *F9* 基因突变有近 600 种，包括错义突变、无义突变、小的插入和缺失等，故血友病 B 的基因诊断存在困难。由于血友病 B 的基因缺陷有明显异质性，几乎每个血友病 B 家系存在其独自的缺陷类型，且 2/3 患者有明确家族史，而临床只需进行携带者诊断。人类基因组中存在的 STR 序列具有高度多态性，因而利用基因连锁分析进行间接诊断仍是目前最行之有效的方法。国内有研究人员联合应用 6 个 STR 位点（DXS102、DXS8094、DXS1192、DXS1211、DXS8013、DXS1227）成功地对 3 个血友病 B 家系进行了基因诊断（表 13-4）。根据上述基因连锁分析的结果，成功地对家系 A 进行了产前诊断：在所用的 6 个 STR 多态位点中有 3 个 STR 位点提供了连锁遗传信息，其中 DXS102 扩增片段长 145 bp，DXS8094 为 225 ～ 239 bp，DXS1211 为 159 ～ 175 bp，根据 PCR 联合多个 STR 位点多态性连锁分析诊断出待诊胎儿为女性携带者（图 13-6）。

表 13-4　3 个血友病 B 家系的基因连锁分析结果

家系	STR 位点名称					
	DXS102	DXS8094	DXS1192	DXS1211	DXS8013	DXS1227
家系 A	Y	Y	N	Y	N	N
家系 B	Y	Y	Y	Y	Y	N
家系 C	N	Y	Y	Y	Y	N

Y：表示提供连锁信息；N：表示未提供连锁信息

2．全基因组关联分析　复杂疾病是指由于遗传和环境因素的共同作用引起的疾病。全基

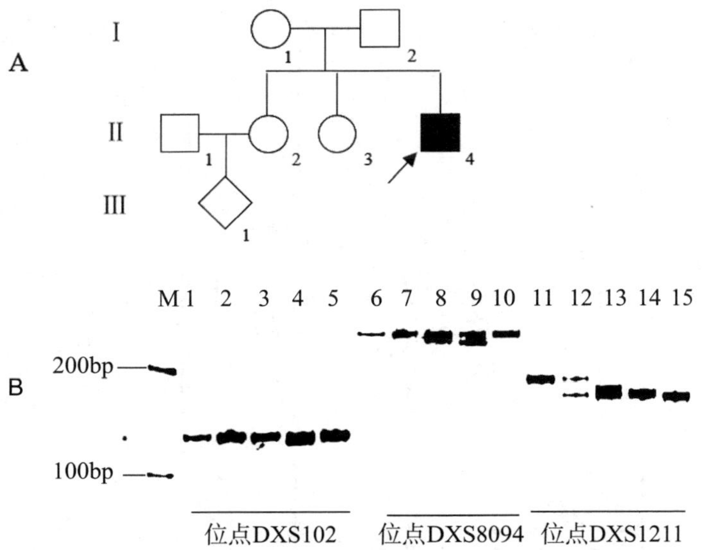

图 13-6　家系 A 系谱图（A）及产前诊断电泳分析图谱（B）

A．系谱图；B．1，6，11：待诊胎儿外祖父；2，7，12：孕妇；3，8，13：待诊胎儿；4，9，14：待诊胎儿外祖母；5，10，15：先证者（待诊胎儿舅舅）

因组关联分析（genome-wide association study，GWAS）是一种利用基因组中数以百万计的单核苷酸多态性（single nucleotide ploymorphism，SNP）作为分子遗传标记，进行全基因组水平上的对照分析或相关性分析，寻找与复杂疾病相关的遗传因素，全面揭示与疾病发生、发展、治疗相关的遗传基因的研究方法。

目前 GWAS 研究主要采用两阶段方法。第一阶段：用覆盖全基因组范围的 SNP 进行对照分析，统计分析后筛选出较少数量的阳性 SNP；第二阶段：采用更大数量的对照样本群进行基因分型，然后结合两阶段的结果进行分析。这种方法需要保证第一阶段筛选相关 SNP 的敏感性和特异性，尽量减少分析的假阳性或假阴性，在第二阶段应用大量样本进行基因分型验证，并根据验证结果最终确认其与目标性状之间的相关性。

GWAS 在很大程度上增加了对复杂性状分子遗传机制的理解，在使用中应注意：① SNP 位点可能在基因表达上产生短暂的或依赖时空的多种影响，刺激调节基因的转录表达或影响其 RNA 剪接方式，在寻找相关变异时应同时注意到编码区和调控区位点变异的重要性。②等位基因结构、数量、类型、作用大小和易感性变异频率在不同性状中可能具有不同的特征。

GWAS 在人类医学领域，尤其是在复杂疾病研究领域应用广泛，使许多复杂疾病的研究取得了突破性进展，也极大地推动了基因组医学的发展。

（三）基因突变预筛查

1．变性高效液相色谱 变性高效液相色谱（denaturing high performance liquid chromatography，DHPLC）是一项在 SSCP 和变性梯度凝胶电泳（denatured gradient gel electrophoresis，DGGE）基础上发展起来的新的杂合双链突变检测技术，可自动检测单碱基替代及小片段核苷酸的插入或缺失。它利用在部分变性条件下，同源、异源双链 DNA 解链特征的差异进行变异检测。在非变性条件或完全变性条件下，DHPLC 还可用于分离或分析双链或单链核酸片段。

工作温度是决定 DHPLC 敏感性的最关键因素，将工作温度升高使 DNA 片段开始变性，部分变性的 DNA 则可被较低浓度的乙腈洗脱下来。由于异源双链 DNA 与同源双链 DNA 的解链特征不同，在相同的部分变性条件下，异源双链因为有错配区域的存在而更易变性，被色谱柱保留时间短于同源双链，故先被洗脱下来，从而在色谱图中表现为不同峰型的洗脱曲线（图 13-7）。

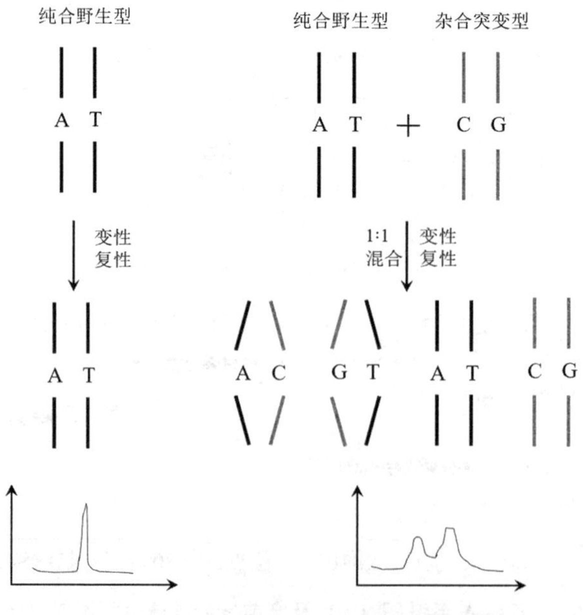

图 13-7 DHPLC 检测示意图

（A）野生型仅有 1 个洗脱峰；（B）突变型样品需与野生型样品等量混合，显示 2 个洗脱峰

DHPLC 已经成功地应用于乳腺癌相关基因（*BRCA1*）、肿瘤相关基因（*TSC1*、*TSC2*、*ATM*、*p53* 等）、先天性长 QT 综合征相关基因（*KCNQ1*、*KCNH2*）、隐睾病相关基因（*GREAT*）、血友病 A 相关基因（*F8C*）、多发性硬化相关基因（*MAG*）等多种疾病候选基因的变异筛选中，其功能也被开发拓展并延伸到不同的基因组研究领域。

2．高分辨率熔解曲线　高分辨率熔解曲线（high-resolution melting，HRM）是用于突变扫描和基因分型的最新遗传学分析方法。由于其实行闭管操作，减少了 PCR 产物的外源性污染，结果准确、灵敏度高，而成本较传统的 Sanger 测序低。近年来 HRM 方法被广泛应用于基因疾病的筛查、等位基因频率分析、甲基化研究、物种鉴定等多个领域。

该技术利用饱和荧光染料插入 DNA 双链中，仪器通过实时监测升温过程中双链 DNA 荧光染料结合 PCR 扩增产物的情况来完成全部过程。

知识拓展：模式生物

在 PCR 反应前加入饱和荧光染料，PCR 结束后检测仪器在一定的温度范围内将 PCR 扩增产物进行变性，使 DNA 双链逐渐解链，此时染料分子逐渐从 DNA 双链上脱落，荧光信号下降。若某个个体携带杂合变异，其 PCR 产物中会存在异源双链，在温度逐渐升高时，由于不匹配的碱基对的影响，异源双链会先解开，荧光染料因此被释放，荧光信号下降；而纯合个体的样本由于解链温度较高，荧光信号相对下降较慢，仪器的光学检测系统通过采集的荧光信号进而绘制出熔解曲线，通过比较待检测个体与对照者扩增片段的熔解温度（melting temperature，Tm）及熔解曲线形状的差异来判读结果。

案例：肝豆状核变性

第五节　遗传病的产前诊断

产前诊断（prenatal diagnosis）是对胚胎或胎儿在出生前是否患有某种遗传病或先天性畸形做出的诊断，是预防遗传病患儿出生的有效手段。在遗传咨询的基础上，对有高风险的妊娠进行产前诊断，可以为遗传病高风险家庭提供充足可靠的信息，使他们在妊娠期做出适当的选择。在进行产前诊断前，医生有必要让孕妇及家属了解孕妇目前的状况，包括：①胎儿患某种遗传病的风险；②这种遗传病的特征及可能的后果；③所施行的产前诊断及技术操作的危险性及局限性；④为产前诊断所进行的生化、DNA 或染色体分析所需要的时间或周期；⑤如果分析失败，重复这些实验的可能性和必要性；⑥分析所得到结果的可靠性及局限性；⑦对可能出现的结果，医生所提供的医学建议；⑧孕妇及家属需要做好的心理准备。

目前可以进行产前诊断的遗传病包括：①染色体病；②特定酶缺陷所致的遗传性代谢病；③可进行 DNA 检测的某些遗传病；④神经管缺陷（neural tube defects，NTD）；⑤有明显形态改变的先天畸形。

一、产前诊断的对象

开展产前诊断要符合如下条件：①疾病有明确的定义和诊断标准；②疾病缺陷严重，难以治疗或疗效很差；③疾病向下一代有很高的传播风险；④目前已有的产前诊断方法准确可靠；⑤具备足够的专业人才队伍。

通常需要进行产前诊断的对象有以下几种：

1．年龄在 35 岁以上的高龄孕妇。

2．曾生育过染色体异常患儿的孕妇。

3．夫妇一方有染色体数目或结构异常，特别是表型正常的染色体平衡易位携带者。

4．夫妇一方有先天性代谢疾病，或生育过这种患儿的孕妇。

5．曾生育过无脑儿、先天性脑积水、脊柱裂等神经管缺陷儿的孕妇。

6．孕妇为严重的 X 连锁隐性遗传病携带者。

7．原因不明的多次流产、死胎、死产或生育过多发畸形儿的孕妇。

8．夫妇一方有明显的致畸因素接触史或孕早期病毒感染，或服用不当药物的孕妇。

二、产前诊断的方法

产前诊断的方法主要有两大类：有创性方法和无创性方法。尽管有创性产前诊断可能会对母体或胎儿产生不同程度的损害，但由于这些损害可以在熟练的技术和先进设备的帮助下一定程度的避免，而其诊断结果又较为可靠，因此目前仍是主要的产前诊断方法，以羊膜穿刺和绒毛取样最为常用。

（一）有创性方法

1．羊膜穿刺 羊膜穿刺（amniocentesis）又称羊水取样，主要是通过对羊水中脱落的胎儿细胞进行分析，判断胎儿是否有遗传性疾病；或利用羊水上清液进行生化检测，以了解胎儿的成熟度及是否患有神经管缺陷疾病等。妊娠中期以后，羊水主要来源于胎尿与羊膜上皮渗漏，其中含有胎儿皮肤的脱落细胞、酶、激素及胎儿代谢产物，因此检查羊水成分，可以反映胎儿情况。抽取羊水进行染色体或生化分析，可了解胎儿的染色体或基因是否正常，以便采取相应的预防、治疗措施。羊膜穿刺应注意以下几个问题：

（1）羊膜穿刺应在 B 超监视下进行。

（2）穿刺的时间最好在妊娠的 16 ～ 18 周，此时羊水量多，穿刺成功率高，不易伤及胎儿，所获得羊水中的上皮细胞和成纤维样细胞经过培养较易生长。

（3）有先兆流产、稽留流产现象以及盆腔或宫内有感染的孕妇，不宜做羊膜穿刺术。

（4）要注意器械的严格消毒，以免人为造成宫内感染。

（5）取羊水后，应立即进行培养，穿刺与培养时间间隔越长，活细胞损失越多。

2．绒毛取样 绒毛取样（chorionic villus sampling，CVS）在妊娠早期诊断中常见，B 超监视下用特制的导管从预定取样位置吸取适量的绒毛组织后，采用直接法或培养法进行细胞或遗传方面的检查，如染色体分析、酶学检查或提取 DNA 进行分子遗传学检测。绒毛取样的主要优点是在妊娠早期就可进行产前诊断，异常者可以采用简单、安全的方法进行宫内治疗或终止妊娠。因此，绒毛取样是多数受检者乐于接受的产前诊断方法。值得注意的是，如果绒毛取样中发现为染色体嵌合体，则应再进行羊膜穿刺予以确证，因为孕早期绒毛细胞中染色体欠稳定，容易出现假阳性结果。绒毛取样应注意以下几个问题：①妊娠 7 ～ 12 周时，在 B 超监视下进行；②使用的仪器必须严格消毒；③应以培养法所得染色体分析结果为准，直接法有时存在假阳性或假阴性。

3．脐带穿刺 脐带穿刺（cordocentesis）是在 B 超引导下，将穿刺针经腹壁刺入胎儿脐带并抽取胎儿血样的方法。适用于妊娠 18 周以上的孕妇。这一技术可用于妊娠中晚期胎儿遗传物质的检测，为已超过羊膜穿刺时间的孕妇赢得产前诊断的机会，而且所获得的胎儿血液可以直接进行染色体分析或其他分子诊断，目前在产前诊断中占有重要地位。

4．胎儿镜检查 胎儿镜（fetoscopy）检查是一种通过内镜在宫腔内直接观察胎儿生长发育以及具体组织器官变化的方法。这种检查方法容易引起多种并发症，目前未得到广泛应用。

（二）无创性方法

1．B 超检查 超声检查是一项简便、无痛、对母体和胎儿无损伤的产前诊断方法，B 超应用最广。B 超检查不仅能够详细检查胎儿的外部形态和内部结构，直接对胎心和胎动进行观察，还能摄像记录分析、胎盘定位、选择羊膜穿刺部位、引导绒毛取材胎儿镜操作（采集绒毛和脐带血标本供实验室检查）。B 超检查出的某些细微改变，可以提示染色体异常，使胎儿的遗传性疾病得以早期诊断。

B 超可进行如下诊断：中枢神经系统异常，主要包括神经管缺陷、脑积水、小脑畸形等；面、颈部异常，如唇、腭裂和颈部囊状淋巴管瘤等；先天性心脏病；胸部异常，包括支气管、肺发育畸形，先天性膈疝、膈膨出和胸腔积液等；肢体缺陷；其他如先天性肾缺如、肾囊肿、先天性巨结肠等。

2．X 线检查　胎儿骨骼在妊娠 20 周后开始骨化，所以在妊娠 24 周以后，为孕妇做腹部 X 线片，对诊断胎儿骨骼畸形和识别胎儿的姿势及位置最为适当。诊断剂量的 X 线照射对胎儿并无不良影响，用 X 线照射可诊断无脑儿、脑积水、脊柱裂、软骨发育不全、小头畸形等骨骼畸形。

3．孕妇外周血分离胎儿细胞　孕妇外周血中主要存在两种来源的胎儿细胞，一种是胎盘细胞，如合体滋养层细胞和细胞滋养层细胞；另一种是胎儿血细胞，如淋巴细胞、粒细胞及胎儿有核红细胞等。胎儿有核红细胞表面有多种胎儿特异性抗原标志物，且半衰期相对较短，因此是公认的较适合进行遗传诊断的胎儿细胞。

这种无创性产前诊断技术主要应用于性别鉴定、染色体异常疾病的检测及基因诊断等方面。近年来，单克隆抗体技术、流式细胞技术以及 PCR 技术的发展，为孕妇外周血中胎儿细胞的检测、识别、富集、分离及其在产前诊断中的应用开辟了新的广阔前景，不断完善的新兴技术将有助于这项产前诊断方法向临床推广。但该方法价格昂贵、操作繁琐复杂、灵敏度和特异性不高，且前次妊娠的胎儿细胞在分娩后会在母体血中存在若干年，影响检测结果。

知识拓展：流式细胞术

4．孕妇外周血胎儿游离 DNA/RNA 检查　1997 年，科学家首次证实胎儿 DNA 可以进入母体外周血循环，并以游离 DNA 的形式稳定存在。胎儿游离 DNA 含量相对高，提取及分析过程也相对简单，易于发展成为可用于临床的大样本高通量的检测方法。胎儿 DNA 在孕早期就可检测到，且分娩后很快被清除，不会受前次妊娠的影响。因此，对孕妇外周血中胎儿游离 DNA/RNA 的检测优势大于对胎儿细胞的检测。

孕妇外周血胎儿游离 DNA/RNA 检查在产前诊断中的应用主要有：①胎儿 Rh 血型 D 抗原判断；②胎儿性别鉴定，评估性连锁遗传病的患病风险；③父系遗传的单基因遗传病及胎儿非整倍体遗传病的辅助诊断；④某些异常妊娠的早期筛查指标。

（三）胚胎植入前遗传学诊断

植入前遗传诊断是指在体外受精胚胎发育卵裂阶段对遗传性疾病进行诊断的一种方法。在体外受精过程中，对具有遗传风险患者的胚胎进行种植前活检和遗传学分析，以选择无遗传学疾病的胚胎植入宫腔，从而获得正常胎儿的诊断方法，可有效地防止有遗传疾病患儿的出生。植入前遗传学诊断是随着人类辅助生殖技术，即“试管婴儿”技术发展而开展起来的一种新技术，它是产前诊断的延伸，也是遗传学诊断的又一更有希望的新技术。

目前，可开展 PGD 的遗传病主要包括：①单基因遗传病；②动态突变引起的疾病；③染色体病等。与传统的产前诊断技术相比，PGD 技术的优势主要体现在将胎儿诊断提前到胚胎着床前，从而避免非意愿性流产带给孕妇的身心创伤，也避免了因绒毛取样、羊膜腔穿刺等手术所带来的感染、出血和流产等并发症的风险。PGD 技术的产生与完善可以避免遗传病患儿的出生，阻断致病基因的纵向传递。

由于 PGD 突破了产前诊断中某些伦理学的限制，近年来其应用范围得到进一步拓展，如在有地中海贫血等需要长期输血治疗的患儿家庭中行 PGD 的同时进行 HLA 配型，选择与现存患儿 HLA 相配的胚胎移植，出生婴儿在健康的同时，其脐血和骨髓还可用于治疗现存患儿；PGD 还可以用于某些遗传易感性疾病的易感基因筛查，降低后代发病风险。

PGD 本身还存在一些技术上的挑战。例如，可安全获得用于检测的遗传物质数量有限，限制了对样本的进一步确认；早期胚胎的嵌合现象可能使误诊率增加；将胚胎植入同步化的子

Summary

宫，需要在很短时间内完成遗传分析工作，增加了工作难度；PGD 技术难度大，设备要求高，周期较长，推广受到制约。近年来，单细胞 PCR、FISH 等技术逐渐成熟，CGH、基因芯片等技术也已应用于 PGD，这些技术扩展了 PGD 检测疾病谱的范围，相信在不久的将来，PGD 也将成为临床上常规的诊断技术。

思考题

1．试概括系谱分析的主要步骤及应注意的事项。

2．试述对 *p53* 基因的未知点突变进行检测与分析时可能用到的技术。

3．试比较羊膜穿刺术和绒毛取样术进行染色体病或其他遗传病产前诊断的优缺点。

（李　光）

第14章 遗传病的治疗

遗传病的治疗是对遗传病患者采取一定措施以纠正或改善机体的病理性状。目前，随着人们对遗传病发病机制认识的逐渐深入，以及分子生物学技术的快速发展，遗传病的治疗已从传统的手术治疗、药物治疗、饮食疗法等发展到基因治疗，为遗传病的根治性治疗翻开了新的篇章。

第一节 手术治疗

某种遗传病发展到各种临床症状都已显现，尤其是组织器官已出现了损伤时，应用外科手术的方法对病损器官或对某些具有形态缺陷的器官进行切除、修补或替换，可以有效地减轻或改善某些遗传病的症状，减轻患者的病痛。手术治疗包括手术矫正和器官移植。

一、手术矫正

手术矫正是手术治疗的主要手段，对遗传病所产生的畸形可通过手术进行矫正、修补或切除。一些遗传病导致的机体器官缺损或畸形，可以通过手术修复的方式改善症状，如先天性心脏病、唇裂、腭裂、先天性幽门狭窄等。有些手术治疗也可以在产前实施，如对先天性尿道狭窄或尿道梗阻的胎儿施行尿道狭窄修复术，可避免胎儿肾功能不全。对某些遗传病患者病损的器官或引起病损的器官可施行手术切除，如切除患者多余的手指或脚趾治疗多指（趾）症，切除患者肠壁的息肉治疗家族性腺瘤性息肉综合征Ⅰ型，切除患者的隐睾治疗睾丸女性化，以及切除脾治疗某些遗传性溶血病等。目前这一技术已应用到先天性代谢病的治疗中，如回肠 - 空肠旁路术可减少肠道对胆固醇的吸收，从而降低高脂蛋白血症患者的胆固醇浓度；门静脉和下腔静脉吻合术形成门静脉短路，使糖原贮积病Ⅰ型和Ⅲ型患者肠道吸收的葡萄糖绕过肝细胞，从而减少肝糖原的吸收。

二、器官和组织移植

随着免疫学知识和技术的发展，免疫排斥问题得到控制，因而组织和器官移植也逐渐被用来治疗遗传病，使病情得到缓解。

1. 肾移植 肾移植也是迄今最成功的器官移植，副作用较其他器官移植小。目前已在家族性多囊肾、遗传性肾炎、先天性肾病综合征和淀粉样变性等十多种遗传病患者中进行肾移植，能有效减轻症状。

2. 肝移植 肝移植可治疗 α_1- 抗胰蛋白酶缺乏症，移植后可使患者血液中 α_1- 抗胰蛋白酶达到正常水平；神经鞘磷脂贮积病 A 型患者肝移植后，血、脑脊液和尿中神经鞘磷脂有所增加，从而减少其在脏器中堆积，缓解症状。

3. 骨髓移植 重型地中海贫血及某些免疫缺陷患者可以施行骨髓移植以重建免疫功能。

知识拓展：器官移植的新思路

此外，Wiskott-Aldrich综合征（以血小板减少、湿疹、免疫缺陷为主要临床表现）也有应用骨髓移植获得成功的报道。

4．胰腺移植 对胰岛素依赖性糖尿病患者可进行胰岛细胞移植。

5．脾移植 脾移植已用于葡萄糖脑苷脂沉积病（Gaucher病Ⅲ型）的治疗，移植后可见患者血浆中的葡萄糖神经酰胺明显降低。

第二节 药物治疗

药物在遗传病的治疗中起一定的辅助作用，可改善患者的病情，减少痛苦。遗传病的药物治疗原则是补其所缺，去其所余。在药物治疗的实施过程中可分为产前或出生前治疗、症状前治疗和现症患者治疗。

一、出生前治疗

出生前治疗是指经产前诊断后给孕妇服药，通过胎盘达到治疗胎儿的目的，可以大幅度地减轻胎儿出生后的遗传病症状。例如，产前诊断结果如有羊水中甲基丙二酸含量增高，提示胎儿可能患甲基丙二酸尿症，该病会造成新生儿发育迟缓和酸中毒，在出生前和出生后分别给母体和患儿注射大量的维生素B_{12}，能使胎儿和婴儿得到正常发育。此外，对确诊为维生素B_2依赖型癫痫的胎儿，给孕妇服用维生素B_2，胎儿出生后可不发生癫痫。

二、症状前治疗

对于某些遗传病，采用症状前药物治疗也可预防遗传病的病症发生而达到治疗效果。如新生儿筛查发现甲状腺功能低下，可给予甲状腺素制剂终身服用，以防止其智能和体格发育障碍；对于苯丙酮尿症、枫糖尿症、同型胱氨酸尿症或半乳糖血症等遗传病，如能通过筛查在症状出现前做出诊断，及时给予治疗，均可获得最佳疗效。

三、现症患者治疗

出生后，当遗传病发展到各种症状已经出现，机体器官已经受到损伤，治疗作用就仅限于对症。

四、药物治疗的原则

药物治疗的原则可以概括为“去其所余，补其所缺”。

（一）去其所余

对于一些因酶促反应障碍，导致体内贮积过多的代谢产物，可使用各种理化方法将过多的产物排除或抑制其生成，使患者的症状得到明显的改善，称为“去余”。主要方法包括：

（1）应用螯合剂：例如，肝豆状核变性（Wilson病）主要是体内铜代谢障碍，使血内铜的水平升高，导致胎儿畸形。可以服用青霉胺，青霉胺与铜离子能形成螯合物，除去患者体内细胞中堆积的铜离子。地中海贫血患者因长期输血，易发生含铁血黄素沉积症，可使用去铁胺B（desferrioxamine B）与铁蛋白形成螯合物去除多余的铁。

（2）应用促排泄剂：家族性高胆固醇血症患者，血清胆固醇过多，用消胆胺可促进胆固醇转化为胆酯从胆道排出。

（3）使用代谢抑制剂：应用别嘌呤醇抑制黄嘌呤氧化酶，使体内尿酸形成减少，用于治疗原发性痛风和自毁容貌综合征（Lesch Nyhan 综合征）。

（4）血浆置换或血浆过滤：血浆置换（plasmapheresis）可除去大量含有毒物的血液，此法已成功应用于家族性高胆固醇血症的治疗。溶酶体贮积病及某些遗传性溶血性贫血的患者，亦可通过血浆置换的方法得到治疗。血浆过滤（plasmapheresis）是将患者的血液引入含有特定的亲和结合剂容器内，由于亲和结合剂与血浆中“毒物”选择性结合后不能通过回输滤器，而使患者的血液得到清理，再将血液重新输入患者体内后，获得治疗效果。例如，治疗家族性高胆固醇血症，将患者血液输入含有肝素 - 琼脂糖小球和氯化钙的输血瓶内，混匀后，使患者的低密度脂蛋白与肝素形成不溶性复合物，当回输时不能通过滤器进入患者体内，达到选择性清除的治疗目的。

（5）平衡清除法：对于某些溶酶体贮积症，由于其沉积物可弥散入血，并保持血与组织之间的动态平衡。如果将一定的酶制剂注入血液以清除底物，则平衡被打破，组织中沉积物可不断进入血液而被清除，周而复始，以达到逐渐去除“毒物”的目的。

（二）补其所缺

（1）激素替代疗法：对于某些因 X 染色体畸变所引起的女性疾病，可以补充雌激素，使患者的第二性征得到发育，也可改善患者的体格发育。此外，对先天性肾上腺皮质增生症患者给予类固醇激素、对垂体性侏儒患者给予生长激素、对糖尿病患者注射胰岛素等均可使症状得到明显改善。

除激素替代疗法外，有些遗传病是因为某些蛋白质（酶）或其他组分缺乏而不能形成机体所必需的代谢产物，如给予补充，即可使症状得到明显改善，达到治疗目的，即称“补缺”。但这种补缺一般是终生性的。例如，对于先天性无丙种球蛋白血症患者，给予丙种球蛋白制剂，可使感染次数明显减少；乳清酸尿症患者，因体内缺乏尿苷而引起贫血、体格和智能发育障碍，如果给予尿苷治疗，症状即可得到缓解。

（2）酶疗法：遗传性代谢病通常是由于基因突变造成酶的缺失或活性降低所致，可用酶诱导和酶补充的方法进行治疗。

1）酶诱导治疗：如新生儿非溶血性高胆红素 I 型（Gilbert 综合征）是常染色体显性遗传病，患者因肝细胞内缺乏葡萄糖醛酸尿苷转移酶，胆红素在血中滞留而导致黄疸、消化不良等症状，苯巴比妥能诱导肝细胞光面内质网合成该酶，所以给予患者苯巴比妥治疗，即可使症状消失。又如，雄激素能诱导 α_1- 抗胰蛋白酶的合成，因而可用于 α_1- 抗胰蛋白酶缺乏症的治疗。

2）酶补充疗法：向患者体内输入纯化酶制剂是酶补充疗法的重要途径。例如，给脑苷脂病（Gaucher 病）患者注射 β- 葡萄糖苷酶制剂，可使患者肝和血液中的脑苷脂含量降低，使症状缓解；对严重的 α_1- 抗胰蛋白酶缺乏症患者每周用 4g 强化的 α_1- 抗胰蛋白酶静脉注射，连用 4 周后便可获得满意的效果。用从人胎盘提取的 α- 半乳糖苷酶 A 治疗 Fabry 病也可取得一定的疗效。对线粒体遗传病的治疗也常采用酶补充疗法，如用辅酶 Q 或辅酶 Q 与琥珀酸盐协同治疗眼肌病可取得一定的疗效。用纯化酶制剂可治疗的遗传病见表 14-1。

表14-1 用纯化酶制剂可治疗的遗传病

疾病名称	使用的酶	注入途径
糖原贮积症 II 型	酸性 α- 糖苷酶 A	静脉
神经节苷脂病 I 型（GM1）	β- 氨基己糖酶 A	静脉
神经节苷脂病 II 型（GM2）	β- 氨基己糖酶 A	静脉
Fabry 病	α- 半乳糖苷酶 A	静脉
Gaucher 病	β- 葡萄糖苷酶	静脉

然而在许多情况下，直接输入的酶制剂往往受到机体免疫功能的作用而被破坏，因而不能有效地发挥作用。为了降低外源酶在体内的破坏，延长酶作用的半衰期，目前采用将纯化酶制剂装入载体后再输给患者的办法。载体容易以胞吞作用的方式通过细胞膜进入细胞，其所带的酶逐渐释放，发挥治疗作用，疗效可明显提高。常用的载体是红细胞血影（erythrocyte ghost）和脂质体（liposome）。

为了能将酶直接导向靶组织引入相应的亚细胞部位，以发挥最佳的治疗效果，还可采用受体介导的分子识别法。此方法是先将纯化酶进行一定的改造，再用靶细胞表面特殊受体的抗体包裹，使其输入体内后易于被靶器官识别并与之发生特异性结合。此外，还需选择适当的输入途径，如对于需要导入脑组织的酶制剂，在做鞘内注射前，先用高渗糖“打开”血脑屏障，使酶充分进入脑组织发挥作用。

（3）维生素疗法：有些遗传性代谢病是酶反应辅助因子——维生素合成不足，或者是酶与维生素辅助因子的亲和力降低，因此通过给予相应的维生素可以纠正代谢异常。例如，叶酸可以治疗先天性叶酸吸收不良和同型胱氨酸尿症，生物素可以治疗混合型羧化酶缺乏症和丙酸血症等。近年来，在临床上应用维生素 C 治疗因线粒体基因突变引起的心肌病有一定的疗效。常见遗传性代谢病的维生素治疗见表 14-2。

表14-2 常见遗传性代谢病的维生素治疗

序号	遗传性代谢病名称	需补充的维生素
1	同型胱氨酸尿症 胱硫醚尿症 黄嘌呤酸尿症	维生素 B_6（吡哆醇）
2	同型胱氨酸尿症 二氢叶酸还原酶缺乏症	叶酸
3	甲基丙二酸尿症 甲基丙二酸尿症 + 同型胱氨酸尿症 转钴胺素Ⅱ缺乏症	维生素 B_{12}（氰钴胺素）
4	丙酸血症 β- 甲基巴豆酰甘氨酸尿症 维生素 H 依赖性羧化酶缺乏症	生物素（维生素 H）
5	轻型枫糖尿症 典型枫糖尿症	维生素 B_1（硫胺）

第三节 饮食治疗

对因酶缺乏而造成的底物或中间产物堆积的患者，制定特殊的食谱或配以药物，以控制底物的摄入，降低代谢产物的堆积。饮食疗法治疗遗传病的原则是“禁其所忌”。

一、产前治疗

现代医学遗传学技术已能根据系谱分析和产前诊断确诊多种遗传病胎儿，有些遗传病可以在其母亲怀孕期间就进行饮食治疗，使患儿症状得到改善。例如，对患有半乳糖血症风险的胎儿，在孕妇的饮食中限制乳糖和半乳糖的摄入量而代以其他的水解蛋白（如大豆水解蛋白），胎儿出生后再禁用人乳和牛乳喂养，患儿会得到正常发育。

二、现症患者治疗

1953 年，Bickle 等首次用低苯丙氨酸饮食法治疗苯丙酮尿症患儿，治疗后患儿体内苯丙氨酸明显减少，症状得到缓解。现在已有商品化的低苯丙氨酸奶粉出售，如果在出生后立即给患儿服用这种奶粉，患儿就不会出现智力低下等症状。随着患儿年龄的增大，饮食治疗的效果就越来越差，所以要求早诊断、早治疗。

除了限制所忌的食物摄入外，减少患者对所忌物质的吸收是饮食疗法的另一条途径，亦可减轻症状的出现，而且更易被接受。例如，在苯丙酮尿症患儿常规进食后，让其服用苯丙氨酸氨基水解酶的胶囊，这种酶在肠内释放后，可将食物消化后形成的苯丙氨酸转化成苯丙烯酸，使苯丙氨酸在未被肠道吸收前即被选择性清除；又如给家族性高胆固醇血症患者服用糠麸，也可减少肠道对胆固醇的吸收，延缓和减轻动脉粥样硬化等症状的形成。目前，针对不同代谢病设计和生产了 100 多种奶粉或食谱，可供各种代谢病饮食疗法选用（表 14-3）。

表14-3　适用于氨基酸代谢病治疗的配方奶粉及其特点

遗传病类型	适用配方奶粉	遗传病类型	适用配方奶粉
苯丙酮尿症	低苯丙氨酸奶粉	高缬氨酸血症	无缬氨酸奶粉
组氨酸血症	低组氨酸奶粉	高甘氨酸血症	无甘氨酸、丝氨酸奶粉
酪氨酸血症	低苯丙氨酸、酪氨酸奶粉	枫糖尿症	无亮氨酸、异亮氨酸、缬氨酸奶粉
高赖氨酸血症	低赖氨酸奶粉	高脯氨酸血症	无脯氨酸奶粉
同型胱氨酸尿症	低甲硫氨酸奶粉		

第四节　基因治疗

案例：先天性代谢病的治疗

人类相关疾病分子生物学研究的不断深入和基因转移技术的运用，促进了人类基因治疗的诞生和迅速发展。如今，通过基因转移来治疗人类疾病，已从理论、实验阶段进入到实践阶段。

基因治疗（gene therapy）是指把基因或 RNA 导入人体的细胞，补偿或修复患者细胞内有缺陷的基因，改变患者细胞的基因表达，使细胞恢复正常功能，从而达到治疗遗传病目的的技术方法。在研究早期，基因治疗是指将正常基因植入靶细胞，使基因表达产物从而起到治疗的作用。随着基因治疗研究的发展，导入基因的种类可以是正常基因、重组基因，也可以是 RNA。

一、基因治疗的策略

（一）直接策略

直接策略针对致病基因，包括基因矫正、基因替换、基因添加和基因失活 4 种方法。

（1）基因矫正（gene correction）指对致病基因的突变碱基进行纠正而正常部分予以保留，即矫正缺陷基因的异常序列，精确地原位修复缺陷基因。这是理想的基因治疗方式，但由于技术原因，目前尚难实施。

（2）基因置换（gene replacement）指通过同源重组，定点导入外源正常基因代替有缺陷的基因，对靶细胞的基因组无其他改变。

（3）基因添加（gene augmentation）又称基因增补，是指在不去除异常基因的情况下，将有功能的正常基因导入病变细胞，发生非定点整合，表达正常产物以补偿或替代有缺陷基因的功能。此法难度较小，是目前基因治疗中常用的方式。

（4）基因失活（gene inactivation）又称基因干预，是指采用反义技术、反基因技术或基因敲除技术等，阻断基因的表达。反义技术是将反义RNA、核酶或反义核酸的表达质粒等导入细胞后，与特定mRNA结合，使其失活，从而在转录和翻译前水平阻断基因的表达。反基因技术是将设计的寡脱氧核苷酸或肽核酸（一种以多肽骨架取代糖-磷酸骨架的DNA类似物）导入靶细胞，使寡脱氧核苷酸或肽核酸与靶基因的DNA双螺旋分子形成3股螺旋，从DNA水平阻断或调节基因转录。

（二）间接策略

间接策略并不针对致病基因，而是导入与靶基因无直接联系的治疗基因，此类策略常用于肿瘤的基因治疗。

（1）免疫性基因治疗：导入能使机体产生抗肿瘤或抗病毒免疫力的基因，如导入干扰素、肿瘤坏死因子、白介素-2等细胞因子的基因，以增强抗肿瘤效应。

（2）化疗保护性基因治疗：将编码抗细胞毒性药物蛋白基因导入人体细胞，以提高机体耐受肿瘤化疗药物的能力，如将多药抗性基因导入骨髓造血干细胞，减少骨髓受抑制的程度，以加大化疗剂量，提高化疗效果。

（3）自杀基因疗法：指将来源于病毒或细菌的基因导入肿瘤细胞，该基因产生的酶可将无毒的药物前体转变为有毒的药物，使导入基因的细胞死亡。如胞嘧啶脱氨酶（cytosine deaminase，CD）可将5-氟胞嘧啶（5-FC）转化成5-氟尿嘧啶（5-FU），CD只存在于细菌、真菌细胞中，哺乳细胞中不含CD，将细菌的CD基因克隆到表达载体并导入肿瘤细胞，CD将无毒的5-FC转化为有细胞毒性的代谢产物5-FU，导致肿瘤细胞自杀性死亡。

二、基因治疗的途径

根据基因转移的受体细胞不同，基因治疗分为两种途径，即生殖细胞基因治疗和体细胞基因治疗。

（一）生殖细胞基因治疗

生殖细胞基因治疗（germ cell gene therapy）是将正常基因转移到患者的生殖细胞（精细胞、卵细胞或早期胚胎），使其发育成正常个体，有害基因不再在人群中播散。这显然是理想的方法，但这种靶细胞的遗传修饰至今仍在探索中。基因的这种转移一般只能用显微注射方法，效率不高，并且只适用于排卵周期短而次数多的动物，用于人类比较困难。而在人类实行基因转移到生殖细胞，并世代遗传，又涉及伦理学问题。因此，就人类而言，目前多慎重应用生殖细胞的基因治疗途径。

（二）体细胞基因治疗

体细胞基因治疗（somatic cell gene therapy）是将正常基因转移到体细胞，使之表达基因产物，患者的症状消失或得到缓解。目前，体细胞基因治疗采用的是将正常基因转移到基因组上非特定座位，即随机整合。只要该基因能有效地表达出产物，便可达到治疗的目的。这不是修复基因结构异常而是补偿异常基因的功能缺陷。

体细胞基因治疗中多采取离体的体细胞，即先在体外接受导入的外源基因，有效表达后，再输回到体内。体细胞基因治疗不必矫正所有的体细胞，因为，有些基因只在一种类型的体细胞中表达，治疗只需集中到这类细胞上；其次，某些疾病只需少量基因产物即可改善症状，不需全部有关体细胞都充分表达。

三、基因治疗的方法

（一）目的基因的选择与制备

选择目的基因，是基因治疗的首要问题。对于单基因遗传病，可选择与致病基因相对应的有功能的野生型基因。对于遗传因素复杂或不清的遗传病，如肿瘤，可选择与致病基因无关但有治疗作用的基因，如细胞因子基因、自杀基因等。获取目的基因的方法有多种，包括基因克隆、人工合成等。应用重组 DNA 和分子克隆技术，结合基因定位研究和人类基因组计划的成果，将会有更多人类基因被分离与克隆，这是基因治疗的前提。

（二）基因载体的选择

目的基因一般需要被克隆至合适的载体中。理想载体应具备的性质是：易进入细胞；在特异细胞能得到可调节的高效表达；含整合到基因组活化区或能自主复制的元件，整个过程应安全有效并具有选择性；易于大量生产。载体分为病毒载体和非病毒性载体两大类，要根据治疗需要进行选择。

（三）基因导入方式的选择

根据基因导入体内的方式，基因治疗分为体内法（in vivo）或直接法、回输法（ex vivo）或间接法、原位法（in situ）。体内法是指将目的基因直接导入体内有关的组织或器官，使其进入相应的细胞并进行表达，在全身发挥作用，现已在静脉、肝及肌肉等多种组织器官中获得成功；但由于技术限制，目前基因转移和表达的效率还较低。间接法是在体外将目的基因转移入合适的靶细胞，经过筛选后将细胞回输给患者，使该基因在患者体内有效地表达相应产物，这是目前常用的方式。原位法是指把基因直接导入患者的疾病部位，如肿瘤组织，使其表达后在病变部位发生作用。

（四）靶细胞的选择

这里所指的靶细胞是指接受转移基因的体细胞。靶细胞的选择，需要根据疾病的特点、基因治疗的策略、目的基因及其转移方式等因素来确定，可以选择病变细胞，也可选择正常细胞。

（五）目的基因转移

基因转移（gene transfer）是将外源基因安全有效地导入靶细胞内。如何将外源基因高效地导入器官、组织或体外培养的靶细胞并稳定表达，是基因治疗的关键环节。基因转移的方法可分为两大类：①病毒载体感染法，主要通过携带有外源基因的病毒载体感染靶细胞实现基因的转移；②非病毒学法，即通过物理、化学、膜融合或受体介导的内吞作用等方法，将外源基因导入细胞内。

（六）转染细胞的筛选与导入基因鉴定

基因转移的效率通常较低，所以需要对基因转染的细胞进行筛选，只有稳定表达目的基因的细胞回输体内后才会发挥作用。转染细胞的筛选与导入基因鉴定可从 mRNA 水平、蛋白水平以及功能水平进行检测。可采用 Northern 印迹、RT-PCR、Western 印迹、免疫细胞化学以及酶功能分析等方法进行鉴定和筛选。

（七）回输体内

在基因的导入方式上选择回输法时，需要将稳定表达外源基因的细胞回输体内以发挥作用。稳定表达外源基因的细胞经培养、扩增后，可采用静脉注射、肌内注射、皮下注射、滴鼻等方法回输体内。如将皮肤成纤维细胞以细胞胶原悬液方式注射至患者皮下组织，通过导管技术将血管内皮细胞定位输入血管等。

四、基因治疗的临床应用

（一）单基因病的基因治疗

1．ADA 缺乏症的基因治疗 ADA 缺乏症即重症联合免疫缺陷（severe combined immunodeficiency，SCID），是呈 AR 模式的致死性疾病。患者由于腺苷脱氨酶缺乏，导致腺嘌呤核苷和脱氧腺嘌呤核苷堆积，同时生成大量的 ATP 和 dATP。dATP 能抑制核糖核苷还原酶活性，阻断脱氧核苷酸前体合成，使 DNA 复制和修复受阻，产生毒性效应。由于发育中的 T 细胞和 B 细胞中嘌呤核糖核苷代谢旺盛，当 ADA 缺乏时，细胞快速积累 dATP，从而导致细胞死亡，引起细胞反复感染等症状。1990 年，美国国立卫生研究院（NIH）重组 DNA 咨询委员会（RAC）批准治疗 ADA 缺乏症的临床治疗方案，美国率先实施了对人类 ADA 缺乏症进行体细胞基因治疗。该治疗方案首先分离 ADA 患者外周血 T 淋巴细胞在体外培养，应用白细胞介素 -2（IL-2）刺激其分裂，然后将正常的 ADA 基因与反转录病毒载体构建的重组体导入上述细胞，以正常的 ADA 基因代替有缺陷的 ADA 基因，再将含有重组体的细胞回输患者。这个方案分别于 1990 年和 1991 年在 4 岁和 9 岁的两个 ADA 缺乏症女孩身上实施。4 岁女孩每隔 1 ～ 2 个月治疗一次，经 7 次基因治疗后，症状改善。9 岁女孩经 11 次基因治疗症状也得以改善。经 ADA 基因治疗的这两名患者，未见明显的副作用，导入的正常基因已表达，患儿体内 ADA 水平从不到正常人的 1% 提高到 25%。2009 年美国《科学》杂志刊登对患有 SCID 儿童的一项跟踪调查论文中显示，10 例患者中有 8 例已经痊愈。

2．乙型血友病基因治疗 乙型血友病（hemophilia B）是 XR 病。患者凝血Ⅸ因子缺乏，临床表现为易出血，凝血时间长，在轻伤、小手术后常出血不止，发病率为 1/30 000。中国和美国分别于 1991 年和 1999 年开展了乙型血友病基因治疗临床试验。我国复旦大学遗传所的薛京伦等，利用反转录病毒载体将Ⅸ因子基因的 cDNA 转移到培养的中国仓鼠卵巢细胞中，得到较好的表达。随后，又将凝血Ⅸ因子基因转移至乙型血友病患者的皮肤成纤维细胞中，产生了高滴度有凝血活性的凝血Ⅸ因子蛋白。1991 年开始了基因治疗乙型血友病的临床试验，通过上述方法将凝血Ⅸ因子导入两名血友病患者体外培养的皮肤成纤维细胞中，然后回植入患者皮下，并检测到导入体内的细胞有Ⅸ因子基因表达产物，凝血因子Ⅸ的浓度上升到正常人的 5%，患者症状明显改善，获得较好的疗效。近年来，他们又将含有凝血Ⅸ因子内含子序列 1 的 5′ 端剪接供体和 3′ 端剪接受体的重组凝血Ⅸ因子基因通过阳离子脂质体转移至动物体内，发现比凝血Ⅸ因子基因 cDNA 表达提高 2 ～ 3 倍，若此法用于乙型血友病的治疗，有望使 cDNA 因子的浓度达到正常人的 10% 以上，从根本上改善患者的症状。

3．囊性纤维化的基因治疗 囊性纤维化（cystic fibrosis，CF）是一种白种人中最常见的致死性 AR 病，是由于囊性纤维化穿膜调节蛋白（cystic fibrosis transmembrane conductance regulator，CFTR）基因缺陷所致。该遗传病常以呼吸道上皮作为靶细胞开展基因治疗。1993 年 4 月 16 日，第一个 CF 基因治疗方案获得终审许可，对 8 名患者进行了基因治疗。研究者将腺病毒 CFTR 载体（AdCFTR）滴入患者鼻腔上皮和上部气道。患者在施用 AdCFTR 前后严格隔离，以尽量减少周围环境中病原菌的感染及防止将 AdCFTR 载体扩展到其他人。在接受治疗期间，轻刮鼻腔和支气管收集细胞样品，检测 *CFTR* 基因。结果表明，即使用量相当低，腺病毒也能把 *CFTR* 基因转移至鼻腔上皮和支气管上皮。但在随后的其他研究小组进行的 I 期临床试验中发现，患者对腺病毒载体的免疫反应明显。几个跨国临床研究小组开始试验用脂质体作 *CFTR* 基因转移的载体。对 15 例 CF 男性患者的研究结果表明，接受基因治疗患者中 90% 有基因表达，且脂质体对患者组织本身不造成危害，不引起明显的免疫应答。但 *CFTR* 表达短暂，三天达到高峰，一周后消失，因此，延长 *CFTR* 在人体内的表达时间是迫切需要解决的问题。

4．β 珠蛋白生成障碍性贫血的基因治疗　β 珠蛋白生成障碍性贫血（β-thalassemia）是一种由于珠蛋白合成障碍引起的慢性遗传性贫血，为常染色体不完全显性遗传，重型患者需要靠输血维持生命。但长期输血会加大患者的铁负荷，以至于患者出现铁色素沉着症，青春期发育迟缓或障碍以及心脏、肝和内分泌功能异常，患者多于 30 岁前死于严重的心脏并发症。造血干细胞移植是目前唯一能治愈 β 珠蛋白生成障碍性贫血的手段，但由于供者来源困难、移植失败、移植相关并发症以及高昂的医疗费用等原因，限制了移植技术的临床普及。2010 年 8 月，意大利米兰 San Raffaele 科学研究所 Roselli 等报道，采用转基因方法可以纠正重型 β- 珠蛋白生成障碍性贫血患者骨髓造血干细胞的突变基因，并恢复其红细胞生成功能。Roselli 等对 44 例 2 ～ 15 岁的重型或中间型 β- 珠蛋白生成障碍性贫血患者进行基因治疗，选择患者骨髓中的 CD34 阳性造血干细胞为靶细胞，提取靶细胞后，用重组了正常 β 珠蛋白基因的慢病毒载体对其进行基因转染，然后培养 14 天，培养过程中同时用细胞因子进行刺激，结果显示，基因转染效率平均为 65%，转染后的患者细胞克服了红系成熟停滞，向正常红细胞分化，患者产生正常血红蛋白的细胞比例与正常对照者相近（44.6% 对 53.8%），其 β 珠蛋白水平亦显著升高。2010 年 9 月 Leboulch 等来自于法国、美国、意大利等国科研人员在《Nature》杂志上报道了 1 例 18 岁男性 β- 珠蛋白生成障碍性贫血患者治疗结果：研究人员先利用患者自身的骨髓造血干细胞培养出包括红细胞在内的血液细胞，然后将正常的 β 珠蛋白基因转入这些细胞中，筛选保留基因缺陷得到修正的细胞，移植回患者体内，患者自身生成正常红细胞的能力逐渐上升，在接受治疗一年后不再需要输血。

5．X 连锁严重联合免疫缺陷病　X 连锁严重联合免疫缺陷病（X-linked severe combined immunodeficiency，X-SCID）为一种细胞和体液免疫缺陷的单基因病，是由于白细胞介素 -2 受体 γ 链（IL-2 receptor gamma chain，IL-2RG）基因突变所致。常规的治疗方法是在出现严重致命性感染前进行造血干细胞（hematopoietic stem cells，HSCs）移植，但由于 HSCs 配型困难，应用受到了限制。Hacein 和 Abina 等对 5 例 X-SCID 患儿进行了基因治疗，分别抽取骨髓 30 ～ 150mL，分离 CD34 阳性骨髓 HSCs，用携带有正常 IL-2RG 基因的重组缺陷性莫洛尼鼠类白血病病毒作为载体转染 $CD34^+$HSCs，进行自体 HSCs 移植。随访 2.5 年，4 例患者（另外 1 例免疫重建失败）在 4 个月内，外周血中检查出被转换 T 淋巴细胞、B 淋巴细胞、NK 细胞，2 年后 T 淋巴细胞数量和表型、T 细胞受体库和体外实验 T 淋巴细胞的增殖分化几乎恢复正常。初始 T 细胞、T 细胞抗原受体游离基因及正常大小胸腺的出现均表明胸腺的结构和功能得到重建。患儿的体液免疫和细胞免疫得到了重建，并且根除难治性感染，已经能正常生活。Cavazzna-Calvo 等用含有编码链细胞因子受体基因的重组反转录病毒体外转染 X-SCID 患儿的 $CD34^+$HSCs，进行自体 HSCs 移植，随访 10 个月，2 例患者 T 细胞和 NK 细胞均可检测出基因表达，T 细胞、B 细胞和 NK 细胞的计数和功能与正常对照组无明显的差别，患者成功重建了免疫系统。Gaspar 等用假型反转录病毒载体（pseudotyped retroviral vector）对 4 例患儿进行基因治疗，体外转染 $CD34^+$ 骨髓 HSCs，进行自体 HSCs 移植，4 例患者临床症状均得到改善，不需要预防性使用抗生素和免疫球蛋白的替代治疗。

（二）病毒性疾病的基因治疗

RNA 干扰（RNA interference，RNAi）是动植物抵制病毒入侵，保持基因完整的天然防御机制，可以与靶向 mRNA 结合，导致目的基因表达沉默。2007 年，Brown 在经过造血干细胞移植治疗白血病时，意外地治愈了艾滋病（获得性免疫缺陷综合征，AIDS），成为世界首例 AIDS 治愈患者，因为他幸运地移植到了非常罕见的携带 *CCR5* 基因突变的造血干细胞——开辟了 AIDS 治疗新途径，即用 RNA 干扰技术抑制 HIV 的受体（CD4）或辅助受体（CXCR4 或 CCR5）在细胞内表达，阻碍细胞受到 HIV 感染。RNAi 可以被看成是一种与免疫系统类似的防御机制。用小干扰 RNA（small interfering RNA，siRNA）抑制人 HIV 某些基因的表达，如*P24*、*Vif*、*nef*、*tat*或*rev*，阻碍HIV在细胞内复制。通过设计诱饵分子与HIV RNA竞争性地反式激活相结合，阻止了HIV RNA的有效复制和表达。Chatterjee等应用腺相关病毒（AAV）载体构建了HIV RNA的反义RNA的表达载体，将这种重组表达载体导入到T淋巴细胞中，表达的反义RNA可与HIV LTR TARA的一段63 bp的序列互补。这种反义RNA的表达，对HIV的抑制率达70% ~ 90%。反义RNA不仅在控制HIV感染中具有重要作用，而且在控制HBV、单纯性疱疹病毒（HSV）、人乳头瘤病毒（HPV）、劳氏肉瘤病毒（RSV）等的感染中都有重要应用。

五、基因治疗需解决的问题

基因治疗为遗传病和肿瘤的治疗开辟了广阔前景，但在实践中存在着若干重要的问题。

1．稳定高效持续表达　外源基因转移至患者体内细胞的表达效率，首先与转移方法有关。化学和物理方法所导入的基因效率低；反转录病毒载体介导基因只能对分裂状态时的细胞进行转染，因此采取IL-2处理，使细胞分裂增强，再用含有目的基因病毒颗粒转染，可提高转染效率。其次是选择适当的受体细胞以保证导入基因能稳定高效的表达。骨髓作为受体细胞使用最多，对骨髓细胞培养、干细胞纯化、培养时使用造血因子等方法，可增加基因稳定高效表达。

2．安全性　应用病毒载体进行基因治疗的安全性，已引起广泛重视，主要存在下列问题：一是感染，二是有益基因的丢失，三是诱发癌变，因此，应构建相对安全的反转录病毒载体。同时，导入基因可能引起插入突变或可能导致一个重要基因的失活，或更严重的是激活一个原癌基因，基因治疗应确保不会因导入外源目的基因而产生新的有害遗传变异。美国NIH的研究者们发现，在反转录病毒转移基因至猴体内后，发生了恶性T淋巴细胞瘤，他们分析认为是基因转移过程中污染了辅助病毒。为安全起见，在临床试验之前，必须在动物研究中达到3项基本要求：①外源基因能导入靶细胞并维持足够长期有效；②该基因要以足够的水平在细胞中表达；③该基因应对细胞无害。

3．免疫性　临床基因治疗有时需要进行多次操作，如此会导致机体产生免疫反应，排斥携带基因的病毒或靶细胞，给进一步治疗造成困难。为减少免疫反应的发生，解决问题的方法之一是尽可能多地除去与免疫有关的病毒基因；也有一些学者将一种基因组合到若干不同的腺病毒中，这样有可能避免免疫反应发生。

4．伦理道德　体细胞基因治疗是符合伦理道德的，但试图纠正生殖细胞遗传缺陷和通过遗传工程手段来改变正常人的遗传特征则是引起争议的领域。生殖细胞基因治疗必将影响下一代，它比体细胞基因治疗更为彻底，致病基因在当代就得以纠正而不至于传给后代，因此，生殖细胞基因治疗前景十分诱人，科学家们呼吁应持谨慎态度。相信在外源基因的转移、表达调控方面的机制完全清楚以后，就能回答伦理道德方面的问题，消除遗传及致癌方面的潜在危险，生殖细胞基因治疗将会被人们接受。

基因治疗作为一种崭新的遗传病治疗手段，正逐渐被人们所接受。虽然基因治疗蕴藏着巨大的潜力，但仍存在上述问题。科学家们建议，今后要加强基础研究，首先解决目前存在的遗传病基因治疗的一些问题，再进行大规模的临床试验。我们有理由相信，只要坚持严谨的科学态度，精心地设计临床研究，那么随着关键技术的突破，基因治疗在未来必将获得令人振奋的成果，造福于人类。

知识拓展：在曲折中前行的基因治疗

Summary

思考题

1．遗传病的手术治疗方法有哪些？分别适用于哪些遗传病？

2．遗传病的药物治疗原则是什么？并举例说明。
3．遗传病的饮食治疗原则是什么？应注意哪些问题？
4．试述基因治疗的策略和途径，试分析基因治疗的前景。

（黄雪霜　张金波）

第15章 遗传咨询

随着医学遗传学研究的快速发展及二代测序技术在临床应用的不断推广，越来越多的遗传病患者及其家属通过遗传咨询能了解到他们家庭中所发生的这种遗传病的病因、诊断、预后、治疗及传递给后代的风险。这些家庭通过遗传咨询还能够获得婚育方面的指导，获得生育健康孩子的机会。此外，他们还能得到相关知识的扩充、社会支持及心理疏导等。因此，许多患者会主动寻求遗传咨询服务，或者经过医生的建议而前来进行遗传咨询。遗传咨询在临床中的需求量和重要性日趋提高。

第一节　遗传咨询的定义及对象

一、遗传咨询的定义

美国遗传咨询师学会（National Society of Genetic Counselors，NSGC）对遗传咨询的定义是：一个帮助人们理解和适应遗传因素对疾病的作用及其对医学、心理和家庭影响的沟通过程。

遗传咨询（genetic counseling）是由遗传咨询医师（counselor）和咨询者（counselee）就某种遗传病在家庭中的发生原因、再发风险、诊断、预后和防治上所面临的问题，进行一系列的交谈和讨论，使遗传病患者及其家属对该遗传病有全面的了解，然后做出最适当的决策。这是一个遗传咨询医师对咨询者进行解释、教育、辅导、心理疏通和情感支持的过程，也是一个遗传咨询医师与咨询者友好互动的过程。可分为婚前咨询、孕前咨询、产前咨询、再发风险咨询等。

二、遗传咨询的对象

前来寻求咨询的人叫咨询者，他们可以是患者、患者的配偶、患者的父母，患者的其他家庭成员，也有可能是患者的朋友。临床上常见的咨询者包括：①婚前男女，其中一方或其亲属为遗传病患者；②曾经生育过遗传病患儿或先天畸形患儿的父母；③不明原因的反复流产或死胎的夫妇；④婚后多年不育、不孕的夫妇；⑤曾接触致畸因素，并要求生育的育龄男女；⑥性器官发育异常者或行为发育异常者；⑦ 35 岁以上的高龄孕妇，或 45 岁以上的高龄父亲；⑧具有亲权争议，需要做亲缘关系的鉴定者；⑨三代以内近亲结婚者；⑩生育二胎咨询等。

第二节　遗传咨询的基本原则与心理问题

一、遗传咨询的基本原则

在遗传咨询过程中，遗传咨询医师向咨询者提供相关的科学信息，以便让咨询者尽可能在充分了解所患遗传病的基础上，自行做出进一步处理的选择。遗传咨询的每个环节均可能引发一系列的伦理和心理问题。所以遗传咨询过程中应遵循以下原则：

1．有利原则　在咨询者充分知情的情况下，提出有医学指征的选择和最有利于咨询者的诊断、治疗及预防方案供其参考。

2．公正原则　遵从联合国普遍人权宣言中“人类生来平等”的原则，不得歧视咨询者及其家属。在咨询中以热情、关怀的态度耐心解答咨询者提出的问题。

3．尊重咨询者的知情同意权及不知情权　咨询医师有义务告知咨询者目前可供选择的诊断、治疗及预防手段、这些手段的利弊及其所需要承担的风险。是否接受相应的遗传服务必须在咨询者及其家属签署知情同意书后才能实施。此外，也要尊重咨询者行使“不知情权”。

4．尊重咨询自主权　即非指向性（nondirectiveness）原则。咨询医师的责任是根据咨询和诊断的结果向咨询者提供非指令性的意见和建议。

5．尊重隐私权　咨询医师应尊重咨询者的隐私权，为咨询者保守秘密是咨询医师必须遵守的职业道德。

6．保护后代原则　胎儿作为一个人类生命实体，当咨询者因为产前诊断获得阳性结果时，咨询医师要遵守保护后代的原则，尽可能提供保护后代幸福的方案供咨询者及其家属进行选择。

7．社会公益原则　根据《母婴保健法》，医务人员不得实施非医学需要的性别选择。咨询医师不得向咨询者提供胎儿的性别。

二、遗传咨询中的心理问题

遗传学分析结果会使咨询者产生一系列心理反应，例如，恐惧、应激、否认、焦虑、沮丧、羞愧、负罪感等。如果咨询医师不能察觉这些反应，并做出相应的应答和正确的处理会加重咨询者的失望、恐惧、沮丧等情绪，使之不能正确理解他们所面临的问题。咨询医师需要换位思考，充分理解咨询者面临的是重大人生转机和选择，特别是涉及咨询者自己或配偶为携带者或症状前被诊断为患者时，有可能造成婚姻冲突、家庭破裂、甚至是自杀等。因此，遗传咨询中的心理问题不容忽视。

如何向咨询者告知可能造成心理伤害的敏感信息，是遗传咨询的关键点之一。常见的敏感信息有：①胎死腹中；②产前诊断结果提示胎儿异常；③模棱两可的临床检测结果；④非亲生父亲；⑤性别不清或性别改变等。这就要求遗传咨询医师需要遵循伦理道德原则，在尊重与保护家庭完整的前提下，以恰当的告知方式和语言以保护咨询者尤其孕妇免受或减少伤害。为了减少咨询者的焦虑、恐惧等，在这一过程中，遗传咨询医师需要有换位思考，还需从专家身份和教育者身份转化为朋友身份，创建一个良好的医患关系。遗传咨询医师从正式语体转向闲聊式的私人会话语体可以建立咨询者容易接受敏感信息的氛围。

在向有患病风险的亲属披露相关遗传信息时，也会引起咨询者及其家属的心理反应。我们应该在解释遗传信息的同时，鼓励咨询者同意自愿向其亲属公开，这样有利于疾病的诊断及防治。此外，咨询医师有责任了解咨询者的心理承受能力和自我调节能力，若发现咨询者有不良情绪，遗传咨询医师应该及时给予必要的心理支持和保护，必要时还应将咨询者转给心理医生。

知识拓展：遗传咨询中的心理问题及处理技巧

第三节 遗传咨询的相关技巧

一、应当用非专业性语言解释遗传学名词

在初次咨询会谈时，应当用非专业性语言解释遗传学名词，使咨询者认识遗传病的性质以及正确理解概率的概念和发病风险，进而与咨询者讨论诊断、预后、治疗和预防等问题。

二、遗传方式判断和对再发风险评估的影响因素

在对遗传病的遗传方式的判定和对再发风险的评估时应该考虑下述因素：

1．遗传异质性：同一种疾病可能分别由不同的基因或不同的等位基因突变导致。

2．基因的多效性：同一个基因的突变可以引起多个效应器官或组织的病变。

3．外显不全、延迟显性、外显率降低（不规则显性）、共显性、限性显性、从性显性、遗传早现及镶嵌体等。（详见第五章）。

4．近亲结婚：见拓展知识 15-2。

5．临床资料（包括现病史、既往病史、婚育史、家族史、症状、体征、实验室检查、影像学分析及基因检测等）要尽可能的详细，临床表现的细微差别可能会提供一些有用的线索。

知识拓展：近亲结婚的危害

三、考虑到医学的不确定性

咨询者往往要求给予“是否有病”“是什么病”的答复。当诊断不明确时，咨询医师应当考虑到医学的不确定性，根据临床资料及实验室检测结果告知咨询者，并给予解释，注意要留有余地。

四、考虑到咨询者的相关背景

了解咨询者及其家庭成员的期望，了解咨询者的种族和宗教信仰，依据咨询者的患病风险，提供最合适的建议，以供咨询者选择。

五、考虑到咨询者的心理问题

在遗传咨询过程中需要了解咨询者的心理问题，注意缓解他们及其家庭成员的心理压力，给予有力的心理支持，帮助他们克服心理障碍。

第四节 遗传咨询的步骤

一、病史采集

（一）现病史

主诉及主要症状的发病时间、诱因、特点、发展与演变、伴随症状及重要的阴性症状。诊疗经过及病程中的一般情况。

（二）既往病史

各科病史、传染病史、外伤手术史、预防注射史、过敏史、地方病史。

（三）个人史

职业性有害物质接触史、生活史、生活环境情况、个人嗜好、特殊的风俗习惯等。

（四）生长发育史

体格发育、性征发育、精神发育、心理、情感及社会交流能力和适应能力的发育等。

（五）婚姻史

包括再婚、近亲结婚史等。

（六）孕产史

自然流产史、不良生育史、有无子宫畸形、孕产期有无特殊不适（如阴道流血或腹痛等）、感染史、特殊物理化学等毒物及药物接触史、有无妊娠期并发症或合并症、孕期体检（胎动、胎心等）及超声情况、营养情况等。

（七）分娩史及哺乳史

何种方式分娩、是否难产、出生时各个评分情况等。

（八）家族史

特别需询问家族中有无新生儿死亡、死产及自然流产的病史，详细询问夫妻双方各自的家族中有无遗传病史，详细询问三代以内亲属的患病情况。

二、绘制系谱图

按照系谱图绘制原则进行（参见第五章）。一般以先证者为中心，逐渐完善系谱图。

三、体格检查

（一）全面、系统地体检

观察精神、行为、语言及情感心理反应；测量身高、体重、头围等；体温、脉搏、呼吸及血压；全身毛发及皮肤、皮纹检查；头面部、眼部、耳、鼻、口腔、咽喉及上下颌、颈部、心肺及腹部视、触、叩、听，背部及脊柱、上下肢、泌尿生殖系统、神经系统等全面检查。

（二）准确、系统地描述体征

采用专业性词语对各种体征进行描述。对特殊的形态异常，在征得患者及其家属知情同意，并签署知情同意书的前提下，进行照相，并给患者及家属查看，获认可后可保存，并成为病史资料之一。

四、初步诊断和鉴别诊断

①一般为描述性诊断，如“智力低下原因待查”等。但必须列举出一到两个相应的可能性致病原因；②若高度怀疑某种确切的疾病时，也有必要排除其他需要与之鉴别的疾病；③若不能明确是何种疾病时，也应尽量做到能排除某种疾病。如有需要，依据初步诊断及鉴别诊断来选择合适的辅助检查手段及遗传学检查。

五、解释遗传学诊断的结果

结合遗传学诊断方法的检测目的、局限性及可能的假阴性、假阳性等采用通俗易懂及科学的语言向咨询者及其家属解释遗传学诊断的结果，并说明其正确性程度、可能存在哪些可能造成假阴性或假阳性结果的原因，可能还需要进一步采用其他的遗传学方法进一步验证或证实这个结果；该结果能确定什么，能排除什么；不能排除什么，不能确定什么等等。咨询过程中依据的信息要求科学、系统、充分。

六、告知遗传病的遗传方式和再现风险率

①在对孟德尔遗传病进行遗传咨询时，将应用到孟德尔的均一性定律（the law of uniformity)、分离律和自由组合律。依据遗传方式进行家系分析，进一步评估发病风险，并预测其子代再发风险。②注意对隐性携带者和症状轻的患者进行基因突变筛查，以提供准确的遗传病再现风险的估计。③若对隐性携带者或无（轻）症状的父母亲进行突变筛查，结果为阴性，也应该注意父母亲之一可能是性腺镶嵌体的情况。要求客观科学地告知咨询者遗传病的遗传方式和再现风险率等，在遵守遗传咨询基本原则的前提下与咨询者讨论各种可能的选择。④多基因病及染色体病的再发风险评估请参见相关章节。⑤对咨询者及其家属进行相关知识的传授和教育。

七、对下一步处理提出建议，最后由孕妇及其家属做出决定

在充分履行告知义务的基础上，根据遗传咨询的基本原则，针对进一步的诊断、治疗和预防提出建议，最后由孕妇及其家属做出决定。

八、随访与预防

随访可以观察到遗传病发生、发展、演变及其结局。还可以长期指导咨询者的诊断、治疗和预防。此阶段不但需要遗传咨询工作者的参与，还需要有关专科医生、心理治疗师及患者家属等的通力合作。在改善患者身体健康状态、提高生活素质和心理支持等方面提供帮助。

第五节 遗传咨询实例

案例 15-1：一例“常染色体显性遗传多囊肾”病例的遗传咨询

【案例呈现】

王女士，24 岁，前来进行婚前遗传咨询。她的母亲三年前因患“常染色体显性遗传多囊肾”去世，父亲及弟弟表型正常。这位女士想知道她是否携带了“多囊肾”的致病基因。

对王女士本人、其父亲及弟弟进行临床体检、血液细胞学、尿常规及生化实验室检查，均无异常发现。再对王女士本人、其父亲、母亲（遗留的 DNA）及弟弟进行了 *PKD1*、*PKD2* 等基因分析，发现其母亲及弟弟均带有 *PKD1* c.6018G ＞ C，p.Trp2006Cys 致病性突变，而王女士及其父亲为正常。据此，对王女士的弟弟作出“常染色体显性遗传多囊肾”的症状前诊断。当时患者才 22 岁，必须随访和追踪观察。建议他每三个月到半年做一次肾 B 超，尿常规，血常规，肾功能等检查，实时监测病情变化，1 年后他的双侧肾出现囊肿。2 年后出现“高血压”，及时给予口服降压药，维持血压正常，延缓肾功能的损伤。5 年后患者结婚、在其妻妊娠期间对胎儿进行了产前诊断，生育了一个健康的孩子。现欲生育二胎，准备进行种植前诊断。

【案例讨论】

1．王女士的弟弟是一个患者，但他为什么没有任何临床症状？

2．本例遗传咨询的要点是什么？

3．本例遗传咨询的意义是什么？

【案例解析】

1．常染色体显性遗传多囊肾具有延迟显性（delay dominance）的特点，但外显率（penetrance）100%。虽然当时王女士的弟弟表型正常，但因为他遗传了母亲的致病性突变，无疑会 100% 发病，只是发病的时间延迟。

2．本案例的遗传咨询的要点是：①由于母亲是致病基因的杂合子，其子女的发病率为 50%；②对常染色体显性遗传病进行遗传咨询时，特别要注意常染色体显性遗传的表现方式是不同的，包括完全显性、不完全显性、共显性、延迟显性和不规则显性（参见第五章）；③按照 ACMG-AMP 指南，该病例 *PKD1* c.6018G > C，p.Trp2006Cys 为致病性突变，建议患者生育时进行产前诊断或植入前诊断。

3．通过基因诊断，做到症状前诊断来跟踪患者的情况，实时监测他们的临床表型，及时进行治疗，有效地减缓病情的发展。同时给予患者婚育指导和帮助，进行产前诊断，避免患儿出生。

案例 15-2：一例临床资料不全病例的遗传咨询

【案例呈现】

一对夫妇前来进行遗传咨询，他们的一个足月顺产、出生 6 天的女婴突然死亡。他们想要知道孩子的死因，并要求指导他们下一胎的生育。

查阅病历，患儿夭折前曾有拒乳、脱水、高乳酸代谢性酸中毒、心衰、肝脾大、低血糖和肌张力低下等非特异性临床表现。由于患儿已去世，不能进一步完善临床资料。不过患儿生前留下了一张血滤纸片，于是对其遗留下的血斑进行了串联质谱（MS/MS）的检查。结果提示：肉碱缺乏症（carnitine deficiency）。由于肉碱缺乏症存在基因座遗传异质性和等位基因遗传异质性，所以我们对相关基因进行了 DNA 测序，以寻找致病性突变。结果发现患儿父亲是甲基丙二酰辅酶 A 变位酶的编码基因（Methylmalonyl-CoA mutase，*MUT* 基因）c.729_730insTT（p. D244Lfs*39）的杂合突变携带者，母亲是 *MUT* 基因 c.1677-1G > A（p.R559Sfs*14）的杂合突变携带者。为了验证结果，对患儿遗留血斑的 DNA 进行了 *MUT* 基因测序，发现患儿是 *MUT* c.729_730insTT（p. D244Lfs*39）和 c.1677-1G > A（p.R559Sfs*14）的复合杂合子突变。通过 RT-PCR 及 cDNA 测序发现 *MUT* 基因 c.1677-1G > A 剪接突变导致第 10 外显子 ATGTACAG 8bp 的缺失。两种突变最终导致移码突变和无义突变，引起其编码的甲基丙二酰辅酶 A 变位酶功能异常而致病。最终诊断为：甲基丙二酸血症（继发性肉碱缺乏症）。

【案例讨论】

1．为何 *MUT* c. 729_730insTT 和 c. 1677-1G > A 的复合杂合子会发病？

2．本例遗传咨询的要点是什么？

3．本例遗传咨询的意义是什么？

【案例解析】

1．肉碱缺乏症（carnitine deficiency）存在基因座遗传异质性和等位基因遗传异质性。遗传异质性（genetic heterogeneity）是指某一种遗传疾病或表型可以由不同的基因座的基因突变或者相同的基因座、不同的等位基因突变所引起的现象。①基因座异质性是由不同基因座的基因突变引起的某一种遗传疾病或表型。例如：原发性肉碱缺乏症可以由位于不同基因座的肉碱棕榈酰转移酶Ⅰ或线粒体内膜的肉碱酰基肉碱移位酶或肉碱棕榈酰转移酶Ⅱ编码基因突变所致。②等位基因异质性是指某一遗传病或表型是由同一基因座、但不同的等位基因突变引起的。例如：甲基丙二酸血症（继发性肉碱缺乏症）可由位于同一基因座、但不同的等位基因突变 *MUT* c.729_730insTT 和 *MUT* c.1677-1G ＞ A 所引起。

本案列中，患者是 *MUT* c.729_730insTT 和 c.1677-1G ＞ A 的复合杂合子，两条染色体上都携带致病性突变，其遗传学效应相当于纯合子，故发病。

2．本案例的遗传咨询的要点是告知咨询者：①他们的孩子患的是"甲基丙二酸血症"，这是一种继发性的肉碱缺乏症，呈常染色体隐性遗传。②由于父亲是 *MUT* 基因 c.729_730insTT 的杂合突变携带者，母亲是 *MUT* 基因 c.1677-1G ＞ A 的杂合突变携带者，他们的后代有 1/4 的概率是患者，即 c.729_730insTT 和 c.1677-1G ＞ A 的复合杂合子；1/4 的概率是 *MUT* 基因 c.729_730insTT 的杂合突变携带者；1/4 的概率是 *MUT* 基因 c.1677-1G ＞ A 的杂合突变携带者；1/4 的概率是正常人。进行遗传咨询时，特别要注意遗传异质性。③因为致病性基因突变明确，他们生育二胎时，应该进行产前诊断或植入前遗传学前诊断。④患儿可以及早通过口服左旋肉碱和维生素 B_{12} 等药物得到有效的治疗。甲基丙二酸血症的预后取决于病型、发现早晚与长期治疗三个方面，为提高患儿的生存率与生活质量，须提高认识，早发现，早治疗。

3．通过串联质谱及基因诊断分析患儿遗留的血样，在患儿夭折后明确了诊断；对其父母进行了再生育的指导，建议产前诊断或种植前诊断，避免了患儿的出生；同时对该家庭成员进行了相关知识的教育和心理疏导。

案例 15-3：携带者的遗传咨询

【案例呈现】

咨询者Ⅲ5 具有血友病 B 的家族史，其两个舅舅患血友病 B，她想知道自己是否携带了致病基因？如果携带了致病基因，后代患病的概率有多大？怎样才能生育一个健康的孩子？

首先需明确咨询者Ⅲ5 是否为血友病 B 致病基因携带者。经凝血Ⅸ因子 DNA 序列测定，确诊咨询者Ⅲ5 为血友病 B 致病基因携带者，同时家庭成员也做了相关基因诊断，见图 15-2。同时发现丈夫患"少精弱精症"，故进行植入前遗传学诊断助孕。2016 年，这对夫妇生下一名健康男孩，目前追踪情况良好。

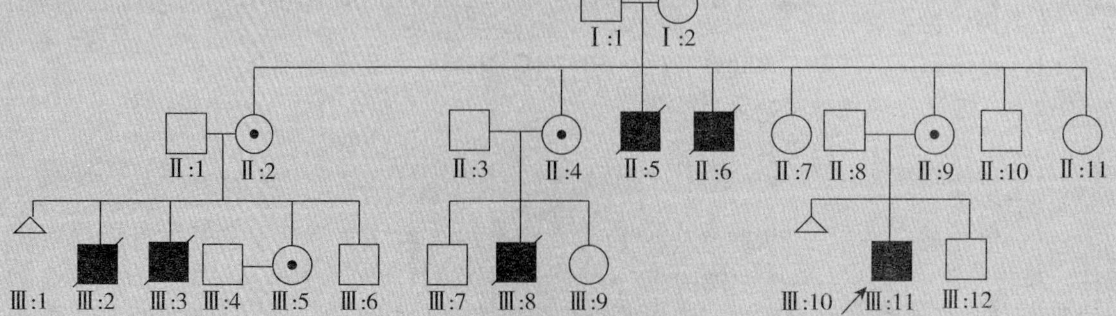

图 15-2 乙型血友病系谱图

【案例讨论】

1．要确定咨询者Ⅲ5 是否为乙型血友病致病基因携带者是否可使用 Bayes 方法间接推导？

2．本例遗传咨询的要点是什么？

3．本例遗传咨询的意义是什么？

【案例解析】

1．目前应用致病基因 DNA 序列测定就可以确诊携带者，不需使用 Bayes 方法进行间接推导。

2．本案例的遗传咨询的要点是：①因为乙型血友病为 X- 连锁隐性遗传病，咨询者Ⅲ5 有 1/2 的概率为携带者。所以首先需明确咨询者Ⅲ是否为乙型血友病致病基因携带者？可直接进行 DNA 序列测定确诊。②因为咨询者Ⅲ列为乙型血友病致病基因携带者，其儿子患病的概率是 1/2，女儿为携带者的概率为 1/2。③按照 ACMG-AMP 指南，该病例Ⅸ因子 c.1135C．T，p.R379X 为肯定致病性突变，建议再生育时进行植入前诊断。

3．对咨询者提供了生育的指导，成功进行了种植前诊断，避免了患儿出生。彻底切断了致病性Ⅸ因子 c.1135C．T，p.R379X 在这个家庭中的传递。

案例 15-4：一例“复杂性智力低下”病例的遗传咨询

【案例呈现】

咨询者已生育一个智力低下的男孩，染色体核型为：46，XY，rob(14;21)(q10;q10),+21。其父亲及两个姑姑也有智力低下表现，但症状轻于患儿。医生给患儿的父亲及姑姑进行了染色体核型及染色体微阵列检查，无异常。患儿的母亲为染色体罗氏易位携带者，染色体核型：45，XX，rob(14;21)(q10;q10)。夫妇双方要求做第二代试管婴儿。

【案例讨论】

1．咨询者要求做“第二代试管婴儿”，是否可行？

2．本例遗传咨询的要点是什么？

3．本例遗传咨询的意义是什么？

【案例解析】

1．目前常用的助孕技术包括“第一代试管婴儿”“第二代试管婴儿”和“第三代试管婴儿”。“第一代试管婴儿”是在体外取出患者夫妇的精子和卵子，洗涤精子后使卵子主动受精、并在体外培养发育成胚胎后植入母亲宫腔，从而实现妊娠的助孕技术；第二代试管婴儿是通过显微注射将单个精子注入次级卵母细胞的胞浆中（即卵细胞胞浆内单精子注射），在体外使卵子被动受精，并在体外培养发育成胚胎后植入母亲宫腔，从而实现妊娠的助孕技术；“第三代试管婴儿”是在“第二代试管婴儿”的基础上，取胚胎的部分细胞活检，进行相应的基因或染色体的遗传学分析，对胚胎是否患有某种遗传病做出遗传学诊断。在排除患病的胚胎后移植到母亲宫腔，从而实现妊娠的助孕技术。

咨询者要求做“第二代试管婴儿”，是不可行的。因为“第二代试管婴儿”不能对胚胎做出遗传学诊断。由于母亲是染色体罗氏易位携带者，父亲及两个姑姑是原因尚未查明的智力低下患者，因此，“第二代试管婴儿”助孕，可能导致异常后代的出生。

2．本案例遗传咨询的要点是告知这对夫妇：①由于母亲是一位易位型唐氏综合征的

Summary

携带者，他们的后代有1/6正常、1/6为14/21平衡易位的携带者，1/6患唐氏综合征，3/6不能存活；②其父亲及姑姑患有“智力低下”，但原因不明确，需要进一步检查以明确诊断。建议先对父、母及子三人进行“智力低下”基因测序，以明确致病性突变，然后再进行再发风险评估；③在上述基础上，明确了致病性突变及疾病的遗传方式后，如果条件具备，可以考虑做“第三代试管婴儿”，进行植入前遗传学诊断；④根据病情的特殊性，也可以考虑收养健康的孩子。最后，这对夫妇选择了收养健康的孩子的建议。

3．对咨询者提供了再生育的指导及收养健康的孩子的建议，避免了患儿出生。

思考题

1．近亲结婚的危害是什么？
2．遗传咨询中所需要遵循的基本原则是什么？
3．如何处理遗传咨询中的心理问题？
4．请举例说明遗传咨询的重要性。

（蒋玮莹）

第16章 医学遗传伦理学

随着医学遗传学和基因组医学的飞速发展，人们发现在遗传服务中存在许多伦理、道德和社会方面的问题需要研究和解决，逐渐形成了一门新的伦理学分支学科，即遗传伦理学。遗传伦理学（genethics）是规范遗传服务中人与人之间道德关系和行为的学科。

遗传服务中除遵循一般医学伦理学的自主（autonomy）、行善（beneficence）、不伤害（non-maleficence）、公正（justice）四大原则外，还应考虑遗传服务的特殊性。1997 年 WHO 在日内瓦召开“医学遗传学伦理问题”会议，提出了 WHO 的《医学遗传学与遗传服务伦理问题的建议国际准则》，其内容为：①公共资源平均分配给最需要的人（公正）。②与遗传相关的所有问题中应尊重自主选择权，如在生育问题上妇女应是重要的决策者（自主）。③在对患者检查和治疗等方面，避免由政府、社会或医生施加压力，而应该在患者自愿接受服务的情况下实施（自主）。④尊重人群的多样性，尊重少数人的观点（自主、不伤害）。⑤无论个人的知识水平如何，尊重他们的基本智慧（自主）。⑥给大众、医学和其他一些卫生工作者、神职人员和其他一些宗教知识来源的人，普及遗传学知识（行善）。⑦如果存在患者及其父母组成的团体，应与他们密切合作（自主）。⑧防范在就业、保险和升学等问题上因遗传信息而出现的不公平的歧视或优待现象（不伤害）；⑨通过转诊网络与其他专业人员合作。如有可能，介绍患者及家庭加入这种团体（行善、自主）。⑩应用非歧视性语言，尊重患者的人格（自主）。⑪ 及时提供应有的服务和后续治疗（不伤害、有利）。⑫ 禁绝医学上不需要的检查和治疗（不伤害）。⑬ 提供持续的质量控制服务，包括实验室操作（不伤害）。

遗传检查的结果和信息不仅涉及患者个人，还涉及家庭成员，预见对个人或家庭成员未来健康的不利事件，因而引发更多的伦理问题。遗传服务时，要遵循安全保密原则，遵循有利于个人、家庭及相关人员的原则，保护受试者或当事人的自主权、知情同意权、保密权和隐私权等，帮助遗传病患者进入相关的医疗服务（诊断、治疗、康复或预防）或社会支持系统，帮助他们适应独特的处境和认识有关新进展，为医学遗传学研究和遗传服务创造一个良好的社会环境。

第一节　遗传咨询的伦理问题及遵循的伦理学原则

在复杂的遗传学和医学情况下，面对不确定的数据时，咨询医师对问题的综合分析及辅导咨询者的能力尤为重要。根据我国《遗传咨询技术规范》的规定，遗传咨询医师通常是由具备遗传学背景的产科、妇科或者儿科临床医生构成，应为咨询者提供非倾向性的信息和非指向性的帮助。遗传咨询医师的伦理道德标准、文化背景和良好的交谈技巧等对咨询过程有很大的影响。

一、遗传咨询涉及的伦理问题

1. 咨询者的顾虑问题　由于遗传病的可遗传性和难治性，许多咨询者前来咨询时心存顾虑。这种心态源于：①羞耻感：不少人错误地认为家庭出现遗传病患者就好像出了什么丑事或像犯了罪一样，想方设法隐瞒，甚至配偶双方互相指责；②负罪感：尤其是生育了遗传病患儿的父母，认为是自己把疾病传给了子女，给他们带来了不幸；③恐惧感：对患病情况被宣扬出去的不安。因此咨询医师应体察这种顾虑心情，并设法减轻咨询者的羞耻感、负罪感和恐惧感。

2．自主性问题 咨询过程中咨询医师要向咨询者告知相关遗传病信息，并对其婚育问题提出建议和具体指导，在此过程中应避免咨询医师将自己的价值观不自觉地强加给咨询者。应尊重咨询者的自主决定权及婚育决定权。

3．隐私权与保密问题 咨询者除了信任医师外，可能不愿让其他人甚至自己的配偶知道自己和家人的遗传病情况。因此，咨询医师除了尊重咨询者的隐私权外，还应尊重有关亲属或成员的隐私。遗传咨询不宜在有无关人员在场的环境中进行，甚至咨询医师可以与前来咨询的夫妇、亲子分别谈话。遗传咨询中为咨询者的遗传资料保守秘密是最基本的职业义务。泄露遗传信息可导致咨询者在就业、保险等方面受到歧视，要避免咨询者在众目睽睽下诉说不愿为他人所知，甚至难以启齿的病史。同时避免遗传检查结果与普通化验单一起放置，以免任由他人查找、翻阅，侵犯当事人的保密权和隐私权。

4．不伤害和尊重问题 遗传咨询做出的决定会涉及如父母、孩子、家庭其他成员等多方面的利益，因此咨询医师需要慎重权衡各方的利益与伤害情况做出咨询意见。同时，尊重患者人格，在遗传咨询时避免用非医学术语来描述患者的症状，不经咨询者同意不能针对此病例对学生进行讲解、拍照、录像等。

5．咨询信息的真实性和完整性问题 遗传咨询中咨询者需要向咨询医生提供自己确切的遗传病信息，咨询者隐瞒病情，将影响咨询信息的真实性和完整性；咨询医生应有广博的遗传学知识和技能，以提供遗传病正确无偏倚、完整、无偏见的信息给咨询者，让咨询者或家属充分知情并完全理解。

二、遗传咨询应遵循的伦理学原则

1．知情同意原则 遗传咨询中需要对患者及其家属成员进行遗传学检查时，应贯彻自愿，即知情同意（informed consent）的原则。让咨询者及有关人员充分了解遗传检查的目的与必要性，争取他们的主动配合。

2．非指令性原则 遗传咨询中咨询医生应提供全部的信息（包括病因、后果和预后）以及对婚育选择（如是否结婚、怀孕、做产前诊断及终止妊娠等）等非指令性的原则的建议，做到毫不保留。

3．自主原则 ①尽可能让儿童和未成年人做出自己的决定；②咨询者在获得和理解相关信息后，在不受任何胁迫、诱导的情况下，自主地做出适合他们利益的知情选择，不受任何外来压力和暗示的影响，完全尊重咨询者自己的意愿。

4．不伤害原则 ①勿使咨询者受到经济利益的伤害，也不能使其在咨询过程中受到伤害；②保护咨询者个人和家庭隐私不受雇主、保险商和学校的不公正侵扰；③告知咨询者，他或她有道德义务和责任告知其亲属可能的遗传风险，并有必要将其遗传病携带者身份透露给配偶，特别是在他们决定生育之前，并告知咨询者可能对婚姻产生的影响；④告知咨询者，如果会影响公共安全，他们有道德义务公开其遗传状态。

5．行善原则 咨询医师有义务与咨询者保持定期联系，及时告诉他们相关疾病的最新进展。

第二节　遗传检查中的伦理问题及遵循的伦理学原则

遗传检查主要有产前检查（包括植入前遗传学检查和无创产前遗传学诊断）、患者的诊断性检查和预测性检查。医师在进行遗传学检查时，应遵循尊重隐私、知情同意和对咨询者及相关人员有益无害的原则。

一、产前诊断的伦理问题及遵循的伦理学原则

（一）产前诊断所涉及的伦理问题

1．性别选择问题　《中华人民共和国母婴保健法》规定："严禁采用技术手段对胎儿进行性别鉴定，但医学上确有需要的除外。"对胎儿进行性别鉴定的疾病目前限定为：①怀疑胎儿为严重的性连锁遗传病；②经县级以上人民政府设立的医学技术鉴定组织进行鉴定，并出具同意进行性别鉴定意见。选择胎儿性别，不仅损害基本人权，而且会导致男女比例失衡，造成更大的社会伦理问题。

2．侵入性和局限性问题　产前诊断技术是有创和有风险的，如羊膜腔穿刺、绒毛活检、脐静脉穿刺、胚胎植入前遗传学诊断（PGD）等，在实施中难免发生意外。如绒毛活检可能导致 0.5% 流产；在 PGD 中对胚胎进行的侵入性操作，如对卵细胞的透明带打孔操作、孔径大小、胚胎细胞数量等均可能对胚胎的后续发育造成影响，存在生育医源性非健康孩子的可能，成年后可能存在远期安全性问题。因此 PGD 不应随着胚胎移植入母体而结束，而要继续进行产前诊断，对日后出生的婴儿及其到成年后也应进行随访。此外，由于科学发展的局限性，产前诊断结果不可能达到百分之百的准确。因此，医务工作者应详细阐明和告知来诊夫妇检查的局限性和危险性，并指导其在合适的时间采用合理的方法进行产前诊断。

3．胚胎的伦理学定位及终止妊娠问题

（1）胚胎的伦理学定位：产前诊断的对象是胚胎，医学遗传伦理学认为，胚胎虽不是"社会的人"，但具有发展为"社会的人"的潜力，不能像摆弄一管试剂或一块组织标本那样去处理操纵。一般将具备生存能力的胚胎视为人，在发达国家 24 周左右的胚胎被认为具有生存能力，可以视为人。但是，在胚胎发育过程中，胚胎是无法脱离孕妇成为人的，只有当孕妇决定继续妊娠，其胚胎才成为人。

（2）终止妊娠和 PGD 剩余胚胎处置问题

1）终止妊娠问题：临床上处理胚胎疾病时，孕妇具有决定权。但是如果视胚胎为人，作为人就有生存的权利。当面对有严重遗传病缺陷的胚胎时，胎儿的父母和其他家属将做何选择？顾念骨肉深情坚持保留，是人类本能和传统的选择，但基因检测的"死亡之约"又使人能预见未来的"丧子之痛"。是任其出生还是采取措施终止妊娠，这本身就存在伦理学问题。生育决策随文化、宗教和国家法律不同有很大差别，我国的情况是：如果夫妻双方要求终止妊娠，对经过严格临床评估的严重先天缺陷等预后不良的胚胎终止妊娠是不违背伦理学原则的。作为遗传服务工作者，对诊断明确的患严重缺陷的胚胎要告知孕妇及家属胎儿缺陷的性质及严重程度、是否有治疗手段、后遗症及可能的遗传方式等，并在心理上减轻其焦虑和负罪感，鼓励夫妇自己做出选择，但绝不能强令孕妇终止妊娠。

2）PGD 剩余胚胎处置问题：将体外受精中多余的胚胎毁坏或丢弃是否构成杀人，胚胎研究在法律上是应该禁止、限制还是支持等伦理问题。医学研究应该是有条件、有限制的，应该遵守伦理原则与规范。同时，胚胎的父母是否具有绝对的"生杀予夺"权利也是一个争论的问题。根据医学伦理学自主、行善、不伤害和公正原则，对剩余胚胎处理程序已有共识是：处置剩余胚胎前必须有夫妇双方签署的知情同意书，如果废弃或捐献医学研究，必须有伦理委员会的批复件。

（二）产前诊断应遵循的伦理学原则

1．公正原则 对医学上有产前诊断指征的个体都应该提供产前诊断；在无医学指征的情况下，不能因为宽慰原因进行产前诊断。

2．自愿原则 在接受产前诊断之前，医务人员应向当事人提供实施产前诊断的程序、对母亲和胎儿可能存在的危害和风险信息、提出减少产前诊断危险的措施、分析产前诊断成功以及失败的可能性等，还应提供检查结果的准确性、可能出现的局限性、费用等有关信息，由父母决定进行产前诊断及生育选择，可供选择的产前诊断方法，保证当事人的自主知情同意权，当事人签署书面知情同意书后方可实施产前诊断。

3．自主原则 医务人员应将产前诊断的结果告知当事人：如发现胎儿异常应告知其临床表现、疾病的严重程度、治疗方法、预后、再发风险，及相关的法律法规和伦理原则等。在家庭、国家法律、文化和社会结构的框架内，是否选择终止妊娠由当事人自主决定，当事人对受累胎儿妊娠的选择应得到尊重与保护。

4．保密原则 当事人的遗传信息、产前诊断结果、是否选择终止妊娠等均属个人隐私，医务人员有责任为其保守秘密，避免因为检查结果给当事人及亲属带来不良后果。

植入前遗传学诊断还应遵守《人类辅助生殖技术伦理原则》和《卫生部关于人类ART与人类精子库相关技术规范、基本标准和伦理原则的通知》的相关规定。

案例：胚胎植入前遗传学诊断技术涉及的伦理问题

二、家庭风险成员遗传检查的伦理问题及遵循的伦理学原则

（一）家庭风险成员遗传检查的伦理问题

在遗传病家系中，除患者外，其他风险成员（如迟发遗传病和多基因病患者的血缘亲属）也可能要求检查，以了解自身是否是致病基因携带者。如遗传咨询尤其是家系调查时，要求未患病同胞和血缘亲属进行遗传检查，这涉及求咨（受检）者的心理负担、对亲属的负罪感以及引起未患病同胞和血缘亲属（其他风险成员）对检查结果的恐慌和不安，因为他们有可能被诊断为致病基因的携带者。

1．迟发遗传病的症状前检查的伦理问题 对于迟发遗传病，如符合下列条件，即使缺乏有效的治疗措施，也可进行症状前诊断。①检查结果将被用来预防对受试者或其配偶、家庭、未来的子女或其他人造成的伤害；②已向本人详尽地解释了检查的局限性：包括结果可能无意义，不能预测发病的精确年龄，或（有时）严重的症状；③本人（法定代理人）同意检查时精神正常。如一个亨廷顿舞蹈症患者的成年子女如检查结果证实为致病基因携带者，他（她）可以选择不结婚、或婚后不生育，或采取产前诊断、异源人工授精等措施，以避免带有此致病基因的胎儿出生，这对家庭和社会都有益。

2．对风险成员是儿童的遗传检查的伦理问题 在遗传病家系中，如果风险成员是儿童，他们是否进行遗传检查是一个十分困难的问题，因为儿童可能由于年龄较小而无法实现知情同意的权利。对儿童遗传检查的结果可能导致家庭和社会的歧视，包括放弃治疗、不再抚养，尤其在经济困难的家庭，同时剥夺了儿童将来自主决定的权利。

在要求对儿童进行遗传检查时，应寻求儿童的同意。为征得儿童的许可，应以一种适于儿童年龄的简单方式向他描述这项检查可能的损害和益处；如尚无有效的预防和治疗手段使儿童通过检查受益，对成年发病的疾病，症状前检查或易感性检查通常最好是延迟到成年阶段，那时年轻的成人可做出她／他自己的决定。在咨询过程中，遗传学家要给父母解释检查孩子的潜在好处和害处。

3．多基因病家庭风险成员检查的伦理问题 多基因病家庭风险成员的检查是为了检出继承了某种遗传倾向的个体，他们是某些多基因病，如心脏病和癌症或Alzheimer病的高危人

群，但尽管如此，却有可能终身不发病。

（二）家庭风险成员遗传检查应遵循的伦理学原则

家庭风险成员的检查伦理准则：①只要检查结果能用来进行有效的预防或治疗，就应鼓励对有心脏病、癌症或其他可能有遗传因素参与的常见病，并有家族史的人群进行遗传易感性筛查；②所有易感性检查应是自愿参加，检查前应做充分解释，并获得知情同意；③对高危成年人，如本人要求，在适当咨询并获得知情同意后，即使没有有效的治疗措施，也应提供临床前诊断；④只有对儿童或青少年本身的健康有益时，才能开展这种检查；⑤检查结果不得泄露给雇主、保险公司、学校、政府机关或其他研究机构。

因此前面提到的自主决定、知情同意、保密和有益无害等伦理学原则，也完全适用于家庭风险成员的遗传检查。虽然家庭风险成员的遗传检查可能会产生上面提到的一些负面影响，但从家庭和社会的角度，为了预防遗传病患儿的出生，这样的检查又是有益的，甚至是必需的。

三、对一般个体进行预测性基因检查的伦理问题及遵循的伦理学原则

随着基因测序成本的逐年降低和生物信息学数据分析流程的日趋成熟，特别是结合目标区域捕获技术，高通量测序技术已逐步走向了临床应用。基因检测技术作为一种新的检测方法在基因诊断、治疗和预防及生物制药等领域展示了其广阔的应用前景。

基因检测通过分析受检者所含有的各种疾病易感基因的情况，从而使人们能够：①了解自己的基因信息，预测身体患某种疾病的风险；②有针对性地主动改善自己的生活环境和生活习惯，积极预防、避免或延缓重大疾病的发生，提高个体的健康水平和生活质量；③通过基因检测，因人而异，给患者找到最合适的药物，不仅降低了不必要的医疗支出，提高疗效，更避免对人体造成不必要的伤害。基因检测是健康产业的关键部分，它可以改变目前疾病预防措施的“千人一面”的状况，大大减少预防医学中的盲目性，也将大大降低预防费用。

（一）对一般个体进行预测性基因检查的伦理问题

尽管目前许多关于基因和疾病相关性的研究还不够深入，仅仅表明某个基因与某种多基因病有关，但这些只是可能有关的基因已被用于一般人群的复杂疾病、健康状况与寿命、生殖与发育、甚至智能与天赋的预测性检查。这种针对既非患者、也非风险个体的，有关生老病死的预测性基因检测的兴起，随之而来，许多新伦理问题与伦理两难问题也不断凸显。

1．个人心理负担与家庭关系稳定问题 由于基因检测能很容易地判定一个个体是否含有某种缺陷基因，如某人通过基因检测，证实携带某种疾病基因，有可能生某种病或到一定年龄可能发病，甚至少年时代夭折。这样的检查结果不仅受检者自己会有沉重的精神负担，或打破原本平静的生活，也有违“不伤害”原则。而且，由于基因的血缘相关性，这种歧视不只针对某个人，还会波及家庭、家族乃至更大的人群。因此，保护基因隐私、防止基因歧视是必须首先面对的伦理问题。如一个年轻人镰状细胞贫血基因阳性，涉及父母的基因信息，还包括改变其与家庭成员之间的关系，致病基因携带者产生愤怒或负罪感等。决定做基因检测的家庭成员需要考虑这些风险和其他家庭成员的意见，考虑是否和其他成员分享检验结果，是否和他人组建家庭等许多问题。若受检者本人不愿与亲属分享此信息，这时尊重患者自主权与亲属的不伤害原则就发生冲突。

2．社会歧视与舆论压力问题 当有基因缺陷的人的遗传信息被破解并记录在案时，他们可能遭到来自社会各方面的压力。若被他人知晓，那几乎不可避免地会遭遇基因歧视。若被查出将来可能患某一疾病，他可能会被拒保或索要高额保险费。

3．科学性不足问题 对大多数复杂疾病而言，少数基因与复杂疾病的关联远远不足以构成诊断或预测的基础。如易感性诊断是指检测个体的易感基因。但是，对某易感基因的检测只

代表其遗传因素使其患某种病的概率，并不代表该病肯定会发生，因为环境因素和生活方式也同时影响着该疾病发生的可能性。虽然相关疾病的易感性遗传筛查有一定的益处，但是即使没有易感基因，也不能够对疾病放松警惕。同样，易感性诊断的结果可能会增加个体的心理负担。

（二）对一般个体进行预测性基因检查应遵循的伦理学原则

前面提到的自主决定（自愿）原则、知情同意原则、基因隐私保密原则、有益无害（不伤害）等原则，也完全适用于一般个体进行的预测性基因检查。同时还应该遵循基因检测准入原则、有益于社会原则、尊重个人遗传特征原则等。

对待一般个体和群体的基因检测的正确做法是：①任何临床基因检测项目都应对其科学性、实用性、可验证性和局限性进行充分论证；应严格审批此类检查项目进入市场服务，尤其是由非医疗机构以盈利为目的的服务（公正）。②加强基因相互作用、基因与多基因病关系的研究，从而为对一般个体进行预测性基因检查奠定科学的基础。③针对某些遗传病，有学者建议当其基因检测效度高而且又存在有效的预防和治疗手段时，政府应提供强制性检测，例如新生儿苯丙酮尿症、甲状腺功能减退症的筛查（有利）。④许多有识之士不提倡、不赞成对一般个体基因检测，因目前一些不确定的检查结果或“阳性结果”可能引起受检者的忧虑和恐慌，故有害无益。⑤基因检测引起的问题是对家庭关系以及与其他人之间的关系方面的挑战，应该在检测之前有充分的了解并进行宣教，降低有可能产生的心理负担（行善）。⑥目前我国尚未形成明确的基因检测相关法律法规，缺乏相应的规章制度对一般个体基因检测的开展提供保障。对一般个体基因检测过程中出现的法律纠纷问题，缺乏参考依据。所以急需通过建立合理的相关法律规范我国的一般个体基因检测（公正）。

新生儿遗传病筛查也应属于广义的一般群体的基因检测，该类筛查必须在能对患儿带来医学上的好处时，才予以筛查。新生儿筛查除应遵循自愿原则、保密原则外，还应遵循追踪随访原则。筛查之后必须进行遗传咨询，特别是当筛查结果和复查结果为阳性时，应及时准确地提供该病的治疗方法与预防措施，为患儿提供长期有效的追踪随访服务。治疗是筛查的最终目的，忽视筛查后的治疗将造成社会资源的浪费，不符合伦理学原则。

第三节　基因治疗和辅助生殖中的伦理问题及遵循的伦理学原则

一、基因治疗的伦理问题及遵循的伦理学原则

体细胞基因治疗相对简单易行，因为导入基因不会影响到下一代，也不会引起严重的伦理学问题。生殖细胞基因治疗涉及许多可遗传至未来世代的不确定改变，会产生不可预知的远期副作用，这就涉及一系列的社会伦理问题。

（一）基因治疗的安全性与有效性

1．体细胞基因治疗的安全性和有效性　目前一些遗传病（如血红蛋白病、腺苷脱氨基酶缺陷症和家族性高胆固醇血症等）的体细胞基因治疗，已经证明了其有效性和安全性。但对大多数还处在实验治疗阶段的遗传病，其有效性和安全性仍有待充分证明。体细胞基因治疗是当前基因治疗研究的主流。但体细胞基因治疗的不足之处也很明显，它并没有改变患者已有单个或多个基因缺陷的遗传背景，以致在后代的子孙中必然还会有人患这一疾病。体细胞基因治疗同样也存在可能给人群带来损害的不确定因素。例如，反转录酶病毒随机整合人体染色体中，有可能激活隐性致癌基因或导致某些重要活性物质的缺乏，也可能因基因重组而产生具有感染

力的野生复制型病毒而危害患者、医务人员甚至公众。

2．生殖细胞基因治疗的安全性和有效性　生殖细胞基因治疗是在患者的生殖细胞中进行操作，使其后代再也不会得某种遗传疾病。目前的技术水平还远远没有达到要求，难以解决基因定点整合（或称基因打靶）问题。在安全性方面，生殖细胞基因治疗涉及许多可遗传至未来世代的不确定改变，接受转基因的受体生殖细胞发生随机整合并垂直遗传给下一代，会产生不可预知的远期副作用。

2003 年，我国食品药品监督管理局颁发了《人基因治疗研究和制剂质量控制技术指导原则》，该指导原则规定：目前我国的基因治疗仅限于体细胞。一般来说，对肿瘤基因治疗的批准要宽松一些。

案例：三亲婴儿—基于生殖细胞基因治疗的生殖技术引发的伦理问题

（二）基因治疗的伦理与社会问题

基因治疗存在着一些先决问题需要解决，这些问题中既包括技术问题，也包括伦理学方面的问题。基因治疗的伦理学争论内容包括：转基因的安全性、临床试验中的伦理学问题以及对家庭和社会影响等。

基因治疗可能引发的伦理、法律和社会问题主要有：①导致对个人和人群的歧视和侮辱，基因信息被滥用，助长种族主义；②由于专利和商业化而丧失通过研究而获得科研成果的机会；③将人归结为他们的 DNA 序列，将整个社会和其他人类问题归之于遗传原因，对基因的人为操纵会使生物遗传物质传递、变异和表达发生“时空”“秩序”和“频率”的变化，导致对人的控制和对人群、家庭和个人尊严及价值的侵犯。

二、辅助生殖的伦理问题

现代生殖技术是一把双刃剑，它既会给人类带来福音，也会给人类传统的伦理道德观念带来冲击和挑战，同时它的滥用还可能给人类造成灾难。在人类辅助生殖中，精子或卵子的来源可能不是夫妇本人，而夫妇精卵形成的胚胎也可能在他人子宫里发育。这已经背离了传统的人类自然生殖轨道，更令人惊叹的是，不久前还只是在科幻小说里出现的克隆人，很快就要变成现实。美国与意大利已有人在进行相关的实验。人类生育方式的改变引发了一系列法律、伦理学问题。

（一）辅助生殖的社会伦理问题

1．精子库、卵子库、胚胎库　精子库、卵子库、胚胎库的建立使患有精卵发生障碍或子宫疾病而不能妊娠的夫妇获得健康后代成为可能。但也带来了一系列的伦理和社会问题。

（1）血亲婚配：精子库的样本均来源于供精者。用同一供精者的精样进行人工授精，分娩的后代是同父异母的兄弟姐妹。如果精子库管理不严，使用同一供精者精样的次数过多，而其后代生活的地域又很相近，就大大增加了兄弟姐妹间发生“血亲婚配”的可能性。

（2）心理或精神障碍：当不育夫妇使用供精（或供卵）生育后代时，多数患者担心的是，孩子长大后知道自己不是他们的亲生父亲（或母亲）可能带来的感情危机。而这些孩子长大后，也可能因是通过辅助生殖技术来到人间，受到周围环境的歧视，从而产生悲观和扭曲的心理。因此，两代人都可能因心理或精神障碍而影响正常的生活。

（3）滥用牟利：有人以“提供诺贝尔奖得主精子”作诱饵、也有人以“提供名人精子”做广告招揽生意。这是利用人们望子成龙的心理和对遗传规律不甚了解所进行的误导或欺骗，目的在于获取暴利。由于基因的传递遵循自由组合定律，“诺贝尔奖得主”或“名人”与他们配偶的不利基因也可能组合在一起传给子代，这就是在中外名人生育的子女中，智力低下和低能儿为数不少、外表畸形者也不罕见的原因。因此上述无视法律和伦理道德的行为应该受到揭露和批判。胚胎库的建立为不育患者的治疗提供了方便，也为远程贩运、扩大市场提供了可能。假若胚胎买卖过滥，形成黑市，就会给人类社会带来严重后果。

2．代孕 某些患者，如先天性子宫缺如、子宫切除术后或患有某些疾病不适于妊娠，通过代孕获得子女是唯一的办法。某些人有可能使自己的子宫成为制造婴儿换取金钱的工具。也可能出现不法分子控制代孕妇女制造婴儿以获取暴利，给社会造成危害。此外，代孕母亲所孕胎儿其精子可能来自患者丈夫或其他供精者，卵子可能来自患者、代孕母亲或其他供卵者，这样就形成了遗传学父母、生物学父母和社会学父母之间错综复杂的关系，胎儿的归属问题有可能导致法律上的纠纷。从各国法律来看，除美国等少数国家允许代孕外，大多数国家都禁止代孕。我国政府规定医疗机构和医务人员不得实施任何形式的代孕技术。

3．克隆人 克隆人导致的伦理道德问题是引起世人反对克隆的主要原因。首先，克隆人影响构成社会的单元——家庭。其次，克隆人是对人的尊严的践踏，克隆婴儿像产品一样在实验室里被制造和处理，生命的权利和尊严被人为操纵。再次，社会上克隆人与供体者的关系，克隆人的身份、社会地位、家庭观念、婚姻等将是社会不稳定的潜在因素。最后，克隆人试验因技术不完善会产生严重的社会后果，也会因胚胎的残缺而扼杀新生命的诞生。

目前，国际社会对克隆人普遍持否定态度。联合国已制定了《禁止人的克隆生殖国际公约》。欧洲理事会，美国、英国、德国、加拿大等数十个国家和地区明令禁止生殖性克隆。2003年我国科技部与卫生部联合发布的《人胚胎干细胞伦理指导原则》第4条明文规定“禁止进行生殖性克隆人的任何研究”。

虽然对克隆人即生殖性克隆持反对态度，但对治疗性克隆，原则上是认同的。2009年，我国科学家不但应用人类成纤维体细胞获得克隆胚胎，更重要的是应用帕金森病患者外周血的淋巴细胞作为供体细胞也成功获得囊胚，这使人类治疗性克隆研究向前迈进了一大步。正因为治疗性克隆与生殖性克隆关系太密切，目前国际上对治疗性克隆规定了3条原则：①取得的材料，如卵子、体细胞等，必须是自愿的，不能是骗来的或是买来的，提供者有知情权；②胚胎细胞保留时间不能超过14天，超过则有克隆人之嫌；③不能将克隆的胚胎细胞植入人体子宫。

（二）辅助生殖的家庭伦理问题

1．单亲家庭与同性双亲家庭 通过辅助生殖技术，可以使单亲男士或单亲女士通过人工授精或代孕技术成为未婚父亲或未婚母亲，从而产生未婚单亲家庭。此外，男、女同性恋者也可借助辅助生殖技术组成同性双亲家庭。这意味着人类数千年来传统家庭模式发生了重大改变，有可能影响社会的稳定。

2．新成员来源多元化 在人类辅助生殖中，精子、卵子、胚胎可能来自患者夫妇本人，可能来自具有血缘关系的其他家庭成员，也可能由非血缘关系的他人提供，表明家庭新成员的来源多元化。此外，若克隆人成功，家庭新成员不仅可以通过有性生殖，也可以通过无性生殖产生，结果也将导致家庭新成员的来源多元化。这种多元化将破坏传统家庭构成的完整性。譬如，在美国一家医院，一位患者将来自其丈夫的精子与来自其女儿的卵子在体外受精，然后将受精卵移植在自己的子宫发育。这样生出的孩子，按传统的血缘关系论，与患者本人（或其丈夫）是母子（父子）关系还是祖孙关系？与其女儿是姐弟关系还是母子关系？此外，克隆人与供体是亲子关系还是兄弟、姐妹关系？在法律上均难以确定。多元化导致的后果是，每一个社会成员，夫妻、父子、母女等基本的社会关系将会变得模糊、混乱和颠倒。

生殖医学新技术引发的一系列法律伦理学问题的出现是科学技术发展的必然，因为“人类的幸福前景有赖于不倦的科学探索，而无穷的求知欲又可能造成人类道德的堕落”。只要人们随时进行反省和批判，并建立相应的法规、控制系统和管理机构，就不会使生殖医学新技术的发展和应用失去导向力和制约力。目前的时代是一个充满希望的时代，同时也是一个不无风险的时代，应当坚信人类既然已经在科学技术上赢得愈来愈多的重大成就，也就一定能对未来人类本身的进化有意识地控制，以创造人类美好的未来！

Summary

思考题

1．试述 WHO 关于医学遗传与遗传服务伦理问题建议的国际准则。
2．试述遗传咨询中应该遵循的伦理学原则。
3．实施人工辅助生殖技术（ART）过程中应注意哪些伦理问题？

（杨保胜）

参考文献

[1] 陆国辉，徐湘民．临床遗传咨询．北京：北京大学医学出版社，2007.
[2] 祁鸣，黄涛生，译．临床遗传学．杭州：浙江大学出版社，2008.
[3] 朱冰，孙方霖，译．表观遗传学．北京：科学出版社，2009.
[4] 韩骅，蒋玮莹．临床遗传学．北京：人民卫生出版社，2010.
[5] 杨保胜．遗传病分子生物学．北京：科学出版社，2012.
[6] 中华人民共和国卫生部．中国出生缺陷防治报告．北京：中华人民共和国卫生部，2012.
[7] 傅松滨．医学遗传学．3 版．北京：北京大学医学出版社，2013.
[8] 贺林，马端，段涛．临床遗传学．上海：上海科学技术出版社，2013.
[9] 左伋．医学遗传学．6 版．北京：人民卫生出版社，2013.
[10] 杜传书．医学遗传学．3 版．北京：人民卫生出版社，2014.
[11] 杨保胜，李刚．医学遗传学．北京：高等教育出版社，2014.
[12] 陈竺．医学遗传学．3 版．北京：人民卫生出版社，2015.
[13] 戴灼华，王亚馥．遗传学．3 版．北京：高等教育出版社，2016.
[14] 邬玲仟，张学．医学遗传学．北京：人民卫生出版社，2016.
[15] Hamosh A，Scott AF，Amberger JS，et al．Online Mendelian Inheritance in Man（OMIM），a knowledgebase of human genes and genetic disorders．Nucleic Acids Res，2005，33（Database issue）：D514-517.
[16] Firth Hv，Hurst JA，Hall J．Oxford desk reference：clinical genetics．New York：Oxford University Press，2005.
[17] Bunz．F．Principles of Cancer Genetics．New Youk：Springer，2008.
[18] Griffiths AJF，Wessler SR，Carroll SB，et al．Introduction to genetic analysis，10th ed．New York：W．H．Freeman and Company．2012.
[19] Brooker RJ．Genetics：analysis & principles．5th ed．New York：McGraw-Hill Education．2013.
[20] Karp G．Cell and molecular biology：concepts and experiments．7th ed．Hoboken：John Wiley & Sons，Inc.，2013．
[21] Alberts B，Johnson A，Lewis J，et al．Molecular biology of the cell．6th ed．New York：Garland Science，Taylor & Francis Group，2015.
[22] Nussbaum RL，McInnes RR，Willard HF．Thompson & Thompson genetics in medicine．8th ed．Amsterdam：Elsevier，2015.
[23] Lodish H，Berk A，Kaiser CA，et al．Molecular Cell Biology．8th ed．New York：W.H. Freeman and Company，2016．

索 引

A

B

C

D

E

F

G

H

J

K

L

M

N

P

Q

R

S

T

W

X

Y

Z